spot

context is all

SPOT 7

血之祕史：科學革命時代的醫學與謀殺故事

Blood Work: A Tale of Medicine and Murder in the Scientific Revolution

作者：Holly Tucker（荷莉・塔克）
譯者：陳榮彬
封面設計：顏一立
責任編輯：冼懿穎
校對：陳佩伶

出版者：英屬蓋曼群島商網路與書股份有限公司台灣分公司
發行：大塊文化出版股份有限公司
台北市10550南京東路四段25號11樓
www.locuspublishing.com
TEL：(02)8712-3898　FAX：(02)8712-3897
讀者服務專線：0800-006689
郵撥帳號：18955675　戶名：大塊文化出版股份有限公司
法律顧問：董安丹律師、顧慕堯律師

總經銷：大和書報圖書股份有限公司
地址：新北市新莊區五工五路2號
TEL：(02)8990-2588　FAX：(02)2290-1658
製版：瑞豐實業股份有限公司

初版一刷：2014年4月
初版五刷：2019年9月
定價：新台幣350 元
ISBN： 978-986-6841-53-8

血之祕史

Blood Work

A Tale of Medicine & Murder in the Scientific Revolution

Holly Tucker 著　陳榮彬 譯

獻給奧黛莉，妳永遠是我的心神與靈魂，月亮與星辰。

「許多人主張，與我們尚未知道的相較，我們已知的簡直微不足道。」

——引自，威廉·哈維（William Harvey），《心血運動論》（*De motu cordis*，一六二八年出版）

「血是一種很特別的汁液。」

——引自，歌德（*Johann Wolfgang von Goethe*），《浮士德》第一部（*Faust, Part 1*，一八〇八年出版）

目錄·CONTENTS

譯文說明

所有的外文引文我首先會引用當時的翻譯。如果當時沒有譯文的話，所有的引文都是我自己翻譯的。引文的來源（包括曾被印行的譯文與經過翻譯的原文）都標示在文字後面的註釋中。為了符合慣用的字彙拼法或排字格式，我對文字做了一點改變，但並不會影響原意。

主要人物

法國

路易・德・巴斯希爾（Louis de Basril）
生卒年不詳
敢言的巴黎法國高等法院（parlement）律師

尚－巴蒂斯特・柯爾貝爾（Jean-Baptiste Colbert）
生於一六一九年，一六八三年去世
法王路易十四的首相

尚－巴蒂斯特・德尼（Jean-Baptiste Denis）
生年大約在一六三五年，一七〇四年去世
進行輸血實驗的內科醫生

笛卡兒（René Descartes）
生於一五九六年，一六五〇年去世
哲學家，主張身心二元論，視身體為機械

英國

勞勃・波義耳（Robert Boyle）
生於一六二七年，一六九一年去世
化學家，英國皇家學會創會院士，與理查・羅爾常常有信件往來

英王查理二世（Charles II）
生於一六三〇年，一六八五年去世
英國國王，其父親遭處決後，奧利佛・克倫威爾（Oliver Cromwell）主掌英國國政，直到一六六一年查理二世才得以返國繼位

提摩西・克拉克（Timothy Clarke）
生年不詳，一六七二年去世
內科醫生，英國皇家學會創會院士，與克里斯多佛・雷恩一起進行將各種液體注入動物體內的實驗

法國

保羅・艾莫黑（Paul Emmerez）
生年不詳，一六七〇年去世
外科醫生，德尼的助手

尼可拉・富凱（Nicolas Fouquet）
生於一六一五年，一六八〇年去世
法王路易十四財政大臣，原本看來有機會接任馬薩林首相的職位

皮耶・伽桑狄（Pierre Gassendi）
生於一五九二年，一六五五年去世
哲學家，笛卡兒在學術上的對手，蒙特摩學院的成員

克里斯蒂安・惠更斯（Christian Huygens）
生於一六二九年，一六九五年去世
天文學家兼數學家；曾為蒙特摩學院成員，後來法王

英國

湯瑪斯・考克斯（Thomas Coxe）
生年大約在一六四〇年，一七三〇年去世
英國皇家學會院士，跟艾德蒙・金恩一起在皇家學會的聚會上把羅爾用狗進行的輸血實驗重做了一遍

亞瑟・寇加（Arthur Coga）
生卒年不詳
第一個接受輸血實驗的英國病人

威廉・哈維（William Harvey）
生於一五七八年，一六五七年去世
內科醫生，於一六二八年宣布發現了血液循環的現象

勞勃・虎克（Robert Hooke）
生於一六三五年，一七〇三年去世
建築師兼顯微鏡學家，英國皇家學會創會院士，曾為

路易十四創立法國科學院時成為創院成員

吉翁・拉米（Guillaume Lamy）
生於一六四四年，一六八三年去世
內科醫生，法國大學醫學院成員，輸血實驗的猛烈抨擊者

路易十四（Louis XIV）
生於一六三八年，一七一五年去世
法國國王，別名太陽王；在首相朱爾・馬薩林（Jules Mazarin）於一六六一年去世後，開啟了個人的集權統治

亨利－馬丁・德・拉馬蒂尼埃（Henri-Martin de la Martinière）
生於一六三四年，一六七六年去世
內科醫生，曾在海盜船上擔任船醫，是輸血實驗的猛烈抨擊者

湯瑪斯・威利斯之助理，跟勞勃・波義耳一起用風箱在狗身上進行實驗

艾德蒙・金恩（Edmund King）
生於一六二九年，一七〇九年去世
跟湯瑪斯・考克斯一起在皇家學會的聚會上用狗進行羅爾的實驗

理查・羅爾（Richard Lower）
生於一六三一年，一六九一年去世
內科醫生，皇家學會院士，是第一個進行輸血實驗的英國人

亨利・歐爾登堡（Henry Oldenburg）
生於一六一九年，一六七七年去世
日耳曼人，後遷居英國，是外交官與自然哲學家；英國皇家學會祕書

法國

安端・莫華（Antoine Mauroy）

生年不詳，一六六八年去世

德尼的知名病人，一六六八年四月在一次輸血實驗後去世

珮琳・莫華（Perrine Mauroy）

生卒年不詳

安端・莫華之妻

亨利—路易・德・蒙特摩（Henri-Louis de Montmor）

生年大約在一六〇〇年，一六七九年去世

法國貴族，蒙特摩科學院創辦人

勒內・莫羅（René Moreau）

生於一五八七年，一六五六年去世

內科醫生，巴黎大學醫學院成員

英國

約翰・威爾金斯（John Wilkins）

生於一六一四年，一六七二年去世

英國皇家學會的創會成員，與歐爾登堡同為該會第一任祕書

湯瑪斯・威利斯（Thomas Willis）

生於一六二一年，一六七五年去世

內科醫生與解剖學家，英國皇家學會院士，在勞勃・虎克與克里斯多佛・雷恩的幫助之下進行大腦的研究

克里斯多佛・雷恩（Christopher Wren）

生於一六三二年，一七二三年去世

建築師兼天文學家與數學家，英國皇家學會的創會院士，與湯瑪斯・威利斯一起進行輸血實驗

克勞德·佩羅（Claude Perrault）
生於一六一三年，一六八八年去世
內科醫生兼建築師，巴黎大學醫學院成員與法國科學院創院成員，在法王的圖書館裡用狗進行輸血實驗

尼可拉·德·拉雷尼（Nicolas de la Reynie）
生於一六二五年，一七〇四年去世
第一任巴黎的警察總監，由法王路易十四親自指派

塞繆爾·德·索比爾（Samuel de Sorbière）
生於一六一五年，一六七〇年去世
蒙特摩學院的常設祕書

序曲

一七九九年十二月十四日這天，美國第一任總統喬治．華盛頓醒來時感覺一陣喉嚨痛，隨即開始發燒。那天早上六點，總統的醫生認為，該是幫他放血的時候了。放了十八盎司的血之後，病人的情況並未改善，醫生又幫他放了兩次血。不久後，華盛頓無法呼吸——醫學史家們相信他是因為會厭軟骨感染才會這樣。接著醫生又幫他放了第四次血，但沒有用。華盛頓像個溺死的人一樣倒抽一口氣，稍後於那天晚上十點左右死去（1）。

儘管我們將永遠無法得知華盛頓的死因到底是他所患的病，抑或接受「治療」時放了太多血，許多史家認為可能性較高的應是後者。他的屍體被放在家裡的交誼廳裡面，好讓貴客們可以前來瞻仰遺容。就在全國因為失去其第一任總統而進入國殤時期之際，有些人正思考著是否有辦法讓他起死回生。

華盛頓有位外孫女是湯瑪斯．洛（Thomas Law）的夫人，她於隔天早上來訪時還帶著一個人，他提出了不可思議的主張。威廉．松頓醫生（Dr. William Thornton）是為美國規劃國都的建築師，這是眾所皆知的，據其揣測，如果可以把血液與空氣輸進屍體裡，總統就可以復活。松頓醫生認為，如果可以讓華盛頓的「體溫一度度提升，漸漸變暖」，也許就能慢慢地讓他的血液重新循環起來。接著松頓建議在「肺部氣管開一個切口，把空氣灌進去，為他施行人工呼吸，**然後把羔羊的血輸進他的體內**（2）」。

很快地，家人拒絕了松頓幫華盛頓總統輸血的建議。他們沒有跟松頓醫生爭論輸血究竟是否能使總統復活。他們拒絕的理由是，如果想讓喬治・華盛頓在後世的記憶裡完美無缺，「最好就這樣讓他帶著十足的榮耀與令譽辭世；不再因為年老的身體缺陷受苦，恢復心神的完整官能，為永生做好準備（3）。」用動物的血讓總統復活這種手法實在太離奇，與其如此，不如讓他死去。

第一個主張輸血具有神奇療效，還有第一個認為可以用動物血液的人，都不是松頓。早在一百三十年以前，也就是在一六六五到一六六八年之間，全歐洲都因為進行輸血的可能性而感到興奮不已。英法兩國的科學家們陷入一場激烈的爭鬥中，雙方都想徹底掌握血液的祕密，成為第一個輸血成功的人。英國皇家學會（British Royal Society）的成員們著手進行的方式是把任何液體輸進動物的靜脈裡，包括：紅酒、啤酒、鴉片、牛奶與水銀。然後他們轉而注意如何把狗的血輸進另一隻狗的身上：把大狗的血輸給小狗，老狗輸給年輕的狗，某個品種的狗輸給另一個品種。法國科學院（French Academy of Science）跟進，也進行了狗的輸血實驗，但令其感到氣餒的是，他們沒辦法複製英國的成功經驗。

然後出現了一個叫做尚－巴蒂斯特・德尼（Jean-Baptiste Denis）的年輕內科醫生，似乎沒有人知道他是從哪裡冒出來的：他完成了史上第一次把動物的血輸到人體的實驗，此舉震驚了整個科學界，贏得許多喝采，但也引發了更多的爭議。一六六七年的某個冷冽冬日裡，德尼把羔羊的血輸進一個十五歲男孩的身上。結果令人震驚：那個男孩活了下來。但是德尼的好運並未持續太久。成功令德尼志得意滿，他又試了第二次輸血，也是最後一次：這次的對象是個名為安端．莫華（Antoine Mauroy）的三十四歲精神病患。醫生切開一隻小牛的靜脈，然後用線把鵝毛管綁在一起，做成一個很粗略的儀器。然後他把小牛的血輸進莫華的手臂裡，輸血量只比十盎司多一點。到了隔天早上，從一切跡象看來，這次實驗很可能會成功——或者說，至少不會出人命。然而，幾天後，又被輸了幾次血的莫華死了。德尼旋即被控謀殺。

一六六八年四月十七日，此事出現戲劇性轉折：一位巴黎的法官撤銷了所有對於德尼的指控。然而，那個精神病患的死不只象徵德尼再也無法幫人輸血，同時所有的輸血實驗也都必須告終。在判決中法國法院規定，未來如果要幫人類輸血的話，必須先經過巴黎大學醫學院（Paris Faculty of Medicine）的授權。這幾乎是不可能的，因為過去該院未曾掩飾過對於輸血實驗的敵意。兩年後，也就是在一六七〇年，法國高等法院全面禁止輸血，英國、義大利與全歐各地也都停止了輸血實驗，一直到一百五十年後才會繼續。

這本書將會從兩個角度來檢視德尼受審的案子。首先，從微觀歷史的角度看來，我們可以藉案子來了解德尼這位醫生的崛起與失敗，那是個不為人知但卻引人入勝的故事，同時我們也可以更普遍地了解十七世紀的那五年裡面發生了那些與輸血有關的事。但也許更重要的是，從宏觀歷史的角度看來，我們要檢視的是各種理念與發現之間的交互影響，還有促使大家想出輸血這種治療方式的各種文化、政治與宗教力量——當年不但還沒麻醉、消毒的技術，也沒人知道血型的存在。因此，這個故事的重點不只在於科學革命時代的那些偉大科學家與精於算計的君王，也在於輸血實驗本身。

長期以來，史家們對於「科學革命」一詞始終多所爭議，因為它出現在本書的副標題以及書中許多地方，所以我該在此暫停一下，花點時間來解釋我對它的用法。此一詞彙源自於一九四〇年代晚期，最先使用的人包括亞歷山大・夸黑（Alexandre Koyré）與赫伯特・巴特菲爾德（Herbert Butterfield）等傳奇史家，他們認為科學革命可以等同於現代科學的誕生——從這一刻起，科學以英雄的姿態取代了宗教，從此大步邁進，一去不回。但我對它的用法並非如此。我加入了近來一些史家的行列，他們孜孜不倦地試著深化科學革命的複雜性，如同史蒂文・謝平（Steven Shapin）所解釋的，應該把它理解為「各種各樣的文化實踐活動，其共同目標在於了解、解釋與控制自然世界，但每種活動的特色不同，也歷經了不同的變遷模式（4）」。如果說科學革命這件事有什麼是可以確切掌握的，那就是至今我們對它尚無定論，也無清楚共識。當時被稱為「自然哲學家」的科學家們為了揭露自然的真相而相互爭辯，通常都無法認同彼此，有時候吵得不可開交。

這本書前幾章的事件發生在英吉利海峽的另一頭：德尼的輸血之舉雖然開創了歷史新局，但幫他奠立基礎的卻是一些英國人。當時威廉・哈維（William Harvey）提出了血液循環的科學發現，不久後便有克里斯多佛・雷恩（Christopher Wren）、勞勃・波義耳（Robert Boyle）與勞勃・虎克（Robert Hooke）以實驗來辨明其發現之真偽。早期科學於此所反映出來的國際脈絡不但較為廣闊，且其本身就極為迷人而充滿戲劇性，有了這個基礎之後，才會在最後發生英法兩國為了爭奪科學主導權而進行的決鬥。

這一場爭鬥的關鍵，在於雙方都想要率先解開一些有關塵世與聖界的謎團，它們既複雜又具高度爭議性。十七世紀初的幾十年間，因為哈維宣布了對於血液循環的發現，顛覆了過去對於人體的種種理解。笛卡兒（René Descartes）也發表了他的激進宣言：「Cogito ergo sum（我思故我在）」——他宣稱心智與靈魂是獨立於身體的，並且主張，身體基本上是一具巧妙的機器。時值歐洲歷經許多宗教戰爭後仍在休養生息之際，上述兩種主張與其他理論都動搖了科學以及人體的傳統觀念，許多自然哲學家紛紛試著去探討其背後更深的涵義。

一場鋪天蓋地的風暴即將席捲全歐洲，對立的雙方包括法國與英國，天主教與新教，還有科學與迷信。而輸血實驗剛好居於風暴的核心。德尼的故事之所以不容忽視，就是因為它與這種牽連更廣的文化與政治論述密切相關。透過這歷史上第一則輸血的故事，我們不只看見他空有雄心壯志，但卻以慘敗收場，也看見了科學與社會正以過去無法想像的速度改變著，進而引發了世界的劇烈變遷。

儘管這些關於早期科學發展的事蹟讀起來像是小說，但本書卻不是虛構之作。最重要的是，我對歷史框架的敘事手法以史料研究為根據，其內容包括歷史文件、手稿、醫療手冊、個人信件與插圖，有些是非常有名的，有些則鮮為人知，甚至不曾被發掘。然而，以歷史為題材進行研究與寫作不可避免地要面對許多難題、矛盾與檔案有所遺漏的情形。每當這種時刻來臨時，身為一個早期醫療與文化史教授，我所依賴的不外乎是自己對於那個時代本身、相關人物與當時的權力結構之深入了解。儘管我們對於任何一個歷史年代的知識都必定有不完整之處，但還是不能模糊了事實與臆測之間的清楚界線。在這方面，讓我獲益匪淺的包括許多文化史家，包括卡洛・金茲伯格（Carlo Ginzburg）、娜塔莉・澤蒙・戴維斯（Natalie Zemon Davis）、羅伯・丹屯（Robert Darnton）以及大衛・柯澤（David Kertzer），在其學術研究的引導下，我才能把歷史故事以栩栩如生與負責任的方式呈現出來，讓這個本來有可能被一般讀者忽略的早期科學發展事蹟重見光明。

史書很少提及當初那些有關輸血實驗的事，主因在於，與十七世紀那些「革命性的」科學成就相對照，輸血實驗顯得格格不入。如同某位學者寫道：「輸血實驗就這樣暫停了一百五十年，可能是好事一樁。如果根本不懂消毒、無毒處理手法以及免疫學，但卻繼續進行輸血，不知道會引發多少災禍（5）。」這種說法很可能沒有錯。研究早期輸血實驗的少數幾位史家主張，法國、英國與義大利等國之所以會在德尼的案子審判過後就立法禁止輸血，是因為它的殺傷力太大（6）。幾年前當我開始接觸德尼的案例時，我曾傾向於同意這一說法。然而，對於那些輸血實驗與後來的審判經過，當時的人曾有許多說法，我越是深入研究，越覺得那些史家的主張站不住腳。

就算沒有拿過免疫學的高等學歷，任誰都能想像得到，把動物的血輸進人體是一件很危險，甚至會要人命的事。但如果一開始單單只是因為輸血容易要人命，就禁止它，很多其他活動也該被禁止。例如，取出膀胱結石常用的方法是直接從陰莖把石頭拿出來，或者是由理髮師兼外科醫師（barber-surgeon）（7）在會陰部切出一個深到足以把手伸進病人體內的開口。據文藝復興時期的外科醫師安博華斯．帕黑（Ambroise Paré）解釋，這種手術非常痛，必須要動用四個壯漢才能把病人壓住。這種手法的死亡率之高也是聲名狼藉的——

因此英國的日記作家塞繆爾・佩皮斯（Samuel Pepys）才會每逢自己手術的週年就把石頭拿出來展示，慶祝一番，對自己尚存人世極為感激（8）。

相似的，官方未曾禁止的還包括一種可說是讓人最難過，而且道德上最可議的手術：剖腹產手術。在缺乏有效麻醉劑的年代，剖腹產往往令人痛不欲生，而且通常不僅新生兒的母親會死掉，這種立意拯救胎兒性命的手術也不見得一定能讓其倖存。一六六八年，也就是德尼受審的那一年，外科醫生雅克・莫希梭（Jacques Mauriceau）表示，那種手術「非常不人道，極盡了殘忍與野蠻的可能（9）」。儘管如此，不管是法院或者醫學院都不曾正式限制剖腹產與其他令人痛苦萬分，而且極度危險的手術。

我越是深入了解德尼的案例，心中疑問越多——得知審判結果後我更是感到滿頭霧水。儘管德尼一案的大多數法庭紀錄已消失於歷史中，但是現存所有提到該案的十七世紀文獻全都有個共識：莫華生前被下了毒，而且毒死他的不是那些生前曾經或不曾在其靜脈中流竄的牛血，卻是砒霜。所有的文獻也都提到有幾個醫生與病人的死有直接關聯，德尼稱他們為「輸血實驗的死敵」。但奇怪的是，過去幾個世紀以來，那些人名全都被束之高閣。如今沒有任何一份研究企圖查出那些醫生的身分，看看到底是誰因為深恐輸血實驗成功而願意用殺人的手段來阻止它。他們可能是誰？其殺人的動機為何？

有人說，真實事件永遠比虛構的更為奇怪。結果我發現，「輸血實驗的死敵」潛伏於四處，而他們想要讓德尼不能繼續輸血的理由既奇怪，又引人入勝：理由在於把不同物種的血液混在一起有違道德與宗教原則，而不是因為他們在意醫療上的安全或者病人本身的福祉。

某些十七世紀的內科醫生與權力掮客深恐科學所玩弄的是某種它不了解，而且非常危險的自然力量。在古代的歐洲，不只自然哲學家們所實驗的血液是流動不居的，就連科學與迷信之間也沒有固定界線。誹謗者把施行輸血的醫生比擬為煉金術士。煉金術士孜孜不倦地致力於把低價金屬煉成黃金，施行輸血者則是冒著改變人類身體與心靈的風險，把動物的血輸進人體。難道人類會因此像狗一樣吠叫？或者是狗開始會說話了嗎？

古代歐洲人認為，輸血的確有可能造成物種的變異——這令他們驚恐不已。在古代歐洲人的想像中，怪獸般的混種生物佔有極重要地位。海龍讓新大陸的探險家們敬畏上帝，在水手們返家後述說的故事裡，有些王國的統治者是狗頭人身的，還有部分島嶼住著半人半魚的美人魚。讓某些人覺得難以承受的風險是，科學不僅有可能創造出怪物，更嚴重的，還會讓全人類遭到異種血液的汙染。他們必須阻止輸血的施行，而也的確辦到了，德尼一案過後的一百五十年間都是如此。

從「blue blood」（貴族血統）、「true blood」（純正血統）與「blood brothers」（血親兄弟）等詞彙看來，不管在什麼時代，血液都與人們的身分密切相關——或者說，至少與我們自己所認定的身分密切相關。最能凸顯這種對於血液與身分的執著的例子，也許莫過於一九四〇年代：美國種族隔離背後的意識形態無所不在，就連血庫也受到影響[10]。美國紅十字會於一九四一年十一月宣布其血庫不再接受非裔美國人捐血，此舉反映出當時無所不在的社會藩籬。兩個月後，也就是在一九四二年一月，因為飽受各界批評，紅十字會才又同意接受並且儲存「有色人種」所捐的血。然而，該組織也聲明，他們捐的血會被隔離處置。在沒有明確科學證據可以支持其決定的情況下，他們之所以還是針對血液施行隔離處置，主要是為了平撫那種深怕遭到感染的恐懼文化。例如，在寫給美國參議員與眾議員的千千萬萬封信件裡面，有個匿名者擔心當時許多從二次世界大戰返家的白人都曾經輸過其他種族的血。令這位投書人感到憂慮的是，其他種族的血也許對於接受輸血者本身不會產生可見的影響，但是皆會危及後世子孫的血統純正性：「如果可以選擇的話，有多少白人會寧願死在戰場上也不接受輸血？我認為他們並不想回來成為棕色、紅色、黑色或黃色皮膚小孩的父親、祖父或者曾祖父[11]。」

這種關於血液與種族的激辯，在持續了二十年之後再度因為一九五九年的一件事而達到高潮：當時，內科醫生約翰．史卡德（John Scudder）與其同事們發表了一篇案例研究：他們宣稱，某個白人在心臟手術之後死於血液不相容的反應。從表面上看來，那位病人所接受的血液來自另一個白人，而且與其血液完全相容。但他們主張，那個男人的死因可以回溯到更早的一次輸血——那批血的捐贈者是個非裔美國人。

那位捐血者的血裡面帶有某種抗體（基德血型系統陰性 JK^a 抗原陰性），而研究人員相信，與白人相較，這種抗體在黑人身上更為常見（12）。第一次輸血過後，因為病人自己身上帶有基德抗原陽性，因此引發了反應；所以，當更多帶有基德抗原陽性的血液從那位白人捐血者身上輸入病人體內時，就造成了致命的效果。研究人員解釋，如果第一次輸血時選擇使用白人的血，「病人獲得基德抗原陰性的機率只有黑人捐血者的三分之一（13）」。

研究人員主張，在篩選適當的捐血者時，必須遵循一套以種族為基礎的檢傷分類流程。史卡德所領導的團隊宣稱，最好的血就是自己的血。如果沒有，那麼最好的血則是來自於雙胞胎兄弟姊妹，或者某位血型與你相容的家人身上。如果還是沒有，那麼唯一應該使用的，就只有「同種族捐血者身上與你相容的血」。一年後，史卡德與其同事 W.D. 威格（W. D. Wigle）主張「一種新的輸血哲學……『使用與自己同類人的血（14）』」。

儘管此時美國正在實施各種牢不可破的種族隔離社會政策，但是許多內科醫生與研究人員紛紛發言反對史卡德的言論。哥倫比亞大學的七位醫生在《紐約時報》上批評史卡德與其同事：「所謂新的（輸血）哲學沒有任何功用，它只會強化那種充滿種族歧視的陳舊『哲學』。」該報也支持哥大醫生們的立場，於是在同一版刊登了一份南非紅十字會人員所提出的報告，據其解釋，跨種族的輸血已經在該國實行了二十幾年，並無任何有害的影響（15）。一年後，當美國血庫協會（American Association of Blood Banks）召開會議時，來自於西雅圖中央血庫（Central Blood Bank）的艾樂絲．吉伯列特醫生（Dr. Eloise Giblett）發表了一份以數據為基礎的報告來反駁史卡德的結論，她宣稱，「從數據上看不出同種族輸血優於跨種族輸血（16）。」儘管這些人與其他科學家都呼籲打破種族藩籬，但是在幾個南方的州還是持續根據種族隔離政策來輸血，直至一九七〇年代初期（17）。

此後，美國紅十字會在提供輸血與生醫服務時，長久以來始終堅守著嚴格的無歧視規定。憑藉著每年有四百多萬個善心人士捐血，紅十字會才能成為全美最大的血液與血液製品供應者。血的需求量是非常龐大的。根據紅十字會這個全國性組織估計，在美國，每兩秒就有一個人需要輸血，有些是罹患鐮狀細胞性貧血症的病人，也有受到嚴重外傷的，供血的安全性可以決定一個人的生死。透過災難救治與輸血服務，紅十字會每天都以各種不同的方式來實踐其使命：為需要幫助的人提供沒有政治色彩的人道關懷。

這本書所探究的，並非輸血在現代世界中所累積的成就與造成的悲劇。我所關切的是十七世紀的血液科學，包括當時的科學發現以及導致人命損失的政治角力。然而，二十世紀中葉的問題始終環繞在種族上打轉，從這一點我們就可以清楚地看出，在述說血液科學史的過程中，也會揭露出社會在某個時間點主要關切的是什麼。我想，在閱讀這本書的過程中，你難免要思考的問題是，早期醫療史在哪些方面會讓人聯想到，至今仍然環繞著生醫創新與人類本質的種種激烈爭辯？

當我在寫這本書時，一個仍然充滿爭議的問題是：如果大眾對於某些種類研究的反應不一，甚至於抱持著敵意，那麼科學家是否應該獲准去進行那些研究？也許最能反映出此一問題的，莫過於近來爭議不斷的人類胚胎幹細胞研究（hESC research）。因為人類胚胎幹細胞是多功能的，它們有可能被培養成人類身上數以百計的各類細胞。科學家主張，有一天，多功能細胞也許能夠用於治療各種疾病：從癌症到帕金森氏症都可以。其他科學家則是認為，不光是研究人類胚胎幹細胞，就連把不孕症診所裡面那些預定要銷毀的胚胎拿來研究，都是冒犯了人類生命的尊嚴與神聖性。二〇一〇年八月底，美國華盛頓特區的地區法院下令凍結了聯邦政府對於人類胚胎幹細胞研究所投注的經費。該院在判決中引述了一九九六年通過的《迪基—維克法案》（Dickey-Wicker Amendment），禁止將聯邦經費用於「人類胚胎研究，或者任何把胚胎毀壞、棄置的研究，而且在知情的狀況下，胚胎於研究中所承受的損害或死亡風險，亦不得高於母體胎兒在接受研究時所承受的同樣風險」。針對此一判決，歐巴馬政府提出了上訴，而且，各種跡象顯示，美國國會也很快就會開始討論這個問題，到時候就知道《迪基—維克法案》究竟是會被廢止、修正或者維持現狀了。這些時而有所節制，時而熱烈的對話所討論的，不只人類胚胎幹細胞，還包括其他敏感議題，像是複製動物與跨物種動物培育等等，其實都是延續了三百五十年前法院審理輸血案件時的那種狀況：科學活動的創新與文化、宗教勢力的「守舊」之間形成了一股張力。

美國科學促進會（American Association for the Advancement of Science）的執行長艾倫·萊許納（Alan Leshner）則是主張，「許多科學家認為，像這樣把價值判斷強加在科學活動上，對於我們的核心原則與歷史成就而言，無異於是一種詛咒。許多人認為，任何與人類或動物有關的科學活動，只要是符合倫常規範的，都應該獲准被用來回答任何可回答的科學問題。」然而，萊許納與其他人也都知道，當科學研究觸及了「生命的起源之本質」這個問題時，科學界與社會雙方比以往任何時刻都更加需要設法互動，以開放的心態與理性的態度進行對話(18)。

我認為，如果想要討論未來，檢視過去是一個很棒的出發點。人類不是只有在開始知道基因是什麼之後才開始擔心科學活動會對人類本質造成衝擊。輸血實驗曾在古代讓人們對科學抱持希望，也引發了強烈的社會恐懼，這種希望與恐懼所形成的張力，在許多方面與現在的情況非常相似。儘管如今輸血已經是人們普遍都能接受的一件事，但其歷史發展不只讓我們看出科學與社會在過去曾經發生什麼衝突，也能引以為戒，學會如何解決衝突。在本書的結語裡面我將會再度略論此一觀念。此刻，在讀者們隨著我走入十七世紀巴黎與倫敦的鬧街與凌亂實驗室之前，我只希望大家謹記兩個問題：社會應該對其科學活動設限嗎？如果答案是肯定的，那麼該設定哪些限制，並且付出什麼代價？

1．Schmidt, "Transfuse George Washington!" 275-277。亦可參閱 Morens, "Death of a President."

2．Thornton, *Papers*, vol. I, 425, 528-529。強調處是我自己加的。

3．同上註。

4．Shapin, *The Scientific Revolution*, 3. 謝平（Shapin）在這本書開頭有一段話，在所有關於這一類議題的引文裡面，可能是我最愛的：「沒有所謂『科學革命』那麼一回事，而這本書就是要說明這一點。」（第一頁）儘管我在書裡面與書名副標題中都使用了字首大寫的「科學革命」一詞，但那只是為了指涉相關史學論爭中的一種特定主張，而不是為了確認真有這種單一的世界觀或者整齊劃一的文化活動存在。

5・Maluf, "History of Blood Transfusion," 67.

6・Brown, "Jean Denis and the Transfusion of Blood," 15; Farr, "The First Human Blood Transfusion," 151; Maluf, "History of Blood Transfusion,"66-67.

7・譯註：由理髮師兼任外科醫師是中世紀歐洲以來的傳統，直至近代才有所改變。

8・佩皮斯宣稱他的結石大小跟一顆網球差不多。他在一六五九年三月二十六日寫道：「今天，距離我在位於沙利斯伯瑞廣場（Salisbury Court）的特納太太她家挨那一刀，把石頭拿掉，已經兩年了，連上帝也會為我感到高興。我決定往後每年的這一天都要慶祝，就像去年在我家那樣。」

9・Mauriceau, *Maladies*, 357.

10・有關二十世紀血液與種族政治問題的精采分析，可參閱：Wailoo, *Drawing Blood*, 134-161.。

11・Pete Jarman, 10 March 1945. 轉引自：Love, *One Blood*, 194.。寫這封信的人忽略了二次大戰戰場上黑人也有參與打仗的事實。

12・到了一九五〇年代初期，血清學的研究已經證明，在選擇適當的捐血者時，不管是 Rh 因子的敏化作用，或者是各種表現型抗體群組都是重要的干擾因素。此一研究也促使血型成為某些特定疾病或者種族特色的遺傳標記。有關於一九五〇年代到一九六〇年代中期的血液與種族爭議之進一步分析，可參閱：Kenny, "A Question of Blood, Race, and Politics," 469. 我在此處的許多討論都是引自這篇文章。

13・Scudder, "Sensitising Antigens as Factors in Blood Transfusions," 99.

14・同上註。99-100; Scudder and Wigle, "Safer Transfusions," 78-79.。

15・"Seven at Columbia," *New York Times*, November 15, 1959, A50; W. L. Thurston, "New Procedure Advocated," 同上註，E11. 轉引自：Kenny, "A Question of Blood, Race, and Politics," 462-463.。

16・Giblett, "A Critique of the Theoretical Hazard of Inter. vs. Intra-Racial Transfusions," 233-277. 轉引自：Kenny, "A Question of Blood, Race, and Politics," 465.。

17・關於種族與輸血更多的資料請參見：Kenny, "Question of Blood, Race, and Politics"; Lederer, *Flesh and Blood*; and Wailoo, *Drawing Blood*。

18・Leshner, "Where Science Meets Society," 815。

第一章・醫生與精神病患

時間：一六六七年十二月十九日

地點：巴黎

冷風從塞納河上一陣陣颾過來，巴黎人為了驅寒，不管是煙囪裡或者大街上，都有人生火驅寒，因此這個法國國都整個被籠罩在一片黑色煙霾裡。根據紀錄，一六六七年冬天是史上最冷的寒冬之一，想要取暖並非易事（1）。木材價格飆漲，人們幾乎找不到新鮮食物可以吃，對於法國社會底層那些身無分文的廣大庶民而言，求生存是他們每天都必須面對的挑戰。在這四十萬人居住的城市裡，死亡是市民生活經驗的重要部分。城裡如迷宮一般的街道上，陰暗的角落裡到處都堆滿因為酷寒、饑饉與暴力的無情侵襲而死去的屍體。許多巴黎市民此時也處於瀕死狀態，只能抱在一起，絕望地求生。

尚─巴蒂斯特．德尼從他那位於大奧古斯汀碼頭（Quai des Grands-Augustins）的住家走出來，對著一輛已經在等待的馬車矯揉造作地點點頭。河的對岸，巴黎聖母院大教堂的哥德式尖塔高高矗立著，直達灰暗的寒冬天際。德尼是個矮胖的年輕人，瑟縮的馬車車夫小心地把車停在他身邊，讓他安坐在座位上，車上有加熱過的磚頭可以取暖。天色漸暗，德尼需要花點時間再度檢查所有必要的準備工作是否已完成，以便進行他那歷史性的實驗。

馬車穿越兌換橋（Pont-au-Change），離開西堤島（Île de la Cité），往塞納河右岸而去。在巴黎，有錢人的駕駛總是盡可能避開全市歷史最悠久的新橋（Pont-Neuf），因為那裡龍蛇雜處，是蛇油小販、江湖郎中、騙子、街頭演員等各種三教九流人士的聚集地。新橋也是巴黎的情色中心：在白天，灑了濃濃香水，身穿爆乳裝的娼妓們在橋上散步；到了晚上，形形色色的男人在橋下滿足了他們的欲望[2]。上流社會的紳士們不該被人看到在那裡出沒，如果他們對那些事有興趣，還有些更隱密的方式可以滿足其需求。

兌換橋與新橋不同，長久以來它都被視為一個有節制與高貴的地點。自從中古時代晚期以來，兌換橋就一直是法國國王偏好的路線，他們總是從羅浮宮寢殿出發，穿越當時還是木材材質的舊兌換橋，前往巴黎聖母院，然後循原路返家。木橋在一六三〇年代晚期燒毀後，取而代之的是一座漂亮的石橋[3]。在一個路面布滿塵土與汙垢的城市裡，兌換橋還是給人一種簇新的感覺。當馬車載著德尼過橋時，他看不見塞納河。五層樓的住家與商店擋住了他的視線。這並不打緊，因為商店遠比那被汙染的灰色塞納河河面還要有趣。圖農小姐（Mademoiselle de Tournon）的高檔精品店櫥窗裡擺著各種閃閃發亮的女用胸針、項鍊與戒指；而普瓦里翁（Poirion）與沃貢（Vaugon）兩位先生的書店裡有各種驚人的珍品，書裡的刻工與畫工全都是巴黎最棒的藝術家們精心完成的；再來就是卡多先生（Cadeau）了（他的姓氏可以直譯為「禮物」）——他店裡那些裝飾精美的佩劍與寶刀總是讓巴黎的男士們想起十六世紀末，十七世紀初的美好往事，當時國王尚未立法禁止決鬥（4）。德尼是絕對買不起那些奢侈品的，至少目前是如此。然而，他安坐在這輛別人送給他的馬車裡，覺得車裡的絲絨襯裡好舒服，心中非常確定那一切很快就會是他的了。

如今他周旋其中的那群人都是大有來頭，唯有德尼於一六三〇年代某個時刻出生時，完全沒有人注意，也並未留下文獻記載。他父親的生活並不寬裕——只是某個工匠，在高溫與煙霧瀰漫的鐵工店裡工作，負責製作其他人設計的科學工具。老德尼是個受過訓練的pompier（司泵人員），其專業是使用水泵這種使用範圍越來越廣泛的機器：從救火時使用的那種手動式粗略灑水器，到比較精細的皇家花園噴泉系統都是（5）。

儘管出身卑微，但德尼證明他自己是個可以在那流動性極低的殘忍法國階級體系中力爭上游的罕見人才。德尼的幹勁十足，總是保持樂觀，為了擊敗逆境，成為醫生，他設法混進有錢人的上流社會。儘管德尼一定不願承認，但他的確仍是個菜鳥。剛滿三十歲的他才在幾個月前取得蒙彼利埃大學（University of Montpellier）的醫學學位，北返巴黎來求取聲望。回到巴黎後，德尼一直很心急，亟欲闖出名號。儘管父親是製造滅火工具的，但德尼卻想要一把火點燃中世紀的世界。

馬蹄有節奏地踏在沿街地上的方正石塊上。德尼的馬車在大路上馳騁，朝著市政廳與廳前那一大片廣場而去。在下一個世紀的法國大革命期間，這個格列夫廣場（Place de Grève）彷彿就是死亡的同義詞，屆時斷頭台將血染街頭。如今，這個開放空間裡熙熙攘攘，混亂不堪，是每天可見的景象。廣場上到處是馬車與行人，他們每一個都想要在這城裡力爭上游，從現在德尼居住的塞納河左岸地區搬到他最想住的瑪黑區（Marais）：一個專屬於權貴居住的地方。馬車在人群中緩慢地向前移動。想要穿越人潮可不是簡單的事，但他們習慣了，德尼醫生可以聽見車夫們彼此間喧鬧的挑釁叫罵聲，包括他的車夫的聲音。許多乞丐拍打馬車車門，渴求施捨，但隸屬於中產階級的德尼不理會他們，一如許多貴族那樣。

德尼穿越格列夫廣場以後，沿河一片片尚未開發的河岸馬上映入眼簾。事實證明，沼澤區上面很難蓋房子，因此塞納河沿岸就這樣出現了宛如農田的奇景。從乾草堆看得出很多人在秋天與其後的隆冬都努力工作，而勞工一邊發抖，一邊把他們的木船裝滿馬匹與家畜的飼料，牠們在沿河的住家庭院裡處處可見。「瑪黑」這個地名雖然本來就是沼澤的意思，但這個地區卻幾乎沒有鄉間風光。距離河岸上田地不遠處是一條條生氣勃勃的窄街。一間間貴族的恢弘宅邸櫛比鱗次，這種宅邸被稱為*hôtels particuliers*（私人的宅邸），在一條條擁擠的街道上，它們顯得特別高聳。這裡的街上沒有人行道，因為空間太小。儘管法律明確規定了這些大型宅邸的高牆不能毫無限制地延伸到街道上，但是，在這寸土寸金的城市裡，宅邸的主人與建商卻找到規避的門道，這裡偷一點，那裡再多偷一點。下方的街道是一道道沒有加蓋的陰暗地道，裡面到處是馬匹、馬車、商人、菜販、賣花的女孩、扒手與交際花，他們擠來擠去，同時還要熟稔地避免沾到汙泥與馬糞。比較小心的行人貼牆而走，希望在永不停歇的馬車車流裡不會被撞倒，甚或輾過去（6）。德尼的馬車順利穿越街道上的人群，已經快要抵達聖艾瓦街（rue Sainte-Avoye）七十九號，那是亨利—路易．德．蒙特摩（Henri-Louis de Montmor）位於城裡的宅邸，大門有二十尺高，宛如堡壘（7）。

很少人比蒙特摩更加清楚財富能夠為人帶來怎樣的地位與威望。含著金湯匙出生的他未曾懷疑過自己是否值得享受種種榮華富貴，值得讓那麼多人圍繞在他身邊。過去將近兩個世紀以來，他的家族向來是巴黎社交圈的一部分。亨利—路易的父親尚．哈伯特（Jean Habert）是明君亨利四世手下的一位上訴法官（Master of Requests），目前的國王則是亨利四世的孫子，路易十四。國王的政務會議上固定會討論一些法律案件，受過專業律師訓練的尚．哈伯特就是必須負責備妥案件相關文書的人（8）。後來，尚．哈伯特的業務量大幅增加，就連戰爭經費也歸他全權監督，他也因而贏得了*Montmor le Riche*（有錢的蒙特摩）這個稱號——身為一個盜用公款的人，這名號可沒冤枉了他。老蒙特摩總是權大勢大，眾所皆知的是，他曾誆騙過一個叫做嘉烈（Gallet）的富有財政官員：此君的好賭以及喜歡為自己蓋豪宅是知名的。為了避免罪行曝光，嘉烈把他所有的賭金都交給了尚保管，金額大概有十萬法郎。有一天，絕望的嘉烈出現在他朋友蒙特摩的家門前，懇求蒙特摩歸還一點錢，一點就夠了，他說自己只要拿那一點去賭就夠了，不會再多要。尚的答覆是：「我親愛的嘉烈先生，你在作夢。你真是輸到腦袋壞掉了。我這裡可沒有你的錢。」據說尚把這整件事向神父告白，但直到最後仍宣稱自己沒有惡意。為了安撫垂死者的靈魂，同時也因為尚的悔悟的確感人，神父跟他說他的作為的確是高貴的。他幫他的朋友免遭天譴，與其把錢給魔鬼，當然不如給他。沒多久尚就去世了，深信自己將會上天堂（9）。

既然家裡的錢財得來全不費工夫，跟父親一樣，亨利—路易也找到善用那些錢的方式。身為尚的獨子，亨利—路易向來不會貪求什麼。從小，只要他打個噴嚏或咳了一下，國王的御醫就會被叫到他家出診。因為能幫蒙特摩爵士服務實在是一種殊榮，再加上如果表現良好的話，鉅額的賞金是少不了的，搶著上門的醫生們還打過幾次架（10）。尚能有那種成就，必須歸功於一些王室的權力掮客們，而他的財富同時也確保他兒子能繼續與他們相交。亨利—路易於二十五歲被任命為高等法院推事，到了三十二歲，他繼承父親衣缽，也成為上訴法官。他在這個職位上的表現實在不怎麼傑出。法院裡的一位批評者就曾經寫道：「他的表達能力有問題，慢吞吞又膽小，而且做事不專心(11)。」但是，有錢與有關係的人才能使鬼推磨，而不是有天分的人。沒有什麼磨是亨利一路易推不動的。

德尼的馬車在蒙特摩的豪宅前停下。門前兩邊各有兩個守衛，這傳達了一個很清楚的訊息：只有受邀者能進去。但是，每當有馬車停下時，街上的閒人，特別是穿著破爛髒汙的乞丐，仍然不免會湧過去。當豪宅的巨門打開時，守衛們都動了起來。他們手裡拿著棍棒，如果誰膽敢試圖闖進這神聖而不可侵犯的地方，就會被毒打一頓，管你是男是女，是老是幼，是健康還是生病。車夫把車停在那宏偉特別的停車處，那是簡陋的街道與豪宅之間的過渡地帶。車子安全抵達後，就會有個打扮整齊，身穿羊毛大衣與緊身長褲，靴子擦得雪亮的僕從把車門打開。他鞠躬歡迎德尼，德尼則熟練地點點頭，以示敬意。

那位僕從迅速地引導著德尼從院子走到宅邸的主要入口。當德尼一階一階爬上豪宅正中央的樓梯時，他的高跟鞋使勁地在潔淨的大理石階上發出喀噠聲響。他自信地走進房裡，非常確信接下來將是他畢生最偉大，同時能展現出其才華的時刻。圓頂天花板反射著溫暖火光，那巨大的石造火爐裡看起來像是生了一堆營火。房間的一頭站著頭髮灰白的主人蒙特摩，他身邊那一群賓客則都是由他挑選來見證最近這次醫學成就的賓客。蒙特摩爵士那一雙炯炯有神的藍眼睛盯著每個人，眼神看來令人同時覺得舒適又熟悉，但又流露著一種刻意裝出來的高傲。蒙特摩短暫地抬起頭來，發現年輕的德尼尷尬地站在門邊，於是便熱情地歡迎他，自信地向他保證，一切都按照計畫進行中（12）。

待在房間中間的外科醫生保羅．艾莫黑（Paul Emmerez）正在把木製工具箱裡的東西拿出來，仔細地把手術的儀器擺在旁邊的一個檯子上：包括沾血的一般刀子與解剖刀、各種鉗子、剪刀、縫線、沾滿赭色汙漬的防水棉布，還有幾個裝血的大缽（13）。距離他只有幾步之遙的一個當地屠夫正竭盡力氣地把一隻小牛抬上一張大桌子，蒙特摩的幾個馬夫也在幫忙。小牛不斷哞哞叫，掙扎不已，直到一陣重擊把牠給制伏，幾個人快手快腳地壓住小牛，讓牠側躺下來。

然後，好像經過排練似的，先是傳來一陣大叫聲，房間的厚重木門被打開，幾個守門人拖著心不甘情不願，而且顯然已經發狂的安端．莫華走進來。渾身髒兮兮同時也沒刮鬍子的他持續抵抗著，當他掙扎時，他那雙長繭的赤腳在冰冷的石頭地板上留下一個個印子。屠夫與他的幫手們很快地把小牛安頓好，衝過來把不停尖叫的莫華拉到一張椅子上坐著。他們很快地用幾圈繩子捆住他，然後用力拉緊：莫華彷彿一隻被馴服的動物，此刻他別無選擇，只能乖乖聽話，等待著稍後將進行的可怕實驗。

德尼站得遠遠的，他想起了第一次見到安端．莫華時的情景。當時是夏天。這位精神病患在塞納河河畔沼澤深及腳踝的泥巴裡踏步前行。莫華沒有穿衣服，身上只用草繩綁著幾塊破布，他嘴裡咕咕噥噥，說著沒有人聽得懂的話，不斷舉手把頭上那一頂破爛的小帽子扶正。無家可歸的莫華吸引了一群群學童，他們沿著河岸跟隨他。大致上他並不會理會周遭的世界，但偶爾會站著不動數秒。他會突然把髒兮兮的臉轉過去，面對那些學童，對他們大叫，亂揮手臂。孩子們則是一哄而散，愉快地尖叫，莫華又陷入他的幻想中(14)。

莫華之所以會被選來進行實驗，是因為對於居住在瑪黑區，彼此關係都很密切的貴族來說，他是最有名，或者說最為聲名狼藉的人。這個地區的權貴們大多記得他是塞維涅侯爵夫人（Marquise de Sévigné）的僕從，他總是舉止得體，衣著華麗，每當他們進入夫人的沙龍之前，因為想起她的嚴厲而緊張地把假髮理一理，或者將馬甲拉一拉時，他總是會用熱情的微笑迎接他們。如今，在一個個品味絕佳的交誼廳裡面，每當穿著緞帶飾邊洋裝的女人與頭戴假髮，打著荷葉花紋領帶的男人聊起莫華的事蹟時，笑聲總是繚繞不去。根據一個流傳多年的故事，某次一個騎兵衛隊在瑪黑區巡夜。當他們的馬低頭去吃乾草，一邊嚼食，鼻子一邊噴氣時，把半裸的莫華給驚醒，因為他就睡在乾草堆裡面。他像個報喪女妖似的尖叫了起來，馬群開始逃竄，衛兵們則是對著附近的所有人發誓，說追趕著馬匹的就是惡魔自己(15)。

蒙特摩、德尼與艾莫黑深信，如果他們可以治好莫華，他們就會立刻跟這位病人一樣成為傳奇人物。所以，在一六六七年十二月的那個寒冷夜裡，他們在六點開始了一場輸血實驗。燈已經點了起來，空氣裡瀰漫著一股充滿張力的混亂氛圍。一群內外科醫生持續走進房裡，他們急著要看這一場好戲。艾莫黑把人群往後推，他先從莫華的右臂抽出十盎司的血，然後切開小牛的股動脈。發瘋的莫華一邊要求人們把他放開，蒙特摩與德尼則是一邊憤怒地大叫，要旁觀者後退，安靜一點，雙方的聲音此起彼落。每當莫華亂動亂跳時，都會被艾莫黑罵，因為他正努力試著把兩個輸血的管子接在一起，同時還要避免被噴得一臉血。令輸血團隊感到挺挫折的是，只有五、六盎司牛血進入莫華體內。然而，莫華開始大汗淋漓，他的右臂與兩邊腋窩熱得發燙，開始覺得天旋地轉。

當時的人並不知道莫華的免疫系統正在攻擊小牛血液裡的異種抗原。輸血後發生血球溶解症的常見症狀包括發燒、發冷、頭暈目眩，還有血尿，以及背痛或者側邊疼痛。如果輸入不相容的血液，沒多久後就會開始出現症狀，而所謂不相容是指接受了不同血型的血液，或者，像這個案例一樣，接受了不同物種的血。受血者的免疫系統產生抗體，對捐血者的細胞發動攻擊，導致細胞崩壞。這種血液反應有多嚴重取決於輸血量、輸血速度，還有是否曾有不相容的血液進入病人體內。但是，一直要到三百三十四年後人們才會知道血型的存在與其重要性。直到一九〇一年，卡爾．蘭德施坦納（Karl Landsteiner）才在進行一次簡單實驗時發現，有些混合的血液樣本會有凝結的現象，其他則不會。根據血液的凝結狀況，這位維也納醫生把他的樣本分成三種：A、B、C三型（C型如今被稱為O型）。

蘭德施坦納原本忽略了AB型，只有百分之三的人口是這種血型。於一九〇七年發現這第四種血型的是兩個各自獨立作業的研究人員：捷克斯洛伐克的揚・央斯基（Jan Jansky），還有美國的威廉・羅倫佐・摩斯（William Lorenzo Moss）。他們用羅馬數字I、II、III、IV來為這四種血型命名。央斯基把我們現在所說的AB型命名為IB型，而摩斯則將其命名為I型。為了避免混淆，在蘭德施坦納的呼籲之下，美國免疫學家協會（American Association of Immunologists）在一九二七年才採用了現在的標準名稱：A型、B型、AB型與O型(16)。

但是這些十七世紀的醫生們只知道，如果不立刻暫停輸血，他們的病人就會死掉。莫華昏厥過去時，艾莫黑從他的手臂把那小小的輸血鐵管抽出來，盡快把傷口合起來。他們把全身癱軟，沒有血色的莫華攙扶起來，小心翼翼地帶著他到僕人的宿舍去休息。當房間終於清空時，僕人受命前來把小牛的屍體與牛血清理掉，四下只隱約聽得到莫華的呼吸聲與瘋言瘋語從緊鄰的院子傳過來。但是，當隔天早上太陽升起時，莫華看來好像沒有那麼瘋狂了——事實上，他似乎完全改頭換面了。

德尼與艾莫黑決定冒險嘗試第二次輸血。他們倆勸蒙特摩這次應該更加慎選賓客，受邀的內科醫生人數更少了，而且他們都是一些素行良好的菁英。兩天後，時間同樣在六點整，虛弱而較為溫馴的莫華被帶進房間。艾莫黑手拿理髮師的剃刀與放血盤，他找不到右臂的靜脈。他們猜想，這無疑的是莫華的生活條件對其身體所造成的影響。過去幾個月以來，莫華無家可歸，又餓又冷；他們做出一個盲目的結論：這不可能是先前實驗的後果。左手就比較可行了。他被抽了兩盎司的血，多於十六盎司的牛血被注入他的體內——與第一次實驗相較，此次輸血量幾乎高達三倍。當血液開始進入莫華的體內時，他的脈搏加速。在那冷颼颼的房間裡，他開始流汗。他大聲叫說腎臟很痛，感到噁心，如果他們不暫停這個鬼實驗，他就會窒息而死。德尼發覺他們也許太過分了，他下令把連結人與動物的那根管子拿掉。當艾莫黑正要把傷口合起來時，流浪漢莫華剛好把不久前吃下的「大量培根與肥肉」吐了出來，並且持續吐出「各種液體」，直到兩個小時後才因為精疲力盡而昏過去（17）。

隔天早上當莫華醒來時，他看來冷靜而機敏。他的表現異常有禮，要求找神父來他床邊，讓他告解自己的罪。告解後，沃神父（Father Veau）安靜地把門帶上，停下腳步，驚訝地大聲說出自己剛剛的所見所聞。此刻莫華已經清醒了，而且，事實上他很快就會適合接受聖禮了（18）。

在德尼的仔細觀察下，莫華持續休息著，但這位精神病患的妻子則是在大街小巷尋找她那失蹤的丈夫。輸血實驗的消息在城裡流傳著，也傳進了鄉間。這個憔悴而身無分文的女人隨即來到了一間她從來不敢進入的豪宅。珮琳．莫華（Perrine Mauroy）慌張而膽怯地走向她丈夫。當莫華從床上跳起來時，她皺一皺眉頭；而當他熱情地擁抱她時，她則是看來驚訝不已。根據德尼那顯然對他自己有利的說法，在他們夫妻倆的互動中，「頭腦極為清醒的」莫華詳細地解釋了他離開她以後的遭遇：包括他在街上的瘋狂行徑，他口無遮攔地大吼大叫，當然還包括這位「仁慈的醫生」為他輸血的事（19）。

莫華的妻子目瞪口呆地把頭轉向德尼，小聲而支支吾吾地說了一句謝謝。每年此刻到「滿月」時她丈夫都會瘋瘋癲癲的。她低聲說，他不會像現在這樣好聲好氣的，而是只會罵她打她。與丈夫團聚後，莫華太太覺得鬆了一口氣，但也不太情願。等到最後德尼讓恢復正常的莫華離開後，她的不情願變成了恐懼與害怕。他們倆回到巴黎郊區，又開始過著那卑微而債台高築的生活。珮琳與有錢人和名人相處了好幾天，此刻她發現自己又陷入了貧困與恐懼，不知道她丈夫什麼時候又會開始暴怒起來。

就在珮琳怕得發抖時，自豪的德尼則是鉅細靡遺地將自己的成就廣為宣傳。在進行這開創歷史新頁的實驗前，他已經用狗、母牛與馬、羊練習了好幾個月，其輸血技巧此時已熟練無比。他的努力獲得回報，剛剛獲得的名聲令他陶醉而愉悅。但是，這持續不了多久。過沒多久，莫華將會去世。而德尼則是必須面對謀殺的指控。

1．此一所謂的「小冰河期」是一六六〇年代的特徵，與今日相較，當年冬天的溫度低了好幾度。可參閱：Fagan, *The Little Ice Age*, and Brown, *Scientific Organizations*, 78。與德尼同一時代的作家，例如伊斯邁爾．布利奧等人就曾經抱怨天氣冷到墨水瓶裡的墨水都結冰了。

2．Hussey, Paris: *The Secret History*, 140.

3．如今矗立於巴黎的兌換橋是在一八五〇年代晚期蓋的，取代了原有的十七世紀古橋。

4．Hillairet, *Dictionnaire historique*, vol. 2, 303–304。有關當時巴黎各地店鋪的描述，可參閱：Blegny, *Livre Commode*, 238, 261, 192。決鬥是在一六〇二年遭立法禁止的。

5．Peuméry, *Jean-Baptiste Denis*, 8–9.

6．歐瑞斯特．拉努爾（Orest Ranum）的《絕對王權時代之巴黎》（*Paris in the Age of Absolutism*）在這方面是極為珍貴的範例與資源，它讓我有辦法描繪出十七世紀巴黎的景觀、味道與聲音，特別是該書第一與第六章。

7．這條街後來被更名為聖殿街（rue du Temple）；然而，這座莊園仍然存在，最近才被整修成原有的華麗模樣。

8．Collins, *The State in Early-Modern France*, xxvii.

9．Tallement des Réaux, *Historiettes*, 294–295.

10．Kerviler, "Henri-Louis Habert de Montmor," 199.

11．同上註，202。

12．關於蒙特摩常表現出來的驕傲氣度與慷慨的待客之道，可參閱：Sorbière to Hobbes, early 1663 in Hobbes, *Correspondence*, vol. 2, 547。轉引自：Sarasohn, "Who Was Then That Gentleman?" 219。

13．艾莫黑（Emmerez，有時也拼成「Emerez」）有法國最優秀外科醫生的美譽，工作時極為小心，手藝精湛。他在一六九〇年九月七日逝世。可參閱：Brown, "Jean Denis and Transfusion of Blood," 15, and Eloy, *Dictionnaire historique de la médecine*, vol. 2, 138。

14．有關輸血實驗的所有細節，當時的狀況以及其結果，全都是引自：Denis, "Cure of an Inveterate Phrensy"，還有其他刊登於《學人期刊》與《哲學彙刊》裡面的許多文章，以及波特里耶（Poterie）、拉米（Lamy）、拉馬蒂尼埃（Martinière）與歐爾登堡（Oldenburg）等人的文章。

15．Poterie, Letter on transfusion, 28 December 1667, n.p.

16．Watkins, "ABO Blood Group System," 243.

17．Denis, "Cure of an Inveterate Phrensy," 622.

18．神父的姓氏「veau」的原義為小牛或小牛肉，但不管是正在忙的德尼或者在場旁觀實驗的人都沒有注意到此一反諷之處。

19．Denis, "Cure of an Inveterate Phrensy," 622.

第二章・血液循環

時間：一六二八到一六六五年

地點：英國（1）

德尼能夠成為第一個幫人輸血的法國醫生，進而聲名大噪，其實必須歸功於法國的勁敵——英國。因為，幾乎在四十年以前，英國的內科醫生與自然哲學家們就曾試著要了解人體的奧祕。他們的努力結果極其驚人。一六二八年，英國人威廉・哈維的發現顛覆了過去幾乎兩千年來都未被質疑的醫學模式基礎。他那血液於身體裡循環的主張促使克里斯多佛・雷恩、理查・羅爾（Richard Lower）、勞勃・波義耳與勞勃・虎克等人一窩蜂地進行實驗。每次實驗，他們都朝著為人類輸血的目標向前邁進一步。

十七世紀時，即便是在大家為了較量輸血技術而進行熱烈競賽的那幾年裡，用活人來做實驗還是很罕見的。最常成為醫學探究對象的反而是死人。進行人體解剖的地方，包括大學裡的解剖講堂（anatomical theater）、公共花園以及民宅裡，而且是歐洲常見的一種科學與社會活動。據了解，很少有自然哲學家把他們剛剛死去的同事拿來解剖，但他們常把被處決的犯人用手術刀與鋸子加以解剖。長期以來，解剖被視為一種比死刑更嚴重的刑罰，而且是由教宗思道四世（Sixtus IV）於一四八二年正式批准的（2）。五十多年後，即於一五三七年，教宗克勉七世（Clement VII）正式允許在醫學院課程裡加入解剖展示課程，施行對象依舊是罪犯。

在即將執行吊刑的早晨，教堂會以鐘響提醒倫敦人，表示他們所期待的好戲又要上演了。新門監獄（Newgate Prison）的死囚被人帶出骯髒的牢房，前往監獄三樓，到那冷颼颼的小教堂去聆聽「行刑前的佈道會」（Executed Sermon）。他們圍繞一具棺材坐著，男女各一邊，聆聽教士宣講有關地獄裡的磨難、悔悟以及寬恕的警語。想當觀眾，見證這些罪人的最後絕望時刻，就必須付很多錢，而他們的座位與犯人之間隔著一道矮牆（3）。有些犯人宣稱自己無罪，哀求饒命。其他人則表達悔悟之意，把靈魂獻給上帝，以求饒恕。至於那些被稱為「窮凶極惡者」的死硬派則是對著教士傲慢地吐口水，不屑地咒罵他們。

行刑前的這一段戲劇性序曲結束後，囚犯們被帶開，用腳鐐鎖在一起，囚車將他們載往絞刑台。上台後，他們坐著，身邊擺著一個個即將裝殮他們，粗製濫造的棺材，大家擠在一起，推來推去。新門監獄與泰本村（Tyburn）之間相隔漫長的三英里路程，自從中世紀時代早期開始，這個聲名狼藉的村莊就是倫敦的行刑地。一座為了集體處決而設計的絞刑台等待著下一批犯人獻出其靈魂。被稱為「泰本樹」的絞刑台由三根十到十二英尺高的柱子組成。

其結構精巧，可以同時吊死好幾個人，橫樑連接著那三根柱子。距今最近的一次集體處決紀錄是一六四九年，在民眾的圍觀之下，二十三個男人與一個女人一起被吊死[4]。

那景象的確壯觀。泰本村對倫敦的低下階層充滿了吸引力。被判死刑的無非是一些殺人犯、小偷與強暴犯，喧鬧不休的旁觀者除了他們的家人與共犯，還有一些扒手與娼妓。但是，在這場怪誕戲碼中最為聲名狼藉的演員，就屬那些屍體掮客，宛如一群工於心計的禿鷹。他們競相爭取剛死的屍首，以高價賣給倫敦的許多醫療從業人員與醫學院。

許多人渴望有屍體可以做研究，威廉·哈維就是其中一個。哈維深信人體解剖能有很大的用處，你甚至可以說他迷戀此事，因此幾乎每天他家裡的那些大木桌上總是擺著一具被毀掉一半的人類或者動物屍體。哈維說那叫做「視覺展示」，對其深信不疑。而且，任何人的屍體都可以是他的研究對象。據說，他甚至還曾經解剖過他父親，還有一個姊妹與他的密友[5]。

過去幾千年來，醫療活動始終被一些古代作家的理論宰制，跟許多人一樣，哈維認為該是擺脫傳統，不再盲目依賴那些作家的時候了。他們的理論基礎並不是對於人體內在結構的第一手觀察：希波克拉底（Hippocrates）、蓋倫（Galen）與亞里斯多德（Aristotle）等人的長篇醫學著作之立論基礎，是他們對於猴子、豬與其他動物的解剖，加以補充而成。

然而，哈維的看法與這些深具影響力的先輩們大相逕庭，他相信任何稱職的醫生都應該捲起袖子，為了探索人體的奧祕而弄髒雙手，別無選擇。

過沒多久，哈維就開始著手檢驗蓋倫以降，這兩千年來有關於人類心臟與血液的知識。對於蓋倫這位影響深遠的公元第二世紀內科醫生來說，血液是不會循環的。血只會單向地從胃部流往心臟。蓋倫認為，食物在消化道裡面被「煮過」，經過肝臟過濾，然後就產生了靜脈裡的血。血液從肝臟往心臟流過去，然後穿透心室外面那一層肉眼看不見，而且有細孔的薄膜，滲入心臟。體溫是心臟造成的，而心臟最重要的任務就是像火爐裡面的柴火一樣燃燒血液。他相信，呼吸的作用不是要讓血液含氧。呼吸的功能是，把心臟這個火爐所產生的「濃煙」或者煙霧排掉。

這種把心臟當成火爐的基本認知有助於解釋為何古代人喜歡以放血為治病的第一道程序——而且放血也是預防疾病的手段。發燒無疑就是血液過多的病徵。畢竟，假使添加太多木柴，或者火上加油，一團火很容易就會變成熊熊營火。而且，到了中世紀，只要有人罹患任何你想像得到的病症，放血幾乎已經成為毫無疑問的第一道醫療程序（6）。如同一位中世紀的醫生寫道：

放血法可以讓神智清醒，強化記憶，清洗胃部，讓大腦變乾，溫暖骨髓，提升聽力，止住淚水，增強辨析力（指謹慎的決策力），培養官能，促進消化，讓聲音變悅耳，驅散倦睏感，消除焦慮，讓血液獲得養分，排去血毒，讓人長生……它能消除風濕病，治癒傳染病，消除疼痛、發燒症狀以及各種疾病，讓尿液變得乾淨清澈（7）。

簡單來說：放血可以治百病。初期的現代醫學之所以與放血法密切相關，是因為深信「體液」（humors）的存在。蓋倫承繼了希波克拉底的遺緒，提出了以「體液」為立論基礎的解剖學與生理學，從古代到十八世紀，其學說幾乎宰制了醫學理論與醫療實務的每一個面向。蓋倫的學說主張，人體的運作取決於四種不同的「體液」，每種都有特別的性質。每個人身上所含有的血液、痰液、黃色膽汁（choler）與黑色膽汁（melancholy）之混合比例都不一樣。這種體液的組成比例被稱為「性質」（complexion）。人之所以會身體健康，是因為性質得以平衡。如果至少有一種體液的比例出錯時，就會疾病纏身。如果透過催吐或者通便來淨化身體，就能擺脫體液不健康的狀態，重獲必要的平衡。

過去許多世紀以來，放血這件事一直是由理髮師兼外科醫師來做的。他們不只幫人刮鬍理髮，也負責放血，切開膿瘡，拔牙，還有在頭蓋骨上鑽洞（trepanning）。他們並未在

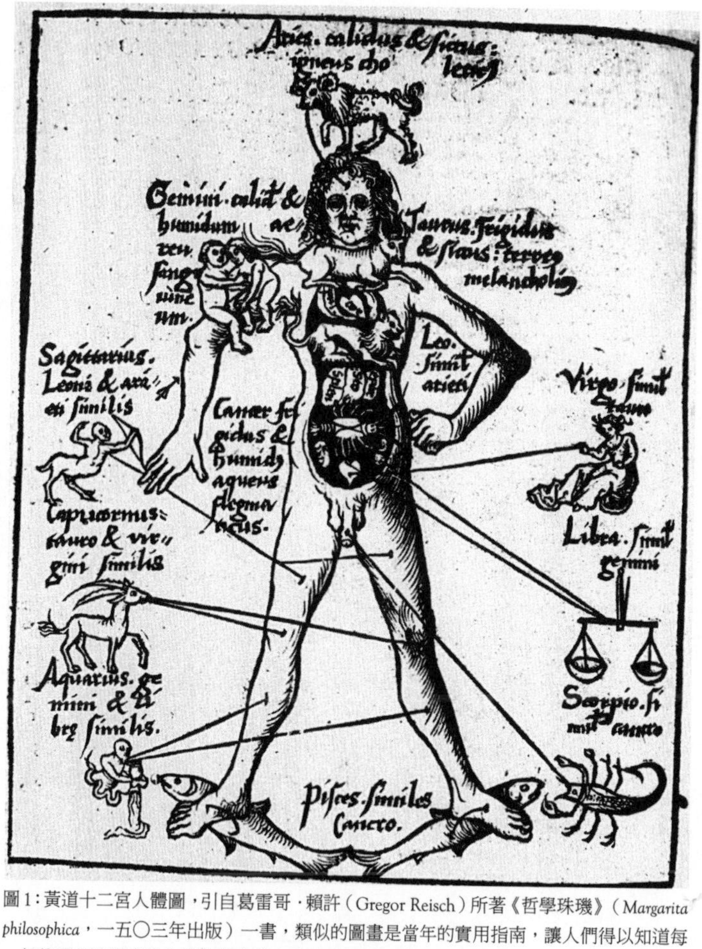

圖 1：黃道十二宮人體圖，引自葛雷哥．賴許（Gregor Reisch）所著《哲學珠璣》（*Margarita philosophica*，一五〇三年出版）一書，類似的圖畫是當年的實用指南，讓人們得以知道每一年的哪些時刻應該在哪些特定的人體部位放血。

圖片來源：Courtesy of the National Library of Medicine.

大學接受訓練，也沒接受書籍的正式教育——真正受過訓的只有內科醫生，但相較之下，他們與病人的接觸反而比較少。理髮師兼外科醫師這一行，則是從學徒開始就藉著嘗試與錯誤來學習。理髮師兼外科醫師的儀器很粗糙：比較嚇人的工具包括用來截肢的鋸子、用來取出子彈的鉗狀工具，還有用來鑽頭蓋骨的手搖式鑽子。而且使用這些工具的衛生條件就更加粗糙了。有些理髮師兼外科醫師帶著一個手拿的工具箱四處遊走，挨家挨戶，從這一村到那一村行醫。也有些人在比較固定的地點開業，通常是街道上的小店。他們沒必要豎立招牌，只要看到掛在外面的滴血紅布，還有幾乎沒有洗過的放血盤就知道裡面做的事有多血腥了。時至今日，理髮廳仍然紀念著早年這一行的源起。如今，理髮廳外面總是裝著一個紅白條紋相間，有鐵蓋的旋轉燈筒，看起來比較雅緻，也沒那麼可怕，但仍會讓人聯想到早年那些沾血的繃帶與血盆。

每個地方的理髮師兼外科醫師總會在工具箱裡面擺一些不可或缺的工具，包括柳葉刀、止血布、綁帶與血盆，同時還包括最新的詳細星象圖。如果說健康與季節有關，與星辰也脫不了干係。天文學與占星術在放血的過程中扮演了特別重要的角色（直到十八世紀初，它們兩者之間的差異並不明顯）。儘管放血的地方通常是前臂，但是這種放血星象圖（bleeding charts）會顯示出人體的各個部位分別受到哪些星座的主宰。因為常被塞在腰帶裡，這種可摺式曆書叫做「腰書」，它們描繪著月亮的圓缺與月蝕的日期，還有以星象為依據的傳統放血點。心臟與獅子座相連，雙腳是雙魚座，腹部為天秤座，生殖器是主宰情慾的天蠍座。根據放血圖的建議，只要某個部位所屬的星座是當下的星座，就不該在那裡放血。決定放血部位的機制極為複雜，疾病本身也是另一個變數。十六世紀的知名軍醫兼御醫安博華斯．帕黑解釋道：「如果要止住左邊鼻孔的鼻血就要切開右手臂的靜脈」，「如果要將女性經血的流量變小，就該切開腳踝的靜脈（8）。」

另一種放血法則是先在身體上弄出幾個小傷口，然後再施以火罐療法。理髮師兼外科醫師先用一種有好幾片刀刃的柳葉刀在身體上弄出一些淺淺的密集切口。在一個小玻璃杯裡點火，然後蓋在傷口上。儘管病人身上一定會因為玻璃杯的熱度而出現圓形的水泡，但是因為玻璃杯裡是真空的，血液會透過傷口而被吸出來。當然，使用水蛭也是另一種幫病人與垂死者放出壞血的方式。問題是，水蛭黏滑而難控制。而且，如同安博華斯．帕黑說的，水蛭變幻無常。帕黑寫道：「如果赤手處理水蛭，牠們會被激怒，變得很固執，不肯開口吸血。」他的建議是處理水蛭時應該戴上乾淨的白色亞麻手套。為了引誘水蛭死咬住不放，應該先在病人的皮膚上面弄出一點小傷口，或者「在上面灑上其他動物的血液，因為，如此一來牠們就會更貪婪，更使力地緊咬住病人的皮與肉」。若要把水蛭驅走，可以使用鹽還有灰；不過，通常都是讓牠們在宿主身上大快朵頤，直到再也吸不下，就會自己鬆口。手術式的放血法就不一樣了，因為用血盆接住血液就可以測量放血量，但是水蛭的吸血量卻是難以估算的。針對這種狀況，帕黑的建議如下：「如果想知道牠們吸了多少血，可以趁其鬆口時立刻在牠們身上撒鹽粉，如此一來牠們不管吸了多少血都會吐出來(9)。」

到了十九世紀，放血法開始漸漸退流行。透過路易・巴斯德（Louis Pasteur）與約瑟夫・李斯特（Joseph Lister）等人的新發現，大家知道引發疾病的是細菌而非體液不平衡。隨著其理論而來的是世人再度開始重視以證據為基礎的研究與實務。一八三五年的時候，人稱「流行病學之父」法國醫生皮耶・夏爾・亞歷山大・路易（Pierre Charles Alexandre Louis）訪談了巴黎憐惜醫院（La Pitié）的兩千多個病人，如果有去世的，就幫其製作驗屍紀錄。他詢問病人初次發病時間，病況如何發展，接受過哪些治療。他用這個資料來評估放血療法，儘管並未完全排除其價值，但做出一個結論：放血法的實際功效「遠比一般人所認為的還要差(10)」。到了二十世紀初，放血法已經從一種有兩千年歷史的通用療法變成醫療史的奇怪產物。

儘管古代醫界仍然深信蓋倫提出來的體液理論與放血療法，但是因為一些發現導致人們開始質疑原有的人體造血與血液流動原理。到了十六世紀，阿瑪特斯・魯西塔納斯（Amatus

Lusitanus）這位名不見經傳的解剖學家將血管裡的瓣膜稱為*ostiola*（意思是小門），他猜測它們也許能夠引導血流，阻止血液回流。現在我們都知道此一假設是正確的，但他在提出後卻立刻遭到歷史上知名的解剖學家安卓亞斯．維薩里（Andreas Vesalius）駁斥⑾。維薩里主張，瓣膜的主要功能是用來強化血管管壁。維薩里的說法變成定論，大家對於血管瓣膜也不再有興趣，直到一六〇三年，義大利內科醫生希爾尼瑪斯．法布里修斯（Hieronymus Fabricius）認為血管瓣膜的功能不是像維薩里所說的那樣，只有強化血管的功能，而是回歸到「小門」的理論去。他把瓣膜比擬為可以控制水量的防洪閘門。如果沒有瓣膜，血液就會失控而往身體的下半部流動，讓上半身營養不良。對於十七世紀的哈維而言，與其說這些相互衝突的理論解答了什麼，不如說它們引發了更多問題。身體裡面有太多地方都有瓣膜了，因此他的疑問是：為什麼「它們都長在那些地方，剛好能讓血液往心臟流動，但是卻擋住了另一個方向的血流」？據其猜想，理所當然的是：「大自然絕對不會在沒有事先設計的情況下擺那麼多瓣膜在那裡⑿。」

哈維知道，如果他想檢驗他的假設，唯一的方式就是進行活體解剖實驗。因為，儘管過去與當時的自然哲學家都喜歡進行人體解剖，但是屍體有一個棘手的問題：它們是死的。一直以來解剖的確很有用，但是他必須**親眼看到**血液的流動，找出它在人體內穿越瓣膜的流動軌跡，並且感覺心跳的悸動。唯一的辦法就只有活體解剖（vivisection），也就是找活生生的動物來開刀。

大街上有許多貓狗與豬隻在遊蕩著，很容易就能用一點食物騙過來；哈維開始忙著解剖牠們。每次手術時，他都試著下手快一點，快到足以捕捉到心臟跳動與血液流動的模樣。但是動物的身體會扭動，難以控制，心跳也太快了。接下來，哈維把焦點擺在冷血動物身上。鰻魚、蛇以及烏賊的心跳較慢，因此比較配合。他把心臟每一次跳動時收縮情況畫下來，也就是心臟的舒張與收縮活動。他觀察到，當心臟緊縮時都會微微變紅，心室裡充滿了血液，等到它把血擠出來時，便會變白。這位活體解剖學家入迷地緊盯他實驗的冷血動物，看著牠們慢慢死去。

哈維把他的解剖知識與活體實驗觀察結果結合在一起，成為歷史上第一個有辦法把體內血液予以量化的人。他解剖了一顆人類的心臟，清空裡面所有的血液，得出的結論是裡面大約有兩盎司的血。藉此他估算出心臟每次收縮時推出與吸進的血量。然後，他將這個血量乘以每半個小時的心跳次數，根據蓋倫的生理學模式算出差不多有五百四十磅的血會被製造出來，然後燒掉(13)。這根本就是不可能的。因此必須尋求另一種解釋。哈維很快就搞清楚了：血液並不是單向地流往心臟，然後在那裡被燃燒掉。血液被心臟打出來之後，

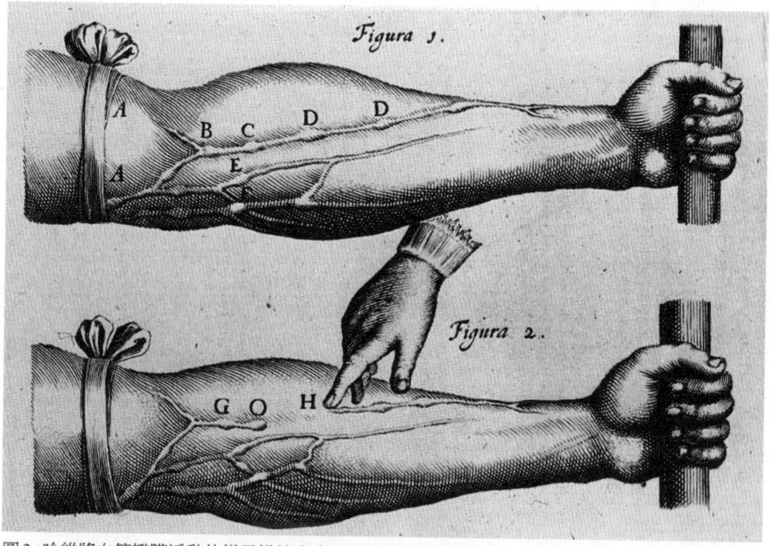

圖2：哈維將血管瓣膜活動的樣子描繪出來，此為《心血運動論》（*De motu cordis*，一六二八年出版）的插圖。

圖片來源：Courtesy of the National Library of Medicine.

會在體內循環，而瓣膜的功能是幫忙引導流向。

接下來的幾十年裡面，許多英國的才智之士都致力於驗證哈維的主張。對於克里斯多佛·雷恩這種年輕人而言，哈維的血液循環論之所以迷人，是因為它新穎而有原創性。還是個青少年時雷恩就因為聰明還有一雙巧手而聞名於世。他跟同為發明家的威廉·配第（William Petty）一起合作開發出一種可以輕易地在土壤裡鑽洞播種的機器。雷恩也以其巧思發明出一種原型的複寫機：一個帶有兩支筆的框框，移動時可以複製出一樣的兩份文件。因為當時信件是書寫溝通的主要方式，這種裝置的功用非常有價值。但是讓雷恩感到沮喪的是，當那裝置被送給奧利佛·克倫威爾（Oliver Cromwell）（在查理一世遭到審判與處決後，此時他已是所謂「聯邦」的實際掌權者）的時候，功勞完全被配第給搶走了——當時是一六五〇年年底，或者隔年年初[14]。

一六五六年的時候，二十四歲的雷恩開始坐在解剖桌前，決定檢驗哈維對於人體循環系統這種終極機器的描述是否正確。為了證明其血液循環主張無誤，哈維在《心血運動論》第十六章裡面列出一些其他的事實，藉此來支持那些他透過實驗獲得的證據。哈維主張，最具說服力的是毒素與藥物的效果。他問道：為什麼被瘋狗咬到後，傷口都已經痊癒了，

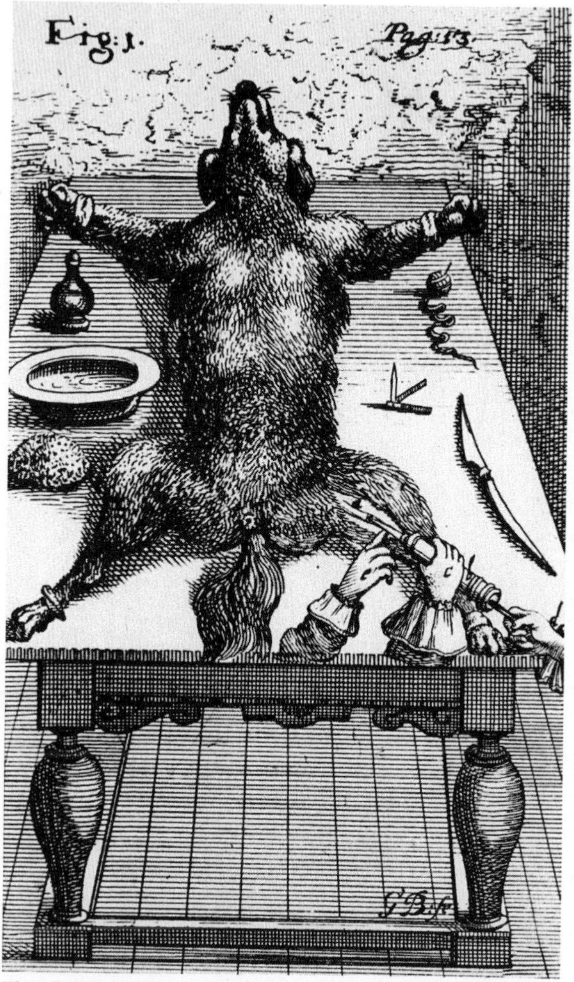

圖 3：為了驗證哈維的血液循環理論，最早的注射實驗對象是動物，藉此也為後來的狗對狗輸血行為奠立了基礎。本圖引自約翰・席吉斯蒙・艾斯霍茲（Johann Sigismund Elsholtz）的《灌腸新論》（*Clysmatica nova*，一六六七年出版）。

圖片來源：Courtesy of the National Library of Medicine.

但是「發燒與其他可怕的症狀」卻仍然持續著？他的結論是，毒素是透過血液感染心臟，繼而循環到身體的其他部位（15）。據此，雷恩把紅酒與麥芽酒注入狗的靜脈裡。那隻狗很快就明顯地醉了。為了抵銷酒精的作用，雷恩這位早熟的牛津大學學生幫狗注射了兩盎司的催吐劑（crocus metallorum）。那隻狗「立刻就開始嘔吐，而且一直吐到死掉為止（16）」。

興奮之餘，雷恩高興地把這項研究結果對人自吹自擂，深具影響力的約翰．威爾金斯（John Wilkins）與其友人，化學家勞勃．波義耳聽他說他可以輕易而快速地讓動物的血液裡充滿任何一種液狀的毒素。波義耳立刻要雷恩證明，於是給了他一隻大狗。雷恩一點也不膽怯，充滿自信，把狗牽走，在兩位同事的幫助之下，將牠緊緊地綁在一張桌子上。他切開狗的後腳，露出一大根靜脈，把它紮起來。然後他將靜脈切開。儘管那隻狗「痛苦地用力掙扎」，雷恩把一個有凹槽的自製小盤子放在靜脈下面，將靜脈固定起來。然後他把一根細管子插進靜脈裡。波義耳詳述了雷恩接下來的幾個步驟，及其神奇效果：「接著，我們這位巧手的實驗者……把一點點『鴉片』溶液或酊劑注入那一條被割開的靜脈裡。……很快的，那東西透過循環進入腦袋，還有身體的其他部位：快到我們才剛剛把狗鬆綁，鴉片的毒性就發作了（17）。」站起來之後，那隻狗就開始「踉蹌與搖晃」。波義耳寫道，那隻狗看起來中毒甚深，旁觀者打賭說牠應該很快就會死掉。但是讓大家，甚至連雷恩也感到訝異的是，那隻狗不但活了下來，還變胖了。那隻狗因為雷恩而出名，不久後就被偷了(18)。

威廉·哈維於一六五七年去世，雷恩也在那一年遷居倫敦，接下聲望極高的葛雷辛學院天文學教授（Gresham Professor of Astronomy）一職。此一職務並未轉移他在醫學實驗方面的注意力。雷恩繼續他的注射實驗，他的合作對象是提摩西·克拉克醫生（Dr. Timothy Clarke）——跟他一樣來自牛津大學，最近才遷居首都的解剖學家。他們一起試著用「各種各樣的液體、啤酒、乳漿、湯汁、紅酒、酒精，甚至血液」進行注射實驗(19)。接著雷恩與克拉克把實驗對象從動物換成人類。一六五七年秋天，他們倆來到法國駐英大使波爾多公爵（Duke of Bordeaux）的家中。雷恩說，公爵把「一個應該被吊死的差勁家僕」交給他們(20)。我們並不清楚克拉克與雷恩說服（或者逼迫）那位僕人加入實驗的細節。但是，結果顯然令雷恩感到慌亂不安。他們將少量的 *crocus metallorum* 這種催吐劑注入那位僕人的靜脈，他立刻就昏倒了。而克拉克與雷恩則都決定再也不要在人類身上嘗試這種「風險如此之高的實驗」(21)。

此一經驗必定對雷恩造成了難忘的影響，因此他再也沒有進行任何一般的醫學實驗。但是，他未曾忘懷血液循環這件事——其他做實驗的人也是，而且他們更願意在動物身上進行高風險的實驗，實驗對象很快地變成了人類。

1．譯註：這裡的「英國」其實是指England，也就是英格蘭。事實上，英格蘭與蘇格蘭的國王雖然在十七世紀初就已經是同一人，但此時兩個王國還沒正式合併為大不列顛王國。儘管本書所說的England、Englishman與English分別是指「英格蘭」、「英格蘭人」以及「英格蘭的」，書中提及的英國人物也全都是英格蘭人，但為了行文簡便起見，依序簡化為「英國」、「英國人」以及「英國的」，而British Royal Society則譯為英國皇家學會。

2．對於古代教會如何看待解剖這件事的討論，可參閱：Park, "Myth 5: That the Medieval Church Prohibited Human Dissection,"43–49.

3．參閱 Babington, "Newgate in the Eighteenth Century," 650–657。

4．參閱 Linebaugh, "The Tyburn Riot Against the Surgeons," 65–118。

5．妻子深愛的鸚鵡死後也遭哈維解剖。參閱：Keele, *William Harvey*, 29, 51。

6．Claudii Galeni, *Opera omnia*, vol. 11, 149, 281.

7．轉引自：Elmer, *Health, Disease and Society in Europe*, 1500–1800, 63。

8．Paré, *Workes*, 692.

9．同上註。

10．Morabia, "P. C. A. Louis and the Birth of Clinical Epidemiology," 1330.

11．McMullen, "Anatomy of a Physiological Discovery," 492.

12．Boyle, *A Disquisition about the final causes of natural things*. See McMullen, Anatomy of a Physiological Discovery," 493–494.

13．Harvey, *De motu cordis*, chap. 9.

14．轉引自：Frank, *Harvey and the Oxford Physiologists*, 174。

15．Harvey, *De motu cordis*, 96.

16．British Library Add. ms 25071, folios 92–93. See Jardine, *On a Grander Scale*, 122–123, 511n51.

17．轉引自：Wren, *Parentalia*, 62–63。

18．同上註，123。亦可參閱：Frank, *Harvey and the Oxford Physiologists*, 171, and Gibson, "Bio-Medical Pursuits," 334。

19．Frank, *Harvey and the Oxford Physiologists*, 172.

20．Boyle, *Correspondence*, vol. 4, 357ff, and Frank, *Harvey and the Oxford Physiologists*, 172.

21．Oldenburg, *Correspondence*, 356, 366; Boyle, *Usefulnesse*, vol. 2, 64.

第三章・活體解剖的年代

有時候十七世紀被稱為「活體解剖的年代」，這是有充分理由的。用活生生的動物做實驗非常普遍，原因是笛卡兒哲學的崛起：其主張是，人體與動物的身體基本上是相似的──兩者的運作方式都像極了機器。笛卡兒寫道：「身體會根據器官的特質來運作，是天性使然，就像時鐘雖然只是齒輪與彈簧構成，卻比我們更能精確地計時計分（1）。」

動物不外乎是由一些管子、幫浦、滑輪與槓桿構成的，因此不能言語，沒有情感與理性。有些批評他的人說動物能夠找到與人類溝通的方式，笛卡兒堅決反對此一說法。這位哲學家強調，鸚鵡與喜鵲這一類動物也許「可以講出跟我們一樣的字句」，但是「不能像我們那樣說話，也就是說不能證明牠們所說的反映出牠們的思想（2）」。儘管愛動物的人也許認為他們的寵物的確能表達出喜悅與痛苦，但那只是對於外在刺激所做出的反應，並不帶有情感。而且，動物並沒有因為這種理解力而受惠，所以笛卡兒的結論是，牠們感覺不到痛苦。笛卡兒這種把動物當機器的論證被某些人拿來當作殘忍行徑的充分藉口。例如，某次十七世紀末的法國哲學家尼可拉．馬勒布朗士（Nicolas de Malebranche）遭人指控踢了一隻懷孕的狗，他還漫不經心地答道：「那又怎樣？你不知道牠根本沒有感覺[3]？」

活體解剖所帶來的全新可能性令許多自然哲學家感到極其高興，特別是英國的皇家學會成員。皇家學會是英王查理二世（Charles II）於一六六〇年下令成立的，其使命是遵循法蘭西斯．培根爵士（Sir Francis Bacon）於幾十年前在小說《新亞特蘭提斯》（*The New Atlantis*）裡面所創建的觀念。它就像是一個由國家贊助的「所羅門宮殿」（Solomon's House）——因為在《聖經》裡，所羅門所扮演的就是知識領袖與神廟建造者的角色。皇家學會致力於「推廣透過物理與數學實驗來學習的方式」。學會每週在位於主教門（Bishopsgate）的葛雷辛學院舉行例會，與會者包括當時聲望最高的自然哲學家，例如創會會員雷恩與波義耳等人。

在學會創立的前四年，他們用活生生的動物做了至少九十次實驗[4]。這個數字當然並不包含那些特別於會員家中進行的實驗。勞勃．虎克是英國最為積極的活體解剖學家之一，其知名度除了來自於透過顯微鏡進行觀察的能力，同時也是因為他是生物學上使用「細胞」這個詞彙的第一人。年輕時，虎克與勞勃．波義耳（他們倆與雷恩都是皇家學會的創會會員）一起發明了一個可以用來製造真空室的「壓縮空氣引擎」（pneumatick engine）。

他們對於真空狀態感到很好奇，於是便把雲雀、麻雀、老鼠、乳酪蟎、鴨子與貓等動物擺進沒有空氣的恐怖真空中（5）。結果，等到他們再度把空氣灌進真空室裡時，每一隻動物不是差點死掉，就是早已死了。許多人批評波義耳用動物來做空氣壓力實驗太過殘忍，他則是從基督教的觀點來幫自己的研究辯護：「一個不會太過放肆的觀念是，其他的生物都是為了人類而被創造的，因為在這可見的世界中，只有人類能享受、使用與品味其他生物，能透過牠們看出造物主的全知、全能與全善（6）。」

因為有這些早期的真空實驗，後來虎克才會用活生生的動物之肺部來進行那些更可怕的活體解剖。根據皇家學會於一六六四年用冷靜的口吻所記載的：虎克這位實驗家把刀揮向一隻狗，「儘管胸廓與腹部都已經被切開了，但是藉著兩具風箱，還有某種特殊的管子把風灌進狗的氣管，牠的心臟又持續跳了很久。」儘管那還是機械論式生理學理論當道的時代，就連虎克也認為此一實驗太過惱人，因此不能再做一遍。在寫給研究伙伴波義耳的一封信裡面，虎克鉅細靡遺地描述了那個風箱實驗，還有實驗中「那一隻動物所受到的折磨」：

另一個實驗的對象是一隻狗（坦白講，因為實在太殘忍，我幾乎不可能再做一遍），我用一對風箱把牠的肺灌滿空氣，然後任由空氣漏掉，儘管我已經把牠的胸廓整個打開，切除所有的肋骨，切開了腹部，卻還是有辦法盡可能讓牠活下去。……設計此一實驗的目的是為了探究呼吸的本質。但我想應該沒有什麼能夠促使我再做這種嘗試了，因為那隻動物受盡了折磨；但如果我們可以找到一種讓那隻動物麻木的方式，這還是一項高貴的研究，因為如此一來牠也許就沒有感覺了（7）。

笛卡兒主張動物不過就是沒有靈魂的機器，這對於十七世紀末那些高聲呼籲要了解人體奧祕的自然哲學家與活體解剖家而言，是極好的藉口。但是，從平常都極為冷血的虎克之反應看來，笛卡兒的論證最多也只能證明他們有充分的理由用手術刀對動物下手，任其受苦受難。哈維才剛剛以血液循環論改變世界沒多久後，笛卡兒就於一六三〇年代提出其學說，徹底背離了長久以來廣為接受的亞里斯多德身心理論。亞里斯多德認為，在「存在界的偉大連鎖」（the Great Chain of Being）中，最低階的一種生物是植物，植物的身體有一種「植物魂」，它只具備了生命所需要的幾項基本機能：營養、生長與繁殖。更高一層的是動物，牠們有植物魂以及「感覺魂」，因此能夠有感覺，能運動，至少也會有某種程度的情緒。擁有「知性魂」的只有人類，此外他們也有植物魂與感覺魂。知性魂讓人類有知識、記憶、意志與理性等機能。一言以蔽之，人類有心智（*mens*）（8）。

對於大多數的人而言，心智與靈魂如果沒有身體的話，是不存在的。《舊約聖經》認為靈魂是血液的一部分。而蓋倫則認為靈魂存在於肝臟裡，它也是造血的臟器。後來的基督教教義不再認為靈魂是血的一部分，而是存在於腦室，在那裡它可以免於塵世間各種墮落力量的侵犯。靈魂飄浮於腦部的黑暗與空虛間隙裡，儘管它寄居於身體中，但並非身體的一部分。

笛卡兒把靈魂逐出身體，自己也成為眾矢之的，批評來自歐洲的各個角落。儘管反對這位哲學家的人認為，身體可以表達出思想與情緒——也就是說，想事情時眉頭會皺起來，憤怒時胸口會緊縮，悲傷時會流淚，有欲望時身體會變熱等等，但他還是盡力駁斥這種說法。笛卡兒在他的後期著作中表示，據其了解，靈魂不屬於身體，但可以透過位於大腦中央的松果腺與身體溝通。心靈對於松果腺的作用會刺激「動物的精神」，進而將訊息傳達給身體的其他部位。笛卡兒寫道：「靈魂在大腦的正中央佔有一席之地。從那裡，透過動物的精神、神經甚至血液，靈魂的作用能夠及於身體的其他部位（9）。」笛卡兒的結論是，儘管靈魂並不是一種具體的存在物，但是透過大腦裡的松果腺，卻能影響全身各部位。

進行血液實驗的活體解剖家越來越多，他們陷入了被迫翻開底牌的局面。靈魂是有形

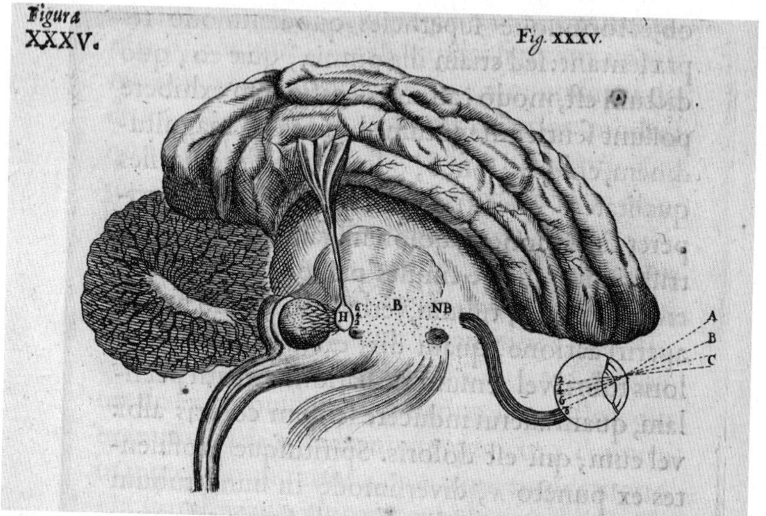

圖 4：對於笛卡兒來說，肉體是具體的，心智與靈魂則為無形，雙方之所以能溝通，都是藉著松果腺（以 H 標示之部位）的幫助。本圖引自他的《人論》（*De homine*，一六六二年出版）。
圖片來源：Courtesy of the National Library of Medicine.

體的嗎？它存在於血液裡嗎？如果動物與人類都有靈魂，那會怎樣？而令人最感困擾的一個問題是：如果把動物與人類的血液混在一起，會怎樣？從一六六五到一六六九年這短短四年間，這些問題即將決定法國醫生德尼的命運，同時就更廣泛的層面而言，也決定了輸血實驗在英法兩國的前景。

血液實驗並不只是個哲學議題，也是外科醫生在揭露大自然奧祕的過程中充分展現自身技巧的一種演出。理查．羅爾之所以能成為傳奇的外科醫生，就是因為他有靈巧的雙手與無與倫比的專注力，其外科手法完美無缺。就是因為他的成就，英國醫界才會開始注意血液，後來更進一步聚焦在輸血實驗上，不久後法國也隨之跟進。迪克．羅爾的雙眼凹陷，神情冷漠，他出生於《心血運動論》一書出版的三年後，讓他聞名於世的，除了那靈巧的雙手，還有他對於各種解剖與生理實驗所投注的心力。一般而言，外科醫生不管是在解剖人類或動物屍體時，手法跟屠夫實在沒什麼兩樣，但羅爾卻像個雕刻家似的，慢慢而有耐性地下刀，探掘人體奧祕。他全心投入解剖工作，甚至可以說沉迷其中，似乎無時無刻都在工作。古物研究家安東尼．伍德（Anthony Wood）宣稱，羅爾常常為了解剖而不去望彌撒；而伍德的確曾經在週日早上看見他待在基督教堂學院（Christ Church College）旁的解剖室裡專心地解剖一顆小牛的頭（10）。就連羅爾的寵物也難逃被他解剖的命運。約翰．渥德（John Ward）是羅爾的另一個同代人，渥德在日記裡表示他有「一隻被他命名為史皮林（Spleen）的狗，因為牠的脾臟被摘除了」。大約一年後，那隻狗終於死去，當然也很快地被解剖了（11）。

身為一位外科醫生，羅爾的活體解剖技巧深受他在牛津大學的教授湯瑪斯．威利斯（Thomas Willis）的讚賞，威利斯在其《大腦解剖學》（*Cerebri anatome*，一六六四年出版）一書就表示其學生兼助理羅爾「是個學識淵博的醫生，也是技冠群倫的解剖家。他的手術刀與思維都銳利無比……讓我能更深入地探究過去不為人知的身體結構與功能。」威利斯與羅爾每天一定都會處理與大腦以及身體有關的「解剖事務」，其實驗對象包括各種各樣的動物：「馬、綿羊、小牛、山羊、豬、狗、貓、狐狸、野兔、鵝、火雞、魚，甚至猴子（12）。」威利斯發現了為腦部供血的環狀血管（它也因而被命名為「威利斯環」），後來他又為了觀察血液如何在腦部與身體的其他部位之間來回流動，而找羅爾來幫他進行各種實驗。羅爾是雷恩的牛津大學同學，他把牛奶注入狗的靜脈裡，將墨汁注入牠們的大腦，同時「還注入了染上橙黃色與其他顏色染料的各種液體……藉此試驗血液如何流動，觀察染色液體進入大腦後分離開來的情形（13）」。羅爾兼具巧思與創意，他將老師的發現加以發揚光大。

在威利斯發現環狀血管後，羅爾進一步確認，即使那血管中有一個甚至幾個部分被堵住或者變窄，血液還是可以循環無礙。

威利斯不能接受笛卡兒的身心二元論。他解剖時常發現人類與動物都有松果腺。在笛卡兒這位法國哲學家的身心二元論已經不太站得住腳之際，威利斯光是靠這個發現就有充分理由提出進一步質疑。威利斯所遵循的是皮耶·伽桑狄（Pierre Gassendi），也就是笛卡兒的主要批評者的路線：他主張人類是「有兩種靈魂的動物」。人類跟動物一樣，身體裡有一種「敏感的靈魂」，負責執行一些比較低層次的官能，例如成長與感官，它存在於身體的各個部位，包括血液。而另一種則是理性的靈魂，負責思考、情緒與推理等官能，它也是存在於身體裡的，但是只存在於腦部。與笛卡兒不同的是，威利斯相信動物也有靈魂。有證據顯示牠們也有記憶與做決定的能力——這意味著牠們一定有靈魂，不過是原始的靈魂。但是，只有人類具有那比較複雜的理性靈魂，並且藉其受益。

對於羅爾而言，關於靈魂本質為何的爭論與問題很有趣，但顯然並非他最為關切的。羅爾把研究焦點從腦部移往血液，並且繼續了先前雷恩所做的靜脈注射實驗，重點在於探究是否可能透過靜脈注射的方式為人體提供養分。羅爾想知道，如果「不給狗吃肉，只用靜脈注射的方式給牠足夠營養，帶有硝酸鉀成分，味道強烈，嚐起來像乳糜的湯汁」，牠是否能夠活下去？也許他甚至可以在動物身上裝一根永遠擺在那裡的管子，如此一來就不用每次都要切開靜脈。為了解答此一疑問，他把溫牛奶注入一隻狗的體內，牠一個小時後就死掉了。稍後他解剖那隻狗時發現，牠的血液混著牛奶，「好像凝結在一起似的」。他的結論是，就像油、水不能相溶，有些東西與血液也不能混合在一起(14)。他不是個會因為挑戰而退卻的人，為此還在一封寫給波義耳的信裡面坦白問道：如果用血液混合血液，不知是否可以解決靜脈注射養分的問題？他寫道：「只要我一抓到兩隻大小相同的狗，」就會把其中一隻的動脈與另一隻的靜脈接起來，「持續一個小時，直到雙方的血液互換(15)。」

自從哈維在一六二〇年代晚期發現血液的循環之後，引發了一連串的問題與實驗，威利斯、雷恩與羅爾等人的研究都是例證。從歷史回顧的角度看來，這顯然都是為輸血實驗進行的準備工作。然而，有關血液本質的許多重要問題仍未被解答（特別是有關靈魂位於身體的哪個部位，還有動物與人類的差異等問題），只是潛伏到檯面下而已。至少要過一年多的時間之後，這些問題才會重返生醫研究的舞台，而且帶來致命的結果。事實上，如果羅爾能夠照其想法，提早進行接下來的那些實驗，這次關於靈魂問題的對決也許就會早一點來臨。但是，就在他要開始進行實驗時，卻遭到一場毀滅性鼠疫以及倫敦大火的阻擋。

1・Descartes, *Discourse on Method*, 73.
2・同上註，117。
3・Maehle and Tröhler. "Animal Experimentation from Antiquity to the End of the Eighteenth Century," 26.
4・Guerrini, "The Ethics of Animal Experimentation in Seventeenth-Century England," 395. 葛瑞尼（Guerrini）所使用的資料來自於湯瑪斯・伯區（Thomas Birch）於十八世紀時寫的《倫敦皇家學會史論》（*History of the Royal Society of London*）。
5・Frank, *Harvey and the Oxford Physiologists*, 129–135.
6・Boyle, *Works*, vol. 2, 17. 轉引自：Guerrini, 396。
7・Hooke, 53. Cited in Jardine, *Ingenious Pursuits*, 116. 虎克的決心並未能堅持下去。在別人的一再懇求之下，他屈服了，於一六六七年十月再度進行此一實驗。
8・有關文藝復興時期與十七世紀的各種靈魂觀，可參閱：Garber, "Soul & Mind,"，特別是 759–764 頁。
9・Descartes, *Traité de l'homme*. AT XI 174.
10・Wood, *The Life and Times of Anthony Wood*, vol. 2, 12.
11・Frank, *Harvey and the Oxford Physiologists*, 183.
12・同上註，182。
13・羅爾致波義耳的信，一六六二年一月十八日。
14・羅爾致波義耳的信，一六六四年六月二十四日。亦可參見 Frank, *Harvey and the Oxford Physiologists*, 174–175。
15・羅爾致波義耳的信，一六六四年六月八日。亦可參見 *Harvey and the Oxford Physiologists*, 174–175。

第四章．鼠疫與大火

一道彗星劃過夜空，天際閃耀著灼熱的白光。彗星突然於一六六四年的某個冬夜降臨，接下來有將近兩個月的時間，黑暗的星空都因而散發著微光。歐洲四處隱約可見那火熱的彗星，好像在誘惑天文學家們去追它似的。在這宛如捉迷藏遊戲的過程中，第一批看到它的人是西班牙的追星族，時間是十一月十七日。十二月三日那天，它從荷蘭的灰色雲層中探出頭來，到了那個月十四日，則是波蘭天文學家約翰．赫維留（Johannes Hevelius）在家中看到它。然後它非得在劍橋停留一下，否則怎麼讓大科學家牛頓（Isaac Newton）瞥見它那驚人的長尾？幾天後，法國人看到彗星在空中出現，好像星星也會有偏好似的，過不久它的亮度來到了最高點，那一天是十二月二十九日（1）。

在當時，彗星現身可是一種前兆。因為肉眼就可以看到，它那盤旋天際的模樣又極其顯眼，足以讓那些驚恐地抬頭仰望亮光的人感到恐懼，心生不祥預感。亞里斯多德稱彗星為「長鬍子的星星」，他說它們是毀滅的預兆（2）。它們的現身可能代表任何一種災禍的降臨：乾旱、饑荒、地震、水災、經濟危機、戰爭、瘟疫，甚或世界末日。當彗星來臨時，教堂鐘聲大響，教士們到處勸人皈依，爸媽會把小孩看得更緊。某位斯多噶學派的詩人曾寫道：「隨著那些天際火炬而來的是死亡，它們極具威脅性，宛如要讓地球葬身火海似的，因為天堂與自然也好像受到侵擾，註定要與人類共用墓穴（3）。」

彗星在空中盤旋越久，即將來臨的災厄就會持續越長的時間。自從古代的托勒密（Ptolemy）以來，天文學家就一直認為彗星停留空中的時間與後來的災害發生時間是密切相關的。有些人甚至針對彗星提出可怕的預警。在《英國的預言法師》（*England's Propheticall Merlin*）一書裡面，作者威廉．利里（William Lilly）就對他的讀者們提出警告，只要彗星在空中多停留一天，就會帶來多一年的災厄（4）。無疑的，當彗星盤旋全歐各國兩個月，從一六六四年十一月開始慢慢消失無蹤時，整個歐洲大陸的人都鬆了一口氣。

儘管迷信的人因為一六六四年的彗星而覺得前景黯淡，但科學家們卻因為觀察到這種天文異象而覺得大有可為。一六六五年一月，一場非比尋常的會議在法國的克勒蒙學院（College of Clermont）召開，主題是討論彗星研究的現狀，同時為了預先掌握下一次彗星戲劇性現身的時間，必須先想出如何進一步研究彗星的組成、運行軌跡與起源。他們並沒有等多久。到了三月，另一道彗星乍現。百姓們從害怕變成驚慌失措——而且這是有充分理由的。天文學家約翰・蓋德伯瑞（John Gadbury）宣稱：「這一道彗星預示著如同強風暴雨一般的可怕傳染病（5）。」他說的一點也沒錯。離開才幾個月光景，彗星就實現了那些可怕的承諾。一六六五年四月間，一場出血性熱病（也就是所謂「鼠疫」）橫掃倫敦。

就算撇除彗星的因素不論，倫敦可說是上演這種災難戲碼的完美場景。該市的街道都建於中世紀，其利用早已到達極限。為了爭奪空間，居民們往往在路上摩肩接踵，推來擠去，但是都沒什麼用。對於狹窄的通道而言，馬車太寬，木造建築的正面往往因而有所磨損，在木頭上留下碎裂細紋。在四面城牆裡，幾乎不可能找得到讓人享有片刻靜謐的空間，就算找得到，也要花很多錢才能買下。就像日記作家約翰・伊夫林（John Evelyn）所抱怨的：「全世界都找不到像這裡那麼瘋狂而吵雜的城鎮（6）。」

除了從未停歇的噪音讓耳朵受不了，鼻子也得忍受惡臭。到處可以看到豬狗在逛大街。未經處理的汙水四處溢流，但就是不會流進那些挖在地面上，用來引導雨水與臭氣，被稱為「kennels」的水道（顯然就是因為這樣，每個門口旁邊才會都擺了一個堅固的刮鞋墊）。伊夫林寫道，整個倫敦城就好像「被籠罩在煙霧與硫磺裡，臭氣沖天，一片漆黑」。屠宰場與民居並存，蠟燭工廠把空氣搞得瀰漫著獸脂的惡臭。伊夫林對自己居住的城市大加撻伐，毫無保留，他說就連教堂也不是個能讓人鬆一口氣的地方：「不斷有人咳嗽吸鼻……

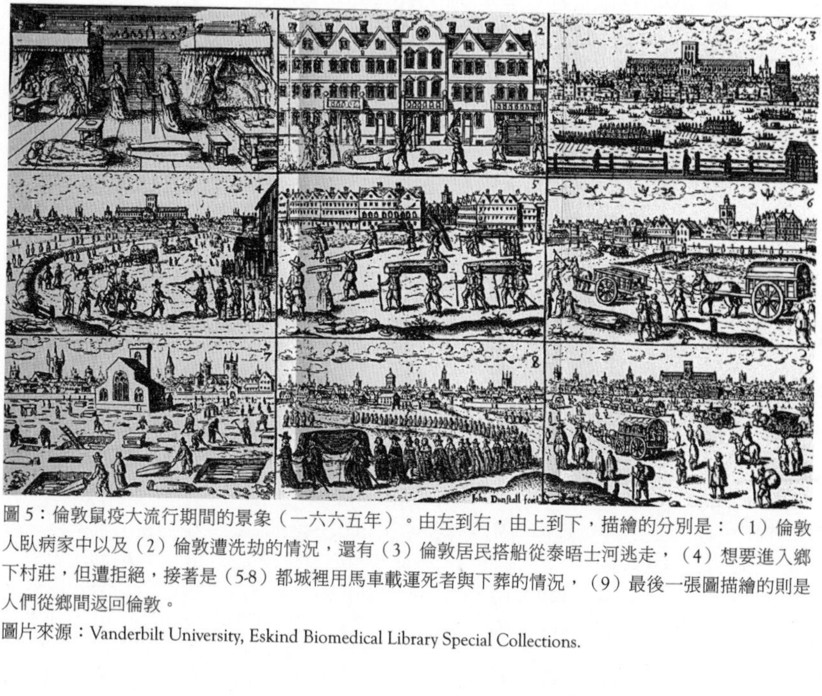

圖 5：倫敦鼠疫大流行期間的景象（一六六五年）。由左到右，由上到下，描繪的分別是：（1）倫敦人臥病家中以及（2）倫敦遭洗劫的情況，還有（3）倫敦居民搭船從泰晤士河逃走，（4）想要進入鄉下村莊，但遭拒絕，接著是（5-8）都城裡用馬車載運死者與下葬的情況，（9）最後一張圖描繪的則是人們從鄉間返回倫敦。

圖片來源：Vanderbilt University, Eskind Biomedical Library Special Collections.

大叫吐痰（7）。」

疾病是倫敦日常生活的一部分，等到一六六五年四月時，此一都城讓鼠疫肆虐的客觀條件已經成熟。一開始鼠疫的散布很慢，只有在城市邊緣的地區出現幾個死者。但是到了六月中，倫敦卻遭其猛烈襲擊。到了一六六五年秋天，已有將近十萬人，也就是百分之二十的倫敦市民喪生。另外還有二十萬人逃出城去躲避鼠疫。逃走的人裡面，很快地也會有一半以上發病（8）。如同迷宮的街道再也不像平常那樣喧鬧與塵土飛揚，倫敦已經成了一座鬼城。湯瑪斯・文森牧師（Reverend Thomas Vincent）寫道：「寂寥的倫敦街頭是如此淒涼，幾乎每個地方都靜悄悄的……沒有咯咯作響的馬車聲，沒有奔騰馳騁的馬匹，沒有臨門的顧客，也沒有叫賣的小販；耳裡聽不到過去倫敦的吵雜聲響，如果還聽得到聲音，也只剩垂死病人的呻吟，以及最後的呼吸聲（9）。」

腫脹的屍體一一被丟進鼠疫用的亂葬坑裡。這些都是剛剛死去的屍體，仍可清楚看出身上的淋巴腺腫——此為鼠疫的特色，也就是在脖子、腋窩以及鼠蹊部上的腫塊。夏天即將來臨，其餘屍體在高溫下分解，惡臭難聞，不成人形。城裡各個教區裡，教堂的喪鐘因為死亡人數太多而響個不停，鐘聲讓少數倖存者戰慄發抖（10）。

根據政府公布的數據顯示，光是在鼠疫處於高峰期的九月，被「運屍馬車」帶走的

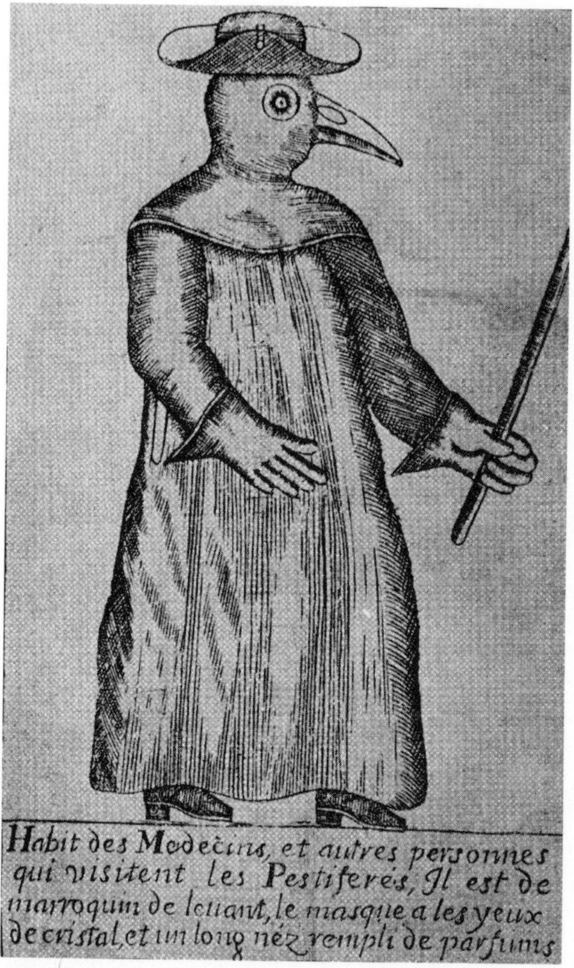
Habit des Medecins, et autres personnes
qui visitent les Pestiferés, Il est de
marroquin de leuant, le masque a les yeux
de cristal, et un long néz rempli de parfums

圖 6：十七、十八世紀時進出鼠疫區的醫生和官員其特殊服裝。
圖片來源：Vanderbilt University, Eskind Biomedical Library Special Collections.

八千兩百五十二具屍體裡面就有七千具是罹患鼠疫的死者(11)。鼠疫的擴散途徑眾說紛紜。如今我們已經知道，這種帶有淋巴腺腫症狀的鼠疫是因為鼠疫桿菌（*Yersinia pestis*）而引起，而此一細菌則是透過被跳蚤咬而傳遞的。但是十七世紀的人並不知道此一災禍的來源為何，一直要到兩百年後才會出現病菌使人生病的理論。當時的人懷疑瘴氣（也就是混濁的空氣）是主要的病源(12)。腐敗的食物、發霉的房間、淹水的原野、病人吐出來的氣息，還有腐敗的屍體都會衍生臭氣，健康的人聞到後就會生病。在那個到處都有「可怕臭味」與穢物的年代，都市居民很少有機會聞到「有益健康」的空氣(13)。

軍隊與城裡的官員急於清淨空氣，下令在每一條街道上生火。鼠疫醫生把自己從脖子到腳都包在黑色袍子裡，在城裡四處走動。他們的頭臉都被看來像鳥嘴的面具遮蓋住，人們可以聽見他們在面具底下咳嗽的聲音。為了保護自己免於受到有毒鼠疫瘴氣的毒害，他們會在鳥嘴的尾端焚香。這種不祥的「鳥人」在鼠疫肆虐的城裡四處可見，他們走進沒有人敢走進去的房子裡。透過面具上眼部的玻璃開口，他們可以確認死神已經降臨哪些家庭，進而開始煙燻的工作。他們把私人物品放火燒掉，把運屍人叫來，並且在房子外面畫上一個雙十字：也就是鼠疫十字。

到了一六六五年十一月，疫情趨緩，一六六六年一月時，先前被迫離家的倫敦人紛紛回流，步行返家的他們筋疲力盡，心理受創。整個城市仍在為死者哀悼，但是這忙碌都市的生活漸漸出現了回歸常態的跡象。街頭又出現了人山人海的景象，羅爾也恢復了他的血液實驗。根據羅爾於稍後的記載，一六六五年二月份的一個冬日，嚴肅的他把兩隻狗綁在桌上，「我試著用幾根管子把其中一隻動物頸靜脈的血輸入另一隻的頸靜脈裡。」但是血液都沒有流動，而是「立刻」在管子裡凝結了。羅爾馬上把管子清乾淨，試著把輸血的方向倒過來，但還是沒成功。「最後我決定把其中一隻動物動脈裡的血輸入另一隻的靜脈裡(14)。」後來，羅爾把兩隻狗一起擺在桌上，讓牠們的脖子對著脖子，一開始先小心地把供血的那隻狗的頸動脈切開。他在頸動脈上面打了兩個鬆鬆的結，分別在要輸血處的上面與下面。然後把兩條線伸進動脈下方，用線把動脈拉起來，小心翼翼，以免把它伸長或者擠壓它。羅爾的雙手分別拿著手術刀以及一大根鵝毛管，他屈身往那隻亂動的狗靠過去。羅爾穩住自己，很快地在動脈上面弄出一個小開口，一伸手就把鵝毛管塞進那條還在跳動的血管——然後趕快動手處理那隻要接受輸血的狗。他用一樣乾淨俐落的手法割開牠的血管，這次割的是頸靜脈。被他插入這隻狗體內的，不是一根鵝毛管，而是兩根不一樣的。他用第一根鵝毛管來連接雙方的動脈與靜脈。第二根則是讓這隻狗自己的血可以流出來，流往一個淺淺的盤子上。

羅爾的動作迅速，安安靜靜，他把鵝毛管接在一起，分別解開兩隻狗血管下面的那個活結。他看著動脈的鮮紅血液流過鵝毛管，從鵝毛管滴出來。這實驗成功了。羅爾用他那人盡皆知的漠然表情看著大量鮮血流出來，「直到那隻（供血的）狗開始哀號，暈過去，然後開始抽搐，直到死在他身邊(15)。」這位外科醫師還是面無表情，他轉而集中注意力在倖存的這隻狗身上。當「悲劇結束時」，他立刻把那笨拙的工具從狗的傷口上移開，為牠縫合。一被放開後，那隻狗立刻從桌子跳了起來，甩甩身體後就逃開了，「好像一點也不痛似的」。看來，血是可以從一隻狗輸往另一隻狗身上的，而且對受血者沒有害處。

一六六六年六月，勞勃．波義耳以皇家學會代表的身分寫信給羅爾，深入探詢先前實驗的成功結果，儘管他急於知道答案，但還是用客套的口吻寫道：「（我聽說）你終於……成功地完成了那個最困難的實驗，把血從一隻狗輸往另一隻身上。」波義耳解釋道：「本會希望你能針對實驗結果提出進一步的詳細說明。」最後，為了勸羅爾公開他的祕密，波義耳用和善的口吻在信末稱讚他：「有許多會員都極其尊敬你，他們也都是你的朋友，但是其中又以你的摯友勞勃．波義耳為最(16)。」

羅爾欣然照辦。他寫信寫得手指沾滿墨汁，鉅細靡遺地詳述那一次輸血實驗，在一頁又一頁的信紙上寫下他選用的動物、怎樣把牠們擺在桌上、使用了哪些工具、輸血的數量，

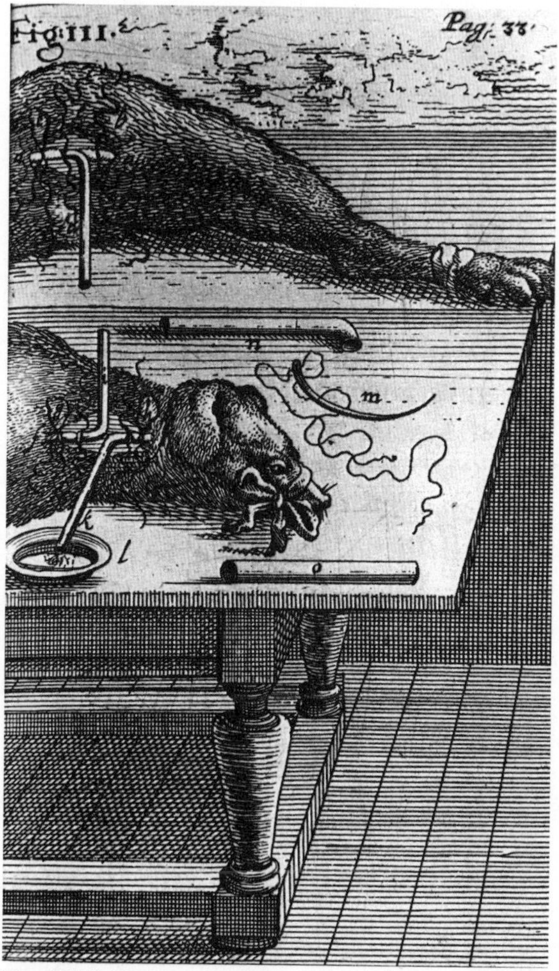

圖 7：最開始用動物進行輸血實驗時，實驗的對象是狗，而且通常是把頸動脈與頸靜脈，或者是頸動脈與股靜脈接在一起。本圖引自約翰．席吉斯蒙．艾斯霍茲的《灌腸新論》。

圖片來源：Courtesy of the National Library of Medicine.

當然也包括了實驗所需的精細手法。羅爾明白地告訴波義耳，說他一定會繼續做這種輸血實驗，這是無庸置疑的。但他也想知道他的實驗模式會被應用到什麼地步，對於那些可能想要自己動手試試看的人，他也提供了詳細建議。羅爾解釋道，他發現，體型小而且虛弱的狗不適合當供血者。因為這種狗的心跳太弱又太快。他寫道：「為了避免麻煩，並且讓實驗能成功，你必須把大狗的血往小型狗身上輸，或者把獒犬的血輸往雜種狗身上。」

不過，這位外科醫生對於他所使用的工具還是感到很挫折。一般而言，羽毛管都是從鵝身上拔下來的，最常被人拿來寫信，而不是用於史無前例的外科實驗上。這種管子太細，而且因為採集毛管的羽毛裝製造者可不是什麼科學人員，其品質並不總是很穩定。羅爾建議，應該設計一種特製的「銀質或銅質細小彎管」，接在每一根鵝毛尾端，藉以支撐另一根較長的人造輸血管。羅爾寫給波義耳的信之總結是：「在實驗對象能夠承受的範圍內，盡量讓牠接受各種各樣的試驗（17）。」

儘管羅爾決心繼續他的工作，但死神拒絕放過這個脆弱的城市，他的輸血實驗還是必須驟然喊停。就在人們剛剛才把死於鼠疫的大量屍體全都安葬之際，一六六六年九月二日，一家位於布丁巷（Pudding Lane）的小小烘焙坊起火，大火吞噬了國都的市中心。巷道狹窄、

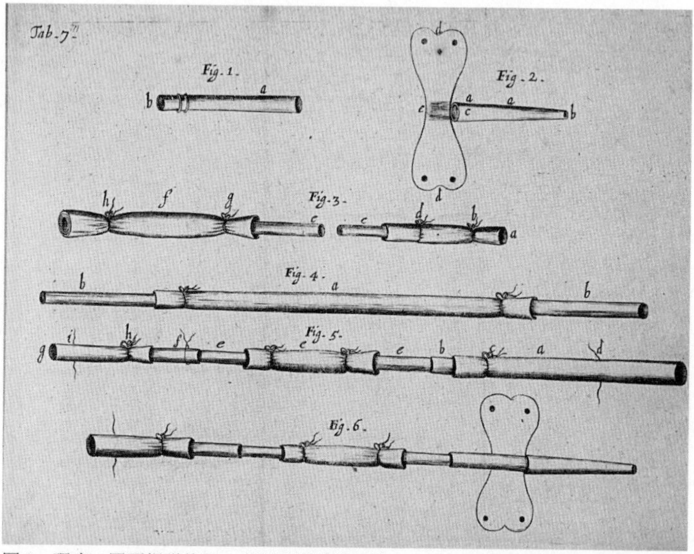

圖 8：理查・羅爾提議使用一套相互連接的銅管，可以把它們跟先前他進行輸血實驗時使用的鵝毛管接在一起。本圖引自理查・羅爾的《血管論叢》（*Tractatus de corde*，一六六九年出版）。

圖片來源：Courtesy of the National Library of Medicine.

木造房屋、夏天乾旱，再加上往東吹的強風，這些都是把倫敦變成烈火煉獄的理想條件。絕望的難民們把來得及拿的東西帶著，擠上馬車逃走，馬兒驚慌失措，發出嘶嘶鳴響。街道被急著逃出城的人潮擠得水洩不通，混亂不已。有些幸運的人能夠逃到泰晤士河上，搭上一艘艘擠滿河道，而且都超載的船隻。這些不知前往哪裡的乘客們揚帆而去，眼睛一邊留戀著被赤焰吞噬的城市，另一邊盯著腳邊逐漸高漲的河水。那些決定不要涉險上街的人只能待在家中，等待與祈禱(18)。

面對熊熊火海，唯一自保的方式就是認輸。英王查理二世（Charles II）命令倫敦市長「把所有房子都拆掉，撲滅各地的大火(19)」。沒被燒過的民宅也被人用火藥爆破，大隊人馬帶著斧頭與鏟子跟在後面，清理出一個能夠擋住大火的保護圈。此一防禦性的毀滅手段有助於控制大火，但是在這之前，至少有一萬三千兩百戶民宅與八十七家教堂早已付之一炬，此時才來「控制」，又有什麼用？等到四天後，也就是在一六六六年九月五日那天，大火終於被撲滅時，城牆內百分之八十五的建築物都已灰飛煙滅(20)。在這曾經生氣勃勃的城市裡，如今最多有六萬五千人無家可歸——而且他們心裡想的問題是：這一連串的天譴到底何時會結束(21)？

更糟的是，此時英國正陷入戰爭的泥淖中。一六五四年，英國與荷蘭之間的兩年戰爭結束，本來以為已經沒事，豈料又於一六五五年二月，也就是鼠疫爆發前幾個月又重燃戰火。十一個月後，到了一六六六年一月，荷蘭人獲得法國援助，沒有任何可見的停戰跡象。法王路易十四（Louis XIV）當然欣見敵人遭大火侵襲，因為這顯然能為他的國家帶來戰略優勢。然而，他也禁止臣民公然幸災樂禍，並且派人傳話，表示願意對亟需幫助的倫敦人伸出援手。英國人以合宜的外交辭令來回應法王的表態，但是不太可能接受他的慷慨援助。

倫敦大火結束後，憤怒的暴民需要找個可以歸咎的對象來出氣，任誰都可以。他們盯上了那些為了躲避宗教迫害而來到英國尋求庇護的荷蘭與法國新教徒。謠言傳開來的速度就像火勢蔓延那樣快：據說，倫敦大火期間，有個發狂的荷蘭人在法國人的幫助下，到處對著無辜民眾的住所投擲火球。倫敦人威廉·塔斯威爾（William Taswell）詳細地描繪出倫敦大火結束後的幾週內，街頭到處都有不分青紅皂白的暴力事件發生：

> 我親眼目睹一位鐵匠在街上看見一個無辜的法國人之後，立刻用鐵條將其撂倒在地。我不禁看著那個無辜外國人的腳踝，流出大量鮮血。在另一個地方，我見到憤怒的群眾把一個法國畫家店裡的貨品都奪走，然後又把其他東西丟掉，然後毀了他家。……我的兄弟告訴我，他在蕪田（*Moorfields*）（22）看見一個法國人幾乎被人大卸八塊，只因他隨身帶著

一個裝有火球的箱子，但其實那只是網球而已(23)。

但是，一個法國人（據說是個弱智）因為供稱布丁巷的那一把火就是自己點燃的而命喪絞刑台——不過其實並不是他，而且他是被逼供的。那一年十月底，當那個叫做羅伯特·休伯特（Robert Hubert）的法國人被人帶往絞刑台時，從街頭民眾的叫囂與謾罵可以聽出他們有多憤怒。一位解剖學家走向前索取休伯特的屍體，但卻被激動的群眾撞開。等到大家輪番痛毆屍體，將其大卸八塊後，剩餘的殘軀已經沒什麼可以解剖了(24)。

大火結束三週後，下議院指派了一個由七十人組成的委員會針對起因進行調查。委員會只聽到一個又一個所謂「目擊證人」的故事，「每個人都說得很肯定，但經過仔細調查後，卻沒任何結果。」這場大火到底是不是外國人引燃的？委員會的報告並未做出結論，國會別無選擇，只能將此事擱置不議。查理二世與其大臣們甚至進一步宣稱，「我們沒有任何發現，因此只能主張倫敦大火是上帝的手筆，是強風與乾燥的季節引發的(25)。」

儘管對於某些人而言，倫敦的毀損帶來了災難性的損失，但後來的重生卻是輝煌壯闊，而且大家欣然接受的。大火被撲滅一週後，有人在觀察之後寫道：「從來沒有任何一場火曾經帶來如此巨大的災難。不可思議的是，難民們雖然深受其害，卻沒有太多抱怨。昨天我參加了許多場有重要市民與會的會議，他們並未怨天尤人，談論的都是要好好研究一下倫敦的現況，計畫如何重建（26）。」

大火過後，曾經對血液循環與液體注射實驗深感著迷的克里斯多佛·雷恩立即花了六天時間起草了一份新的倫敦街道圖。在九月十一日舉行的御前政務會議上，年輕的雷恩向英王報告了他的構想，報告內容顯然受到了他近期在歐洲的見聞之影響。雷恩如今已是英國皇家學會的成員，不久前才從令其印象深刻的巴黎之旅返國。一六六五年夏天鼠疫爆發之前，雷恩老早就計畫好要造訪法國國都，而這一趟旅程的時機真是再恰當不過了。雷恩因此不用親身經歷那奪走許多倫敦人性命的惡疾，他沒被感染，才能到巴黎深入探掘那處處令人驚嘆的都市風格。

此時英法兩國國都的對比極其強烈。倫敦正在苟延殘喘，巴黎卻享譽遐邇，被視為十七世紀的高雅品味與前衛美學之最高舞台。在這之前，雷恩就曾經被皇家工程部的調查大臣（Surveyor of the King's Works）約翰·丹翰（John Denham）派往巴黎考察法王路易十四那些用來宣揚國威的工程：這位年輕的國王希望他未來的王國能跟那些建築一樣令人肅然起敬（27）。巴黎市四處迴盪著榔頭與鑿子的聲響，那些象徵著「太陽王」功績赫赫的建築就這樣一棟又一棟被建造起來。靈感來自於梵蒂岡聖彼得大教堂的聖寵谷教堂（Church of Val-de-Grâce）將近完工，在路易十四的首相尚－巴蒂斯特．柯爾貝爾（Jean-Baptiste Colbert）的眼裡，這是把巴黎打造成「新羅馬」的第一個步驟，極其重要。與羅浮宮隔岸相望的，是幅員廣闊的四國學院（Collège des Quatre-Nations），它是皇室首席建築師路易．勒沃（Louis Le Vau）仍在興建中的心血結晶，一樣也有個高聳的圓頂以及柱廊。羅浮宮自中世紀以來一直都是法國國王的家，儘管此時它的增建工程開始了，但位於巴黎遙遠郊區的凡爾賽宮更是早已起造，未來將會是新的王宮。在勒沃、畫家夏爾．勒布倫（Charles Le Brun）以及地景建築師安德烈．勒諾特（André Le Nôtre）等專家的打造之下，原本不起眼的狩獵用行宮即將搖身一變，呈現出令人驚豔的華麗風格。

雷恩深受他的巴黎見聞啟發，他幹勁十足地著手工作，開始擘劃新的倫敦。雷恩充滿企圖心的設計一方面反映出歐洲大陸上義、法等國新古典主義對於他的影響，但另一方面從他提出的重建構想也可以看出，在王政復辟時期（Restoration）的英國，人們在科學與文化上有多麼執著於血液循環的概念，它不只是個醫學模式，也是個可以用於他處的暗喻。雷恩忠於他早年偏好的醫學，從診斷著手。在一段論及倫敦的文字中他寫道：「呈現出病人一部分的可悲症狀後，我們要找出治癒之道。……在此，我們必須仿效內科醫生，當其發現病人的體質徹底敗壞時，便會以各種手法致力於緩解病情，進而尋求更好的治療方式。」為了證明其計畫無誤，他進一步訴諸於早期醫學最重要的學說之一：體液。他主張，如果只是在原來的基礎上重建倫敦，那不啻為「國恥」，也反映出「這個時代的通病以及難解的體液問題[28]」。

像這樣用健康、體液來比擬一個城市與其市民的狀況，在當年的歐洲並無新意。最早在公元一世紀，知名的羅馬建築師維特魯威（Vitruvius）就強調，人體與理想的建築形式之間有一種共生關係。事實上，因為人體有對稱以及合乎比例的特性，它向來是古典建築的典範。為了歌頌人體的完美形式以及人在宇宙的中心地位，達文西就曾以完美比例與幾何式的平衡畫過一幅被稱為〈維特魯威人〉（Vitruvian Man）的草圖。

然而，儘管已經有這些對於人體的發現，有待學習的地方還是太多了。自然哲學家與內科醫生莫不渴望著解答人類生理學中那些奇怪而難以理解的奧祕。為了解釋人體的內在運作方式，他們聚焦外在的人造物，藉那些東西來展示發展中的生理學理論。自然哲學家們試著用機器來打造栩栩如生，但並無靈魂的生命——有機器人，也有機器動物[29]。根據十七世紀末的重要法國科學雜誌《學人期刊》（*Journal des sçavans*）的報導，有些內科醫生「仿照人類體內器官，打造出幾可亂真的雕像，唯一欠缺的就只有理性的靈魂，透過那些雕像我們可以看出人體內部依循物理學原則而發生的一切[30]」。醫生們的解釋很複雜，但用來製造機器人的材料卻極其簡單：壁爐用的風箱替代肺部、玻璃罐是頭骨，而磨玉米機則是胃部。然而，這種機器人的發明者也有可能是連細節都力求完美的人。一位作者寫道：男性的「腺體（陰莖）有時必須變大變硬」，因此可以在機器人身上使用一些「鬆軟的（動物）皮膚」，「令其收放自如」(31)。

一個「機械時代」於十七世紀拉開序幕，而在這種機械式的人體觀裡面，循環扮演了主要的典範角色。當威廉．哈維勾勒出血液的循環路線時，他同時也是在描繪一個由幫浦、活門與管子構成的精細機器人。而雷恩更是把血液循環當成一個暗喻以及可行的模式，在倫敦大火過後表達出他對於一個新城市的激進觀點。對於建築師雷恩而言，一個新的都市規劃不僅能夠治好倫敦的病，而且此一規劃是人體機械觀的終極表現，藉此也足以頌讚他早年在牛津大學花了許多時間研究的血液循環模式。倫敦市的表現將會像一具常常上油的機械，就像心臟可以把血液打出來，令其循環全身，全市的人流與物流也都能暢通無阻。

雷恩的計畫大膽無比，他呼籲將倫敦夷平重建。他屏棄了那種蜿蜒的中世紀街道網絡，因其容易孳生疫病。他設計出寬闊的大街，把全城切割成一個個幾何方塊，寬闊的廣場則足以確保擁擠的貨運與客運車流能夠暢通無阻。為了與「血液循環」這個十七世紀英國的科學想像主題相互呼應，其設計的要旨就是規劃出一個可以動起來的城市，街道彷如動脈，

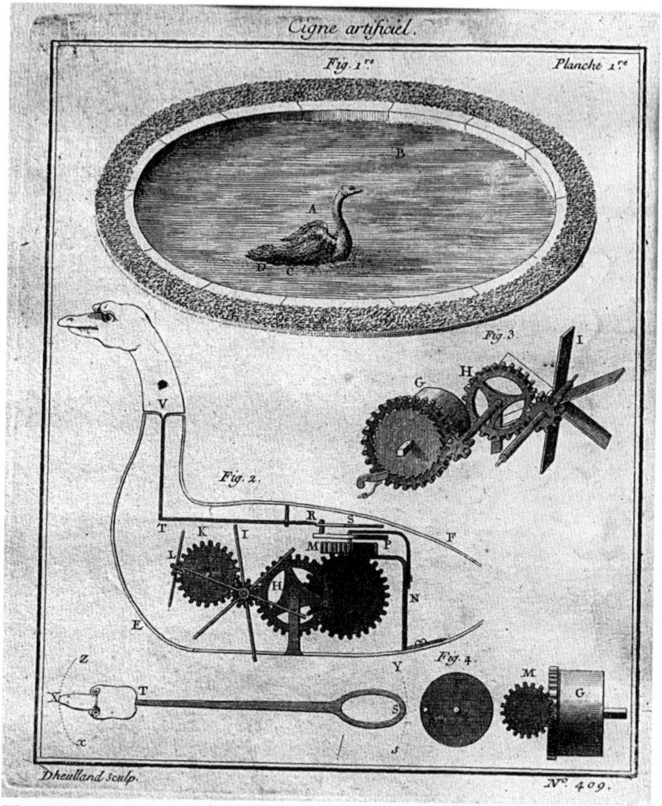

圖 9：透過十七世紀末到十八世紀初的一些圖畫以及根據圖畫打造出來的機器，我們可以看出暗藏於動物動作背後的機械式過程。在這張圖裡面，天鵝在水上划行的動作就是透過齒輪與輪子表達出來的。引自〈梅拉先生發明的各種機器之一：人造天鵝〉（"Diverses machines inventées par M. Maillard. Cygne artificiel"，一七三三年出版）一文。

圖片來源：University of Wisconsin-Madison, Special Collections.

還有環形廣場。兩條寬闊的大街由東往西輻散。它們就像城市的主動脈，一條的開端在倫敦證券交易所（Royal Exchange），另一條則是在倫敦塔（Tower of London）。兩條大街在雷恩重建的聖保羅大教堂會合，該處是整座城市的中心。匯集於大教堂之後，它們會繼續往下延伸，穿越此時已經被清乾淨的弗利特河（Fleet river），盡頭就是一個巨大的環形廣場，彷彿是個「人頭」。根據雷恩的規劃，倫敦會像是「一個人體，城裡的人流、錢流與物流全都通行無阻，它們三者可以滋養全市，讓首都的每個角落活起來(32)」。

然而，令人備感挫折的是，大火過後的重建工作令人體認到，政治的運作並不會遵循解剖學與生理學的規則。儘管頗受好評，但提出規劃案的並不是只有雷恩一人。三天後，伊夫林提出了他的版本，其後又有勞勃．虎克的提案，接下來包括倫敦市測量員彼得．米爾斯（Peter Mills）、製圖家理查．紐柯特（Richard Newcourt），還有陸軍上尉瓦倫泰．奈特（Valentine Knight）等人的案子。不只每個規劃案的優劣備受爭議，事實證明，土地界線的劃定還有所有權等問題比原先預期的還要難解。許多逃離倫敦的地主如今返鄉來請求其已毀家園的所有權。他們也面對了土地測量費高漲的問題，費用似乎每天都在增高，土地測量員的供給遠遠不及需求。還有，許多土地紀錄當然也已付之一炬，留下來的混亂法律難題必須要打好幾年官司才能解決。最後，雷恩那充滿企圖心的計畫被束之高閣，伊夫

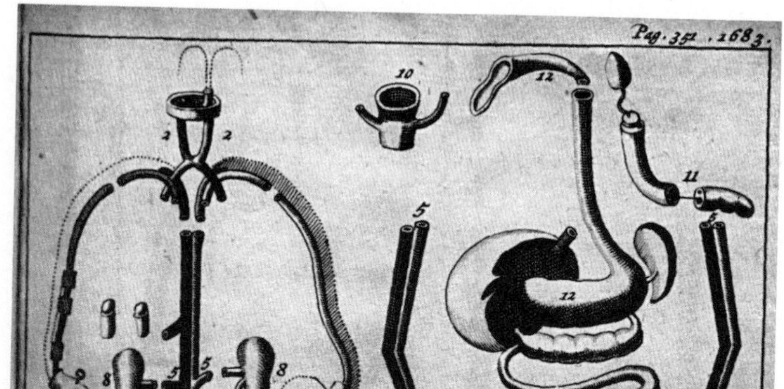

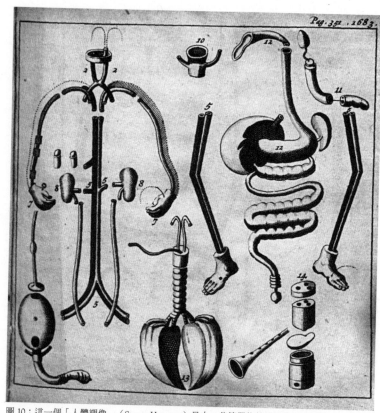

圖 10：這一個「人體塑像」（Statua Humana）是由一些簡單物件構成的，例如漏斗、管子，以及風箱。圖中編號 9 的物件代表具有彈性的男性性器官，只要按下上方那顆像氣球一樣的膀胱，就會變大。

圖片來源：Courtesy of the National Library of Medicine.

林、虎克與其他人的案子也都一樣。政府將根據舊有的基礎來重建倫敦。

儘管他對倫敦提出的恢弘規劃案被拒絕了，但是雷恩將其心力轉而投注在一個花了將近三十年時間才完成的計畫，它可說是其建築遺緒的最輝煌成就：聖保羅大教堂。然而皇家學會的其他成員，例如意志堅強的理查．羅爾與其同事艾德蒙．金恩（Edmund King）、湯瑪斯．考克斯（Thomas Coxe）等人盡快回到實驗室重新開始他們的血液實驗，並且將其試驗推向不可避免的終點：人體輸血實驗。

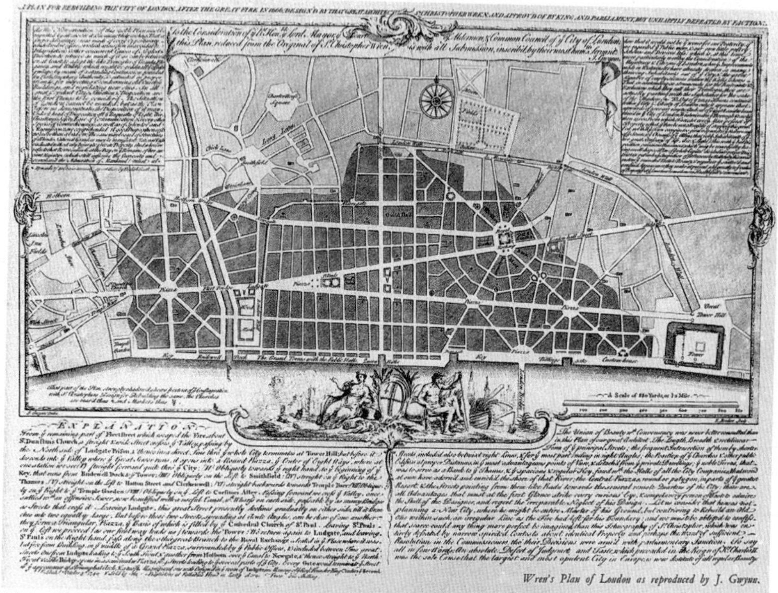
EXPLANATION
Guild Hall
Wren's Plan of London as reproduced by J. Gwynn.

圖 11：倫敦大火過後，克里斯多佛．雷恩提出的都市規劃案強調應該重建該市的「動脈」，藉此讓倫敦人能夠更自由地在城裡流動，藉此也反映出哈維對於血液循環的研究。
圖片來源：Wellcome Library, London.

1．Yeomans, *Comets*, 69；亦可參見：Schechner, *Comets*, 17–24。

2．Aristotle, *Meterologica*, 7.

3．Manilius, *Astronomica* 1, 893–895.

4．Schechner, *Comets*, 62.

5．Moote and Moote, *The Great Plague*, 20.

6．Evelyn, *Diary*, vi. 3, 638。亦請參見 Cockayne, *Hubbub*, 107–130。

7．Evelyn, *Fumifugium*, "To the Readers," 5, 10。亦請參見 Cockayne, *Hubbub*, 181–205。

8．Moote and Moote, *The Great Plague*, 11.

9．Thomas Vincent, *God's Terrible Voice in the City* (1667)。亦請參見 Cockayne, *Hubbub*, 157.

10．Pepys, *Diary*, 13 August 1665, 14 September 1665.

11．Moote and Moote, *The Great Plague*, 177.

12．同上註。

13．Cockayne, *Hubbub*, 214。在其振振有詞的專論《禁絕煙害：倫敦的空氣與煙靄之諸多不便》（*Fumifugium: or the inconvenience of the aer and smoak of London dissipated*，一六六一年出版）裡面，約翰．伊夫林強烈抨擊那些「來自於牛脂的可怕臭味、食物味道與不健康氣味」，蠟燭工人與屠夫「的血液都受其汙染」。

14．"The Method Observed in Transfusing the Bloud out of One Animal into Another,"*Philosophical Transactions* 20 (December 17, 1666): 353–358, and Lower, *Tractatus de corde*, 172–176.

15．"The Method Observed in Transfusing the Bloud out of One Animal into Another." *Philosophical Transactions* 20 (December 17, 1666): 353.

16．波義耳致羅爾的信，一六六六年六月二十六日；羅爾致波義耳的信，一六六六年九月三，Lower, *Tractatus de corde*, 177–179。亦可參閱：Frank, *Harvey and the Oxford Physiologists*, 177–178。

17．"The Method Observed in Transfusing the Bloud out of One Animal into Another," *Philosophical Transactions* 20 (December 17, 1666): 356.

18．Tinniswood, By *Permission of Heaven*, 46.

19．Reddaway, *Rebuilding London After the Great Fire*, 23.

20．可能一直到一六六七年三月，四處的破瓦殘礫都還在冒煙。可參閱：Dolan, Ashes and the Archive," 382。

21．Jardine, *Robert Hooke*, 135；霍爾估計數目約為八萬 (*Henry Oldenburg*, 111)。

22．譯注：本為一片荒地，倫敦大火後許多無家可歸的民眾在此地紮營。

23・Taswell, *Autobiography*, 11.

24・參閱：Linebaugh, "The Tyburn Riot Against the Surgeons"; Porter, *The Great Fire of London*, 87–90; and Tinnisword, *By Permission of Heaven*, 163–168。

25・*Calendar of State Papers, Domestic Series, of the Reign of Charles II*, vol. 6. (1666–1667), 175。引用於 Dolan, "Ashes and the 'Archive,' " 392。亦參見 Bedloe, *Narrative and Impartial Discovery*, 1–19。

26・歐爾登堡致波義耳的信，一六六六年九月十日。

27・Jardine, *On a Grander Scale*, 239–247.

28・同上註，263。

29・當然，與其說古人創造這些自動機器的目的，是為了以人造的方式創作出栩栩如生的東西，不如說他們只是想透過視覺表現的方式來重現生物過程背後的機械式功能。

30・"Machine surprenante de l'homme artificiel du sieur Reyselius," *Journal des sçavans*, December 20, 1677: 252.

31・"Statua humana circulatoria," *Journal des sçavans*, November 21, 1683: 317.

32・Hollis, *London Rising*, 142.

第五章・《哲學彙刊》

所以，到了一六六六年十一月十四日晚上，皇家學會的狹長會議室裡閃耀著燭光與燈光，暗影投射在幾十個穿著體面的男士身上，他們擠來擠去，只為了搶一個視線較好的位子(1)。木質地板發出吱嘎聲響，高挑的十三尺天花板底下，交談聲不斷迴盪著。艾德蒙・金恩與湯瑪斯・考克斯這兩位急切的外科醫生有幸獲邀前來把羅爾的歷史性實驗重做一遍。他們知道要做得跟羅爾一樣好，是一件困難的差事，而且為了幫那兩隻即將受到實驗折磨的動物準備桌子，兩人在會議室裡四處忙來忙去。

為了依樣重現羅爾稍早進行的動物輸血實驗，他們也用了兩隻狗：一隻西班牙獵犬跟一隻獒犬，兩隻都被抬上實驗桌，緊緊綁住。會議室裡瀰漫著一股充滿期待的氛圍，熱切的觀摩者們動來動去，用手肘互相推擠著，希望能站在離實驗桌較近的位置。不久後，吵雜聲戛然而止，代之而起的是兩隻狗的尖聲吠叫，此時兩位外科醫生的利刃已經先切開西班牙獵犬的靜脈，繼而劃破獒犬的動脈。地板上沾滿黏滑的血，醫生的衣服都被染紅了。

其中一位醫生用彷彿獲勝鬥牛式的姿態命人將實驗桌上已經死去的獒犬搬走，離開圍成一圈的人群。被鬆綁的西班牙獵犬很高興，牠生氣勃勃地跳離桌面，用最快速度衝向門邊。接下來的幾週內，西班牙獵犬又長大了，雖然不如獒犬，但還是長大，而且變胖。如同佩皮斯後來所描述的，那是個「很棒的實驗」。

實驗進行時，屹立在遠處的，是矮壯的亨利·歐爾登堡（Henry Oldenburg）。身為皇家學會的祕書與宣傳人員，他負責的工作是用鵝毛筆振筆疾書，把英國科學界的另一項成就宣傳出去。在這階級分明的社會裡，歐爾登堡之所以能快速出人頭地，與其出色的語言能力可說關係密切。歐爾登堡生來是個日耳曼人，年少時住在歐陸，他的法文、義大利文、拉丁文與希臘文都很流利，英文當然也是。儘管這位學會祕書通曉當時的科學，但他自己並非自然哲學家。他之所以出名，原因在於他是個精通各國語言的記者，而他能夠成為學會會員，很可能是與勞勃·波義耳的關係，還有基於策略需要而跟其他人保持通信的習慣。歐爾登堡是頭四十個被提名為學會會員的人之一，於一六六〇年十二月二十六日正式獲選。後來他跟約翰·威爾金斯一樣被任命為祕書，直到他於一六七七年去世之前始終擔任此一職位。

顯然歐爾登堡非常認真看待他的祕書職責。鼠疫流行期間，學會的每週例會被迫暫停，他是少數幾個並未逃到鄉間的會員之一。他依舊住在位於帕摩爾街（Pall Mall）的住處，並持續與人在英國與外國的同事們通信——因為當時郵務大亂，這並非易事。歐爾登堡非常擔心他「所保管的學會書籍與文件」，因此擬定了應變計畫，假使他感到身體不適，那些東西就會被裝箱，交給可靠的人（2）。

金恩與考克斯在皇家學會完成輸血實驗的五天後，歐爾登堡在他創辦的《哲學彙刊》（*Philosophical Transaction*）之卷尾擺了一篇短文，對那一次實驗進行了極為保守的描述：

將某隻動物的血輸往另一隻身上的實驗成功了

迄今，這種實驗仍被視為具有幾乎難以克服的困難度，但最近不僅在解剖專家羅爾醫生的指導下於牛津大學順利完成，同時於倫敦，也因為皇家學會的指示之下，在葛雷辛學院的一次公開會議上也做過一次：有關於具體內容的描述，還有手術的方法，將在下一期中介紹（3）。

歐爾登堡滿意地把鵝毛筆擺回墨水瓶裡，伸手去拿寫字桌旁邊的那一罐吸墨鉛粉。墨水還沒乾，撒一點優質的吸墨粉能夠讓它立刻乾掉。他把那幾頁草稿拿起來，仔細瀏覽一遍，毫不拖延地把稿子送到當時位於鴨子巷（Duck Lane），離聖巴多羅買大教堂（Saint Bartholomew-the-Great）不遠的印刷廠。

鴨子巷在倫敦北區，是一條位於「小不列顛」（Little Britain）的窄街。小不列顛距離被大火毀滅的主要災區只有一條街之隔，它很快就變成了出版業的臨時總部。當時的出版社被稱為「文具店」（stationers），大火發生時它們那些堆在聖保羅大教堂的貨品與庫存全都被燒個精光。就連那些為了安全起見而被移往聖費絲教堂（Saint Faith's Church）的書籍與物品也都已化為灰燼，就連最近一期的《哲學彙刊》也不例外。印刷商們沒有了房子，已經破產，僅剩的少數印刷設備與紙張變得珍貴無比——而且價格昂貴。為了確保下一期的《哲學彙刊》能夠順利付梓，歐爾登堡可是費了不少工夫。

十月大火的灰燼仍在冒煙，時間已經來到了十一月中旬，倫敦的天氣一天天變涼。但是在印刷廠這吵雜而忙碌的小小空間裡，仍是熱氣逼人。印刷機咯咯作響，不斷發出金屬的碰撞聲。工作間裡常常傳出焦慮的大叫與呼喚名字的聲音，讓人覺得更吵了。出版是一個累人而且在細節上需要精細注意力的行業。只要犯一個錯就足以讓委託印刷的作者請求賠償，更嚴重的甚至會要求重印。

角落裡的一個個木箱裡裝滿了用來印刷字母、標點符號與空白處的活字。排字工人正以迅雷般的靈巧度幹活，他的助手一邊大聲把歐爾登堡的草稿逐字唸出來，他一邊排字。一旦鉛字盤排滿了，排字工人對著一位學徒做做手勢，要他小心翼翼地把盤子拿到一張大桌上，等著跟其他鉛字盤一起付印。在房間的正中央，印刷工人用一顆球均勻地滾過浮雕的字母，把黑色油墨弄上去。他的袖子都已經捲了起來，汗水從額頭滴下，他熟練地把一張濕漉漉的對開布漿紙鋪在鉛字盤上，伸手去抓把手，然後將壓板壓在紙張上。就這樣壓了兩三秒鐘，他把壓板拿起來，輕輕地把字盤上的紙張剝下，把紙掛起來晾乾，讓墨字定形。此一程序就這樣不斷重複，隨著時間流逝，印出一頁又一頁。印出來的紙被摺起來，縫在一起。幾天後，將近一千兩百份的《哲學彙刊》即將被送往倫敦的各個角落，還有四周的鄉間，甚至更遠的地方（4）。

科學家與醫界人士爭先恐後，都想透過一個非正式的關係網絡弄到一份《哲學彙刊》，在接下來的許多年月裡也都是如此。一大群快遞員與「信使」在印刷廠裡擠來擠去，嚷嚷著要拿他們的《哲學彙刊》。信使通常都是一些毀譽參半的女人，她們靠轉賣印刷品賺錢，通常都是在倫敦證券交易所那裡設攤，「大聲叫賣」。印刷商仔細打量著每一個走進來的女人，儘管不太情願，還是同意把東西賣給她們——不過只賣給值得相信的。因為這些信使與其他小販通常會盜印印刷商的產品，便宜賣出，讓他們損失慘重。

儘管印出來的《哲學彙刊》大部分只在英國地區流通，還是有稀罕的少數幾份會被送往英吉利海峽對岸，由那些最尊貴的貴族們收藏在私人圖書館裡。貴族的快遞員們一旦把那珍貴的期刊拿到手，他們會往東而去，從能夠直達坎特伯里（Canterbury）的華特靈街（Watling Street）穿越仍然四處冒煙的倫敦市。快遞員們從那裡穿越進入森林，從狹窄泥濘的道路前往坎特（Kent），然後翻越山丘，抵達多佛（Dover）。站在這座重要英國港市的懸崖上，往歐陸的方向眺望，有可能看到法國的小鎮加來（Calais）。《哲學彙刊》會在那裡登陸，另一位快遞員早已等候多時，他將帶著那珍貴的刊物完成前往巴黎的最後一段路程。

歐爾登堡與法國維持著密切的關係。從一六五九到一六六〇年間，也就是他獲選為皇家學會會員之前，他曾在巴黎待了幾個月，擔任勞勃·波義耳的外甥之家教。如今，倫敦的重建工作正要掙扎地展開，就是波義耳鼓勵歐爾登堡應該與法國的熟人保持聯繫，藉此緊盯著敵國的科學活動。因為兩國正在交戰，基於戰略考量，這位皇家學會的祕書特地與路易十四的祕書亨利·朱斯特爾（Henri Justel）通信，藉此取得大量最新的政壇訊息，還有法國貴族生活的生動八卦[5]。透過朱斯特爾，歐爾登堡得知一個機密：成立法國科學院的計畫正在進行中。朱斯特爾寫道：「我們這裡正要籌備成立某個學院，其成員選自各種專業領域。我們還不清楚細節，因為一切都還在規劃階段。如果此一構想真能落實，將會帶來可觀的成就，我們有理由期待此事能夠成功。在有任何進展之前，請勿明確地談論此事（6）。」

到了一六六七年一月，英國完成輸血實驗的謠言已經悄悄地傳遍了巴黎醫界。一個月後，下一期的《哲學彙刊》將羅爾寫給波義耳的信件全文刊出，為歐爾登堡的簡短告示進行補充說明。但是，少數那幾份能夠被送往巴黎的《哲學彙刊》都掌握在那些最尊貴的貴族手裡，他們要不是非常有錢，有能耐買下那些洛陽紙貴的期刊，就是與歐爾登堡有私交，才能弄到一份。對於尚－巴蒂斯特．德尼這種並非出身富有科學菁英階級的人而言，當時他們對於英國人的那些實驗之了解，絕大多數都來自於道聽塗說與揣測之詞。然而，即便德尼享有特權，能夠成為少數有機會一睹《哲學彙刊》的人之一，他跟當時大多數的科學界人士一樣，也看不懂。法國的醫界人士最多也只是知道英國人已經完成了輸血實驗，但仍必須等到期刊被翻譯後才知道裡面寫了些什麼（7）。

此一延遲令德尼深感煩躁不安，因為他急於了解最先進的醫術。因為耐性特別差，這位法國內科醫生才會於稍後直接寫信給精通多國語言的歐爾登堡，求他把期刊內容翻譯成法文。「我真希望自己看得懂英文，如此一來就能閱讀《哲學彙刊》了；每當有人把內容的一部分解釋給我聽，只會讓我更想知道其餘部分寫的是什麼。我常常心想，與其把好幾份英文版寄送到法國來，不如就送一份過來，但內容是法文版的。我欣然自己出資幫你印出來，一來能為你打響名號，二來也讓那無數好奇的人心存感激，如果他們可以自己看懂，而不是只有那三、四個能夠看到的人，他們一定會欣然閱讀的（8）。」然而，當時德尼只是靠著為醫科新生傳授解剖學而賺取微薄收入，儘管充滿企圖心，但不太可能實現自己的昂貴承諾。但是，這一切很快都會改變了。

從德尼那一間位於大奧古斯汀碼頭的簡陋公寓往外眺望灰色的河水，可以看到塞納河河道變小，並且環繞著西堤島的地方。在巴黎的幾個小島中，西堤島是最大的（9），它可以說是左岸與右岸的過渡地帶。德尼住在左岸，那裡也是拉丁區（Latin Quarter）的所在地。巴黎市的這個地區生氣勃勃，其地名的來源是拉丁文，不管是在各家大學，或者在該區大街小巷裡到處可見的書店中，都是以這種語言為共同的社交語言。認真的大學生們身穿長度到腳踝的黑袍子，熟記古代哲學家的作品，到了晚上靠著喝廉價紅酒作樂。距離德尼他家只有幾步之遙的地方就是狹窄的塞納街（rue de Seine）之類的街道，到處都有法國學生與來到法國尋求冒險機會的法蘭德斯（Flanders）、荷蘭與日耳曼學生混在一起。而在他們居住的髒亂宿舍裡，大大小小的老鼠與跳蚤叢生，趁晚上出來「作祟」（10）。

新婚的德尼最近才剛剛開始適應巴黎的成年人生活（11），與拉丁區的學生們比鄰而居。幾個月前，他才剛剛完成了他在蒙彼利埃一家知名醫學院的學業。身為工匠之子，德尼深知自己如果想在巴黎的眾多內科醫生與顯赫病人之間建立名號，他必須在逆境中努力掙扎。然而，他對於自己的能力還是極有自信，有辦法治好最棘手的疾病。小時候他曾因為氣喘病而吃了很多苦頭。儘管試了無數的解藥，家庭醫生與藥劑師們還是無法減輕其病情。但是，如同德尼在其許多論文中指出的，光是靠他自己，他就已經把自己的許多病給醫好，並且靠著自己下處方，用吸入硫磺來控制氣喘病情（12）。三十二歲的德尼熱切地企盼下一次的蒙彼利埃之旅，因為到時候他就會被授予代表醫生身分的「無邊圓帽」（bonnet）。戴上這種帽子就象徵著他獲得認可，晉升到醫界的最高位階——還有他已經擺脫了原有的布爾喬亞出身，跟極少數人一樣，躋身社會菁英的階層。

跟歐洲各地一樣，法國的醫學訓練深植於十三世紀以來的傳統，那是歷史上第一次有醫學教育出現的時候。在完成學士教育之後，出身世家的學生們申請進入醫學院，在成為學徒之前，他們必須上課，通過困難的口試。跟大學的課程一樣，學徒的課程很少聚焦在病患的臨床照護上。直接與病患接觸的只有那些較為低階的外科醫生——而且他們治療病患的方式通常令人痛苦而不愉快。

內科醫生的健康之道則比較哲學一點。他們的知識直接源自於蓋倫、希波克拉底、亞里斯多德、艾維塞納（Avicenna）以及其他人。老師們用單調的語氣把人體結構與功能的知識傳授給醫學生，他們幾乎是一字不漏地引述那些古代大師的作品[13]。學生們則是振筆疾書，把老師的權威講述全都抄下來，手上沾滿墨漬。在求學期間，他們就連獨立思考的能力都沒有了，更別說能夠形成自己的思想。

身為一位由蒙彼利埃大學訓練出來的內科醫生，德尼低估了巴黎醫界的嚴格階級結構以及粗暴權力運作模式。至少自從十六世紀末以來，兩種出身不同的醫生之間早就開始存在著一種強烈的對立與緊張關係：一種來自南方崎嶇山區，而另一種則是在巴黎的都會區受訓並且執業。從蒙彼利埃大學畢業的內科醫生佔全法國的百分之四十，但是該校也有一難堪的聲譽：學校簡直就是派對的場地，醫學生在研習希波克拉底的複雜作品之餘也喜歡飲酒作樂，甚至嫖妓。就像十八世紀哲學家拉梅特利（Julien Offray de La Mettrie）以其文字描繪的：「在蒙彼利埃大學，那些註定要成為醫生的傢伙大部分都是年輕廢物，他們把入學後的前兩年都虛擲在放蕩與享樂的生活上。到了第三年，為了想要解答『何謂生命？』這種無聊的問題，他們才會開始唸書[14]。」

蒙彼利埃大學的醫學院之所以被很多人看不起，長期以來被冠上紀律不佳的汙名，無疑地與該校接受新教徒學生有關。這所醫學院的老師們也敢於追求新觀念，特別是威廉・哈維的觀念——而哈維本身就是個新教徒。自從一六五〇年代初期開始，蒙彼利埃大學就有幾位教員是哈維的支持者了。接下來的十年內，血液循環論不只融入了該醫學院的課程，就連那些出身蒙彼利埃，較少接受訓練的外科醫師也相信那種觀念（15）。

至於在北部的巴黎大學醫學院裡，情況就不同了：那裡不歡迎哈維的理論。巴黎醫學院的傳統長期以來一直深深影響著法國首都的醫學教育以及專業。讓這家醫學院深感自豪的是，它是反對血液循環論的最後幾個顯赫根據地之一。儘管《心血運動論》已經問世將近四十年了，這種「反血液循環」的論證仍然深植於巴黎醫學院的學生心底。哈維剛剛提出其理論的那幾年裡，某個叫做西蒙・布洛（Simon Boullot）的巴黎大學學生曾在論文答辯時反對血液循環論。布洛所主張的是傳統的蓋倫式論證，他堅稱用循環的方式來解釋血液流動實在太過淺顯了，那只適用於最簡單的動物。就人類而言，血液穿過心室的那些不可見細孔之後，會變成「一種純粹的精神與汁液，足以讓所有身體器官維持既有的熱度」。布洛強烈地主張，從靜脈與動脈的結構看來（不管是可見或者不可見的結構），沒有任何跡象顯示血液是被心臟推往全身流動的（16）。他的論文答辯輕易地過關，考試委員們對其讚賞不已。

然而，到了一六四五年，血液循環理論看來好像有機會獲得巴黎大學的認同。一個叫做尚．莫林（Jean Maurin）的學生提出了一篇企圖心強烈的論文，其名稱是〈心血循環論是否足以改變蓋倫的治療方式〉（17）。莫林相信血管是一種分支極多而且彼此相連的網絡（此即所謂「血管相連論」），這足以用來解釋血液循環的路徑。考試委員們同意通過其論文，主因在於，該場答辯會的主席是尚．利歐隆（Jean Riolan），他是少數幾個暗地裡研究血液循環的醫學院教師之一。利歐隆終於在一六四八年公開發表了支持血液循環的言論。但是，他仍然傾向於支持蓋倫的觀念，認為血液是由肝臟製造。利歐隆還主張，血液要花兩、三年的時間才能在人體體內循環一遍。

其他巴黎醫學院教師們都以容忍的態度面對類似的血液循環主張，但是過沒多久這些血液循環論的支持者就會發現，別人最多也就只是能夠容忍他們而已。後來，巴黎醫學院的院長又批准了兩篇反駁血液循環論的論文：〈血液是透過人體的靜脈與動脈持續循環的嗎？不是〉（*A sanguis per omnes corporis cenas et arterias jugiter circumferatur? Neg.*）以及〈血液循環是不是不可能的？是〉（*Est-ne sanguinis motus circularis impossibilis? Aff.*）（18）。

天真的德尼心高氣傲，離開蒙彼利埃後他來到巴黎，準備要闖出一番名號，但不管是就出身或者醫學訓練而言，在這城市裡他顯然都是居於劣勢的。一開始，德尼與巴黎醫界建立關係的方式是用收費的方式進行解剖教學，教的對象是醫學院學生還有其他對此感到好奇的人。人體解剖源起於中世紀時代晚期，解剖時內科醫師們坐在一張比屍體與理髮師兼外科醫師還要高的椅子上。內科教授們的手裡拿著一本書，一邊解釋基本的解剖學原理，一邊對著外科醫師發號施令，要他們把正在討論的人體器官展示出來。對於這種權威十足的教學活動而言，德尼他家的房間都太小了。最多他也只能在餐桌旁邊多擺一個檯子，將屍體擺在上面。但是這並未阻止德尼展現出一位新科醫師的高度自信。德尼遵從的是文藝復興時代解剖學家維薩里那種自己動手的路線，由自己來進行解剖。德尼在屍體旁邊擺著一本皮革封面的解剖手冊，親自動手，一層層、一塊塊地解剖屍體，而年輕的醫學院學生們則是盡可能往他的身邊靠過去，就算可能聞到強烈的屍臭味也沒關係。（德尼的新婚妻子對於丈夫在家裡展現這種手藝有何看法？儘管沒有任何這方面的歷史紀錄流傳下來，但她很可能不太高興。）

德尼熱切地期盼能聽到任何有關英國輸血實驗的詳細傳聞。在將近兩個月的引頸企盼之後，法國的《學人期刊》終於翻譯出羅爾寫給波義耳，向皇家學會解釋實驗過程的信件。顧客們在一月的最後一天如蜂擁般來到鋪著圓石的聖雅克街（rue Saint-Jacques），擠在雅克·庫松（Jacques Cusson）的印刷廠前面。無疑的，德尼也置身於那大聲嚷嚷，渴求一份期刊的群眾裡。將那薄薄的小冊子翻了幾頁過後，他們終於看到了：英國人用狗進行輸血實驗的過程被如實翻譯成法文了（19）。

年輕的德尼醫生急著把那些細節看完，準備自己動手做實驗。他的當務之急是在那些付費的學生面前進行人體心血管系統的解剖。外科醫生艾莫黑充當德尼的助手，他把袖子捲到手肘，把沾滿血跡的圍裙綁在腰際。屍體被運進德尼他家沒多久就被剖腹，腸子被丟進附近的河裡，因為最軟的器官總是最快腐化。艾莫黑把手伸進被剖開的屍體裡，將體內器官推來推去，在裡面探索一番，而德尼則是在一旁講述這具屍體生前的血液循環路線。德尼將哈維的血液循環論之要旨複述一遍。首先，造血是在消化系統進行的。其次，血液之所以能夠從身體下半部的腔靜脈往心臟流動，而且不致逆流，精細的血管瓣膜系統具有輔助作用。為了說明這一點，德尼把一根大靜脈切開，他輕輕地把刀尖順著一個方向推過去。然後，刀子從相反的方向被擋住了，他跟學生解釋，刀子就是被靜脈瓣膜擋住的。接下來，兩位醫生轉而聚焦那一顆從屍體上面被割下來，擺在旁邊桌上的心臟，開始探索心室的結構。

德尼的演示其實不過只是用視覺輔助的方式呈現出威廉．哈維三十年前的歷史性發現，那些東西早已是大家熟知的知識了。然而，這位法國醫生無法掩飾英國人的實驗在他心中引發的激動情緒。在某次進行解剖時他跟大家分享他的信念：那一次輸血實驗「是能夠證明血液循環論無誤的新證據，而且具有徹底的說服力」。但是他的觀眾並未帶著敬意點點頭，而是咯咯笑——他們大多是保守的巴黎大學醫學院的學生。他們反駁道，輸血這種事實在是太過「荒唐而無稽」，因此令人無法信服（20）。怒氣沖沖的德尼對那些不相信他的觀眾下逐客令。每一個訓練有素的現代早期內科醫生都深信自己所說的話值得別人的敬重，德尼也不例外。此時他感到憤怒不已。

德尼不是那種受辱後能夠輕易忘懷的人，他會盡一切努力來證明別人是錯的。幾週後，他又找外科醫生艾莫黑來幫他親手進行輸血實驗。他們找人帶兩隻小狗過來。其中一隻是又高又肥的西班牙母獵犬，另一隻則是又瘦又小的短毛公狗，看來像狐狸。稍後，德尼解釋道，那兩隻狗「不曾在同一個地方被餵養過，而且外觀迥然有異，簡直就像兩種不同的動物」。德尼決定，他不只要重現英國人的實驗，而且還要有所進展。他打算把血輸往其中一隻狗身上，並且讓另一隻狗存活下來。

這次的觀眾是一群精心挑選過的支持者，德尼與艾莫黑兩人在他們面前開始進行實驗。他們一開始先幫狗戴上口罩，「讓牠們無法嗚嗚叫（21）」，然後將牠們以相反的方向安置好，讓受血者的大腿幾乎碰到供血者的脖子。這是一個必須兩人進行的實驗。德尼醫生手拿手術刀，他跟助手用依樣畫葫蘆的方式重現羅爾的俐落手法。動脈的血就這樣流經那些連結著兩隻狗的小管子，他們感到驚訝不已。另一根管子則是讓受血者的血流進一個淺淺的碗裡。儘管德尼認為流進碗裡的血量似乎與輸血量相當，但是他無法確證。偶爾德尼與艾莫黑會小心地把兩根管子拆開，確認的確有血液在流動。令他們感到欣慰的是，一來因為血流非常快，二來血的溫度極高，並未發生凝結的現象。讓他們同樣覺得高興的是，受血者的血管還是照常跳動著。血液持續往那個碗裡面流。受血者被放了九盎司的血，而從供血者輸往牠身上的血，大概也是九盎司。

接著，實驗過程出現了一個不幸的轉折。那隻西班牙獵犬顯然變得比較虛弱，看來好像快要死掉。德尼毫不猶豫地命令艾莫黑停止實驗，開始把兩隻狗的傷口都縫合起來。被迫捐血的西班牙獵犬還是很虛弱。牠身上全無氣力，癱倒在房間的某個角落裡。另一隻狗則是「生氣勃勃」，試著要把嘴套抓下來。牠從桌上跳下來，甩甩身子，聽見主人的叫喚時，牠還蹣跚地走過去要東西吃，跟主人撒嬌。然而，德尼承認，那隻狗顯然已經不像實驗前那樣「清醒而活潑」。對於兩隻狗來說，那都是個痛苦而耗費力氣的實驗。為了確定那兩隻狗的精神不好是因為身上的傷口令牠們不舒服，而不是因為輸血的後遺症，德尼又進行了一個對照實驗。他抓了一隻體型相仿的狗，在其頸靜脈上面割了一個相同的切口。縫合後，這隻狗的精神看來比輸過血那一隻還要「委靡不振」。儘管那兩隻輸過血的狗在實驗過後兩小時就能盡情進食，第三隻狗卻不願吃東西。

接下來的一週內，德尼把三隻狗養在他那小小的公寓裡。他把牠們的一舉一動與吃進去的所有食物都記錄下來，比較其體重。德尼並未提及那些動物很可能在他家引起的軒然大波，也沒說到那些不守規矩的狗房客來了之後，他老婆有多麼不高興——但是，令他引以為傲，洋洋得意地記錄下來的，是那三隻狗過沒多久就完全康復，變得跟以前一樣喜歡嬉鬧。他同時注意到實驗產生了一個奇怪的副作用。原來，那隻供血的西班牙獵犬早已懷孕。幾天後，那隻狗流產了，德尼在其紀錄寫道：奇怪的是，生下來的那隻狗身上「只找得到三、四滴血（22）。」

一週後，他又開始著手一個新實驗。德尼認為沒必要確認輸血是否有用，他認為那是不證自明的。他認為下一個實驗應該測驗的是實驗對象的數量。如果可以把狗血輸到另一隻狗身上，那三隻狗之間的血液互輸是否也行得通？一六六七年三月八日這一天，在德尼他家餐廳裡，艾莫黑再度用那一張克難手術台動刀了。把三隻難以控制的狗弄上桌子可不是件容易的差事，更何況牠們早就知道情況不妙了。但牠們還是被人用繩子綁緊，戴上口罩，只能任憑擺布。

德尼與艾莫黑把三隻狗擺在一起，頭對腳，腳對頭。他們倆要進行的是循環式的輸血實驗，首先動手的對象是西班牙獵犬跟那隻像狐狸的雜種狗，也就是首次實驗裡的供血與受血者。這一次，他們把雜種狗的血輸到西班牙獵犬身上，幾乎將供血的狗弄死。艾莫黑熟練地把西班牙獵犬的傷口縫合，把牠從桌子上放開。德尼的動作迅速，割開第三隻狗的血管，打算用牠的血讓雜種狗恢復精神。

餐廳裡越來越冷，兩位醫生對著為數僅僅四、五人的觀眾大叫，要他們把火燒旺一點，而且動作要快。如果太冷的話，會加速狗的死亡速度，血液也會凝結在那些比第一次實驗時更長的輸血管裡。此時熊熊烈火在後面燒得劈啪作響，他們把第三隻狗的血輸給原來供血的那隻狗。每隔一小段時間，兩位醫生就把管子拔掉，用手把管子搓熱，因為急於把此刻開始凝結的血液弄出來，朝著管子用力吹氣。那隻雜種狗流失的血量幾乎有十二點五盎司之多，那些血如今都在一旁的那個淺盤裡。德尼心知肚明，因此他不敢企盼第三隻狗提供的血足以完全補償那隻雜種狗的損失。但他能夠確定的是，至少有一些血能夠輸進雜種狗體內。

當這緊張的實驗結束時，三隻狗全都癱倒在角落，痛苦而悲慘地低鳴。原本德尼計畫先讓三隻狗靜靜地康復，然後他再針對其胃口、體重與精力進行後續的追蹤調查。然而，不久後他發現，有個觀眾偷偷讓至少一隻狗喝了一大口紅酒。這就足以解釋為什麼那隻狗走路時會東倒西歪，像個喝醉的水手。儘管有人干擾了實驗令德尼懊惱，但實驗的成果仍然讓他感到雀躍。三隻狗都活了下來──差點死掉，但都活了下來。

儘管他原先的實驗動機只是為了證明反對者都是錯的，但他對於血液研究的興趣很快就扯上了私利：他意識到輸血實驗很可能是讓他一夕成名的捷徑。他在三月九日對《學人期刊》提出報告，宣稱他要進行公開的實驗。他邀請大家在下個禮拜六的下午兩點到塞納河河畔去見證他的另一次實驗，一個更為驚人的輸血實驗：「我們在此保證，各位一定都能親眼看到公開的證據。如此一來各位就可以了解輸血有何效用，而我們將把血液從一隻年輕而健康的狗身上輸給一隻長滿疥癬的老狗(23)。」

此時，在充滿傳奇色彩的新橋底下，河的兩岸站滿吵雜的旁觀群眾。技藝高超的解剖展示或者公開手術總是能吸引城裡的人潮：來到現場的人包括業餘科學家、貴族仕女、街頭頑童、乞丐與小偷。在一片混亂之中，也有少數幾個頭上假髮撒滿香粉的貴族王公──在群眾裡非常顯眼，因為他們不斷用沾著香水的白手帕摀著臉，只為了避開其他人因為沒洗澡而傳出來的臭味。德尼站上舞台中央後，群眾陷入一片寂靜。每個人都凝神傾聽這位醫生讚揚血液的奧祕，還有他是如何靠一己之力來掌握那些祕密的。德尼先對艾莫黑點點頭，接著便一臉嚴肅地站出去，開始輸血。在冬天的雲朵下，他們倆承諾要讓那隻老狗重獲活力。結果，兩隻狗還是都活了下來。德尼在實驗後建立起自己的聲譽，成為第一個完成輸血實驗的法國人。

德尼的實驗宛如馬戲表演，而在那些覺得既好奇又刺激的旁觀貴族裡面，有一個人就是亨利—路易．蒙特摩。蒙特摩自己並非內科醫生或者自然哲學家。儘管他非常清楚蒙彼利埃與巴黎之間的緊張關係，基本上他還是聚焦在自身的利益上。他仍然懷抱著一個浪漫美夢，希望能夠統領歐洲大陸上最具影響力的民間科學團體——一個能夠與英國皇家學會匹敵，尤其法王路易十四剛創辦的法國科學院也非其對手的學院。就這點而言，兩人極為相似：德尼一開始會進行輸血實驗，是為了報復過去所受到的侮辱，而蒙特摩自己則是因為被粗暴地剝奪了科學活動私人贊助者的身分而備感痛苦。

長期以來，支持法國科學發展的是一個零散的私人贊助體系，成果並不輝煌。像蒙特摩這種有錢人為了成為當代最有名的思想家而相互競爭，其最終目的是為了鞏固自己在巴黎的社會地位。然而，在科學研究方面，法國一直長時間落後英國。而且，像歐爾登堡這位英國皇家學會的會員也毫不保留地承認此事。他用自誇的口吻表示：「我們必須承認，英國的表現超越了法國，對其餘歐洲各民族也佔有優勢，因為他們除了出版許多好書之外，也發現了大量有趣的事實。相反的，在巴黎出版的那些書則都不值一讀，至少大多數是如此，它們不是拾人牙慧就是失之於武斷，欠缺任何足以滿足心智的事實（24）。」

此時，年輕的法王路易十四與其精力過人的首相柯爾貝爾已經靠巴黎的建築與凡爾賽宮為王國營造出無可置疑的宏偉氛圍，但很快他們就會把焦點轉移到他處，由國家出資，為科學發展奠立輝煌的基礎。當德尼上街表演其輸血實驗時，法國皇家科學院才剛剛成立幾個月。這位出身蒙彼利埃大學，沒沒無聞的醫生當然不會是被指名為學院成員的少數菁英之一。如今已經失勢的蒙特摩也不是。但是那一天當蒙特摩在大奧古斯汀碼頭上盯著德尼的一舉一動時，他知道他已經發現一個能夠幫自己的學院重返榮耀的人。他跟德尼兩人一起挑戰的不只是英國人，還有法國國王。

1．大火過後，英國皇家學會不得不遷往位於阿倫德爾府（Arundel）的新址，因為市政府當局為了大火過後的行政需求而徵用了葛雷辛學院（Gresham College）。進行此次實驗的地點就是在阿倫德爾府。

2．D. C. Martin, "Former Homes of the Royal Society," 13.

3．*Philosophical Transactions*, November 19, 1666: 352.

4．Hall, "Oldenburg and the Art of Scientific Communication," 288.

5．Hall, *Henry Oldenburg*, 80.

6．Brown, *Scientific Organizations*, 155 ；朱斯特爾致歐爾登堡的信，一六六六年五月二十六日。

7．英法科學界之間的交流常常因為語言障礙而有其難度。儘管《學人期刊》與《哲學彙刊》等期刊所使用的是各國方言，但許多自然哲學家為了確保其作品能夠廣為流傳，並且讓學者都能讀懂，還是用拉丁文寫作。然而，如果是要面對面溝通的話，拉丁文本身的效用不大。如同直率的索比爾於一六六三年所說的，「英國人說拉丁文的腔調與方式實在很難聽懂，好像在說他們自己的語言。」——無疑的，英國人在聽法國人解拉丁文時，也有這樣的評語。參閱：Sorbière, *A Voyage to England* (1709), 38。

8．德尼致歐爾登堡的信，一六六八年六月二十二日。

9．如今，巴黎市只剩下兩座島：西堤島嶼聖路易島（Île Saint-Louis），其餘小島若非已經消失，就是併入了這兩個大島。

10．Brugmans, *Séjour de Christian Huygens*, 26.

11．德尼於一六六六年十月三日結婚，我們對其妻子所知不多。參閱：Peuméry, *Jean Denis*, 9。

12．Denis, *Relation curieuse d'une fontaine*, 349.

13．Brockliss and Jones, *Medical World*, 86-90.

14．轉引自：Jones, "Medicalisation," 61。

15．Brockliss and Jones, *Medical World*, 142.

16．同上註，140。

17．同上註，141。

18．圭伊—克黑桑．法貢（Gui-Crescent Fagon）於一六六三年又提出了血液循環的主張。在其論文 *An sanguine impulsum cor salit? Aff.*（〈心臟是因為血液脈動而跳動嗎？是〉）裡面，他提出一個原創的觀點，主張胚胎一開始長出來的是心臟，而非長久以來大家認為的肝臟。醫學院勉強承認了其觀點，但是距離血液循環理論被完全接受還有很長一段時間。參閱：Roger, *The Life Sciences*, 30-31。

19．"Extrait du Journal d'Angleterre contentant la maniére passer le sang d'un animal dans un autre," *Journal des sçavans*, January 31, 1667: 31-36.

20．Denis, *Journal des sçavans*, March 9, 1667: 69-72.

21．同上註，71。

22．同上註。

23．同上註，72。

24．歐爾登堡致波義耳的信，一六六三年六月十日。

第六章・高貴的企圖心

跟那些把自己視為業餘科學家的富有巴黎貴族一樣，亨利－路易・蒙特摩長期以來養成的習慣是到西堤島的鐘錶碼頭（Quai de l'Horloge）去，看看工匠們兜售的昂貴貨品（1）。鐘錶碼頭位於西堤島上，介於左岸與右岸之間，巴黎的上等好貨在那裡都可以找得到：罕見的寶石、大師的油畫，純度最高的玩家級硬幣。但是，每當蒙特摩固定到碼頭去逛的時候，他的目標總是只有一個：把專家打造的儀器與其他珍稀物品帶回家。他把那些工具與玩具帶回位於右岸的豪宅，向許多來訪的賓客炫耀。他的圖書館書架因為被重壓而發出吱嘎聲響，上面擺的東西包括刻有最新地理發現的銅質地球儀、以最精緻藝術手法設計裝飾的小顯微鏡、只有豌豆大小但卻能吸住將近一百倍大物體的磁石，還有一件最近令這位富有法國貴族著迷不已的新奇物品：一個可以測量空氣重量的氣壓計（2）。

鐘錶碼頭上矗立著一座座角塔，塔底聚集著一家家小店，店裡整天都有大批穿著體面的法國與外國顧客進出。儘管強烈的魚腥味從碼頭下那些鯉魚魚販的船隻傳來，令訪客們抱怨不已，但他們的不悅很快就會煙消雲散了，因為那些手藝超群，被尊稱為「工程師」的工匠會招待他們進入工作室裡（3）。跟書店還有比較後來的咖啡廳一樣，儀器工匠的小店也是專屬於貴族的聚會與交誼空間，能一起在那裡見識法國工匠的手藝有多麼精巧（4）。

店家出售的貨品形形色色，其中包括象限儀、可以摺疊的尺、半圓規以及羅盤，價位有高有低。但是，鐘錶碼頭上有一大部分店家都是日晷的專賣店，只因這種東西在十七世紀下半葉可說是貴族身分的必要象徵。當時時鐘尚未將日晷淘汰掉，那個時代還要好一陣子才會到來。在當時，就連一些最有錢的家庭也無法弄到品質精良的時鐘，大家都知道機械式鐘錶極不準確，只能計時，無法計分（5）。所謂「日晷的藝術」不但是你是否能把時鐘調準的要件，也是上流社會文化中不可或缺的一部分，是出身世家與崇高地位的表徵（6）。

跟大多數的貴族一樣，蒙特摩也很喜歡那種雕工精細，可以放進一個小盒子的摺疊式日晷，小盒子外面還有另一個保護盒。這種盒子的直徑大約二點五英寸，剛好可以擺在他的大衣口袋裡（7）。他是那種可以買得起銀質「頂級日晷」（*premiers cadrans*）的貴客，就算價格再貴也不會有片刻退卻。的確，工匠們懂得如何迴避「價格」這種不得體的話題，因此遇到新顧客會先試探他們偏好的材質為何：是銀、是黃銅，抑或象牙。顧客所選擇的材質能夠反映出他們的背景——也決定了他們會接受哪一種等級的招待。令工匠們感到失望的是，他們也都知道，不管顧客們訂製的日晷再怎麼精美與品質出眾，那些可以裝在手杖杖頭的日晷柱，或者兼具小刀功能的日晷，註定都只是精緻的玩物而已。那只是貴族們用來彰顯智慧與財富的必要表徵（8）。

對於十七世紀法國的上流階級而言，科學的最重要意義莫過於它是一種用來炫耀，用來展示社會地位的東西。像蒙特摩這種人之所以要訂製口袋型日晷，是因為他們可以把東西帶著，四處炫耀自己的財富，讓別人以為他們很有學識。這一股迷戀著太陽、星星與天體的消費風潮也可以顯示在那些氣勢驚人的望遠鏡上面：在蒙特摩與許多有錢人居住的瑪黑區裡面，到處都可以看見這種望遠鏡「從寧靜民宅的屋頂伸出來，宛如致命武器（9）」。這種迷戀，甚至可以說崇拜望遠鏡的現象在法國首都到處可見。巴黎的上流社會人士，從沙龍的名媛到大學教授，莫不為星星感到著迷。這個菁英的社會階層喜歡以各種東西來炫耀自己，架在屋頂上的望遠鏡只是其中一例，他們肯花大錢賣弄學識——而跟當時的許多其他科學工具一樣，望遠鏡只是一種流行的表徵而已。

觀星派對已經是當時社交生活的一部分。那些望遠鏡至少有二十五英尺長，它們以極陡的角度對準著天空，安裝在看起來像大船桅杆的柱子上。最大的望遠鏡還需要在鏡身的中段加裝一個三角形托樑，以免中間下垂。望遠鏡往往反映出工匠的驚人技藝，其外表是上等皮革與雕花金屬製成的。但望遠鏡的內部不過就是一個用羊皮紙或者厚紙板做出來的管子，管子的兩側則分別是一片接目鏡還有透鏡。接在柱子上面之後，望遠鏡會被綁在一個裝飾精美的架子上。每當夜空萬里無雲時，有人會把一張舒適而且也很精美的椅子拿上屋頂，好讓興奮的貴族們能夠輪流觀星——你不用擔心，他們一定會把北極星當成金星，甚至是月亮。

蒙特摩除了貪婪地蒐集望遠鏡與其他科學玩物之外，他也求才若渴。在法國科學院建立之前的那幾個年頭裡，富有的貴族蒙特摩敞開家門，隨時歡迎當時最為傑出的思想家、探險家以及社交圈掮客。好事的外人如果不怕承擔丟掉小命或者被砍手剁腳的風險，只要探頭偷窺蒙特摩的大院子，就能看出他對於科學的執著，還有他的財富與驕傲已經成為其居所的基石。入口通道不像一般宅邸高達三、四層樓，而是兩層樓高，左右各有一道矮牆，牆頭最高處只有十英尺多。豪宅正中央有一扇高高的窗戶，它正對著來訪貴客們一進去就會看到的主要庭院（又稱為 *cour d'honneur*，意即「榮耀庭院」），忙著閃躲馬車或者趕時間的行人可能幾乎不會注意到窗戶上面有一片三角形的山牆。不管是就形式或者象徵意義而言，那一片山牆都極具古典風味，上面以淺浮雕的方式描繪著一位小天使，祂的雙手拿著一面鏡子、一顆地球儀與一個羅盤——全都是古代科學所使用的工具。神氣地坐在小天使腳邊的是一隻貓頭鷹，是知識女神雅典娜的神聖伴侶。然而，還有一座比較小，比較私密的庭園隱蔽在外人偷窺不到的地方，只有最尊貴與學識最好的菁英才有機會欣賞那一座費心雕琢在庭園正面的幾何形日晷。

這位貴族從一六五三年開始為他私設的「蒙特摩學院」之成員們提供任何他們想像得到的資源：寬敞的空間、隨手可得的儀器、一個可供做研究的大圖書館——當然，也讓他們不愁吃穿。蒙特摩每每在進行科學會議之前都會先舉辦一場私人餐宴，此事很快就變成巴黎人談論的話題。二樓宴會廳四周擺著一列列長排的桌子，上面都鋪著清爽的亞麻桌布，多年後德尼在神智不清的莫華身上進行那一次惡名昭彰的輸血實驗時，就是在同一個地點，使用的可能也是同樣的桌子。每一個座位都會擺著一個擦得亮晶晶的銀盤，光彩奪目，一旁還有刀子與湯匙（此時，即使在最為講究的餐桌上，都還沒有使用叉子，而是直接用手指進食[10]。）蒙特摩的餐宴僕從宛如一支部隊，每個人最多不會服侍超過兩位賓客，他們順從地站在自己照顧的人後方，注意並且滿足他們的每一個需求。晚餐餐桌上擺滿了精美的有蓋大碗，裡面盛滿了湯，還有一盤盤烤野雞與有硬有軟的起司，而裝在玻璃瓶裡的紅酒之產地則是蒙特摩的自家葡萄園。跟瑪黑區大多數的富貴人家一樣，蒙特摩的家丁在備膳時所仰賴的，是那些固定會從他的廣大鄉下莊園送過來的食材。位於巴黎中央市場（Les

Halles）地區的那些市場就在附近，但那些市場裡的走道泥濘不堪，臭氣逼人，而且又狹窄，是低下階級民眾買菜的地方。像蒙特摩這種富貴人家是不會去那裡的。

這裡是巴黎最富庶的地方，法國鄉間的富豪或者出身印度、非洲、南美與新法國[11]等地方的外國有錢人來此一遊時，往往直接被帶到豪宅裡的廚房去。過沒多久，這些貴客們馬上會被安排在餐桌前坐下來，各種美食將會讓他們大開眼界。蒙特摩的家僕們穿著體面，對賓客總能表現出適當的敬意，但又不會太熱情，他們送上桌的食物都是從世界各地遠道而來的精選美食珍饈。就甜點而言，巧克力在當時還是新鮮的玩意兒。從美洲新大陸收成而來的可可豆珍貴無比，數量有限，在豪宅的忙碌廚房裡面，主廚們往往需要針對可可豆的乾燥與烘焙技巧交換意見。滿懷熱忱而自豪的他們爭論著到底該用多少奶油、糖以及剛剛才被進口到歐洲的香草，只為把這種外國點心的風味發揮得淋漓盡致[12]。但是，來自南美洲的最重要發現還是咖啡，除了喝咖啡時有很多禮儀之外，使用的還是來自中國的手工繪製瓷杯。還有一點是可以確定的：有什麼比當時一磅就要價相當四千美元的咖啡更能展現出蒙特摩的財富與慷慨[13]？

在一開始的那幾年裡面，似乎每週的例會都會宣布一些新的科學發現。但是隨著訓練有素的聰明絕頂之士越來越多，也顯現出各種互不相讓的自大心態。不管是在正式的會議室裡，在晚餐的餐桌旁，或者在圖書館與一旁的大廳中，常常都有擦槍走火的情況出現。天氣較好時，爭吵的聲音也迴盪於花園的各個牆面之間——無疑的，與會者在大量的紅酒下肚之後，就越吵越兇了。當時堪稱是各種世界觀正逐步被建立起來的科學「革命」時代，局勢混亂不已，不管是哪一種科學活動，都會涉及到他們所爭論的那一個問題。如果想要回答那個問題，任何哲學家都必須把底牌亮出來，決定到底是要停留在舒適的舊時代，抑或是大膽地跳進未來世界。那個問題是：真理是不是我們終究可以認知的？

這個難題導致十七世紀末的哲學家們分裂成兩個陣營，兩者各有一個重要哲學家是代表性人物。蒙特摩早就表明其立場，因為他必須先決定哪些國際知名的學者可以被他納為己用，哪些人在他位於瑪黑區的豪宅出現後可以幫他吸引或遠或近的知識分子。他先從笛卡兒下手。這位哲學家的主張既大膽又違反傳統。笛卡兒認為，若想了解自然世界的奧祕還有上帝自身，可以透過嚴格的方法來進行謹慎反思與實驗觀察。笛卡兒勾勒出一個可以理性地探討問題的四步驟程序，藉此為以證據為根據的現代科學活動奠立基礎——他讓每個人都可以按圖索驥，讓心靈擺脫所有的疑慮。

蒙特摩曾經邀請笛卡兒造訪他位於瑪黑區的家，他讓這位哲學家享用醇酒美食，待他如王室成員，而招待客人正是他最在行的。蒙特摩提議把他位於鄉間的宅邸借給品味極佳的笛卡兒全權使用，滿心希望能藉此與他建立關係；如此一來，不管是位於城裡或者巴黎郊區鄉間的蒙特摩家宅邸就可以變成任何有名知識分子的必訪之地。令他感到痛苦而失望的是，但不知道為了什麼理由，笛卡兒拒絕了（14）。

儘管蒙特摩全心支持笛卡兒的學說，儘管他畢生未曾改變此一立場，但他並不會因為遭拒而放棄建立一個自然哲學學院的美夢。他轉移目標，改向笛卡兒在哲學界的敵人下手，也就是年紀老邁的皮耶．伽桑狄。對於伽桑狄而言，真理總是偶然而不確定的（15）。他深信物質世界是由許多不可見，也不可分割的分子所構成的。笛卡兒主張我們生存在一個盈滿的世界裡，分子佔據了所有可見與不可見的空間；相反的，伽桑狄則認為到處都有缺口與空隙存在（16）。正因為有這些缺口與空隙，我們才會沒辦法解開大自然的奧祕。如果大自然不是完整的，要怎樣了解它？只要有虛空存在，就不會有確定性。

儘管伽桑狄性喜追根究柢，但他卻個性溫和，不曾生氣。他的確是比較喜歡跟蒙特摩的孩子們一起在花園裡散步，而不是跟同事們爭吵（17）。每當伽桑狄在場時，溫和的他總能確保蒙特摩學院裡的賓客們以禮相待。一六五五年十月二十四日，伽桑狄於蒙特摩的家裡辭世時，他發現有件事是再清楚不過的。他必須再將某個明星級的知識分子納入旗下，而且動作要快。就像過去曾找上笛卡兒，後來又找來伽桑狄，蒙特摩的目標是另覓新的才智之士，讓其成為他的學院成員。

但是，這次蒙特摩的眼界必須擴及其他國家了。伽桑狄不是唯一殞落的法國科學革命巨人：僅僅幾年的光景，他們失去了馬蘭．梅森納（Marin Mersenne）、笛卡兒、布雷斯．巴斯卡（Blaise Pascal）以及皮耶．德．費馬（Pierre de Fermat）⒅。不久後即將在科學革命中崛起，成為最傑出數學家與天文學家之一的，是荷蘭人克里斯蒂安．惠更斯（Christian Huygens）。而蒙特摩也絕不會諱言的是，惠更斯能在法國打響其名號，他自己有其貢獻。

年輕的惠更斯初次被介紹進入巴黎科學界的地方，就是蒙特摩的家裡，而且他很快就成為蒙特摩學院每週例會的固定出席者。蒙特摩努力取得惠更斯的信任，成為其友人，無疑的必須動用他自己的社會關係與財務資源，但也獲得了許多好處。而且，多虧了蒙特摩的慷慨援助，惠更斯才有辦法解答一個就連伽利略（Galileo）也覺得困擾不已的謎題。

四十年前，伽利略曾經驚訝地發現，土星原本是由三個圓球構成，奇怪的是，它居然變成了單一的橢圓形球體。這位義大利天文學家思考著土星為何會有這種令人困惑的改變，覺得不可思議：「到底該怎樣解釋這種奇怪的改變呢？也許那兩個較小的星體跟太陽黑子一樣，被吞噬掉了？也許它們就這樣失蹤，突然消散？也許是土星吃掉了自己的小孩⒆？」

接下來的三十幾年，土星的問題始終縈繞伽利略的心頭。一六一六年夏天他寫信給托斯卡尼公國（Tuscany）的君主。在信中他針對原有的三個球體學說提出重要修正：土星的兩個「同伴」並不是百分之百球狀的較小星體。它們是比較大的「半蝕」星體，或者是待在球狀土星旁邊的兩個「耳朵」（*anses*）[20]。伽利略看不出那是土星的星環，而是用了「耳朵」一詞，接下來的四十年，人們始終堅信這種描述方式[21]。

惠更斯猜想那是在土星周遭飄揚的東西。他在一六五八年用密碼寫了一封信給蒙特摩學院，他說：「土星的耳朵一定是我用下列暗語寫下的東西」：

a c d e g h i l m n o p q r s t u
6 5 1 5 1 1 7 4 2 9 4 2 1 2 1 5 5

數字所代表的是字母在謎語中出現的次數，經過重新排列後，可以變成下列幾個：*Annulo cingitur tenui, plano, nusquam cohaerente ad eclipticam inclinato* 意思是：「土星被一個薄而寬的星環包圍著，它與星球本身沒有接壤，靠近的地方（22）。」

蒙特摩寫了一封熱情的個人信函給惠更斯，藉此感激他選擇首先與學院分享此一訊息，並且說非常希望他能夠繼續把學院的聚會當成公布其他發現的最佳場合（23）。惠更斯幾乎是在一夜間就從一個不切實際的大學生搖身變成整個巴黎科學界的寵兒。不管他跟誰結盟，都能一起創造成就。

蒙特摩招募惠更斯成為學院的一員，如今有了回報，他感到非常高興。這位貴族常常欣賞著房間正中央窗戶前一具安裝在鍍金架子上的壯觀望遠鏡。那一具長度四英尺多一點的望遠鏡曾經是伽利略所擁有的（24），如今包在它外面的是一層紅色摩洛哥皮革。惠更斯是在加入蒙特摩學院後才超越了伽利略的成就。如今蒙特摩非常確定，法國科學的輝煌成就將會持續在他的豪宅裡降臨，而他身為知識的最終贊助者，名聲也能始終不墜。

1．參閱：Schechner, "Material Culture," 189–222. 在尼可拉斯·布勒尼（Nicolas de Blegny）為巴黎各種奢華商品所寫的指南裡面，他強調鐘錶碼頭是想要買科學儀器的人之首選，也證實了下方的河岸上有魚販，參見他的《巴黎各地便利指南》（*Livre commode des addresses de Paris*，一六七一年出版）。尚—多明尼克·奧加德（Jean-Dominique Augarde）則提供了較多細節，包括十七世紀末那些位於碼頭上的科學儀器專賣店地址，參見他的〈科學儀器的製造〉（"La Fabrication des instruments scientifiques"）一文，六十至六十一頁。

2．Brown, *Scientific Organizations*, chap. 4, and Turner, *Early Scientific Instruments*, 183..

3．Blegny, *Livre Commode*, 149, 295.

4．Turner, *Early Scientific Instruments*, 183.

5．Schechner, "Material Culture," 209.

6．同上註，211。

7．同上註，212。

8．同上註，210–214; Turner, *Scientific Instruments*, 170, 175。

9．Brown, *Scientific Organizations*, 89.

10．DeJean, *Essence of Style*, 124–126.

11．即今日的加拿大。

12．巧克力在當時不只是甜點，也用於醫療上。貴族的家庭醫生們早已開始用可可糖漿來當咳嗽、喉嚨痛與胃灼熱的處方，因此巧克力是晚餐後有助於消化的食品。可參閱：*Le Bon usage du thé, du caffé*。

13．DeJean, *Essence of Style*, 135.

14．可參閱：Brown, *Scientific Organizations, and Delorme*, "Un Cartésien ami."

15．Lennon, *The Battle of the Gods and Giants*, 7.

16．同上註，9。

17．Brown, *Scientific Organizations*, 68.

18．Taton, "Huygens et l'Académie royale des sciences," 57.

19．Van Helden, "Saturn and His Anses," 107.

20．Andriesse, *Huygens*, 122–123.

21．Van Helden, "Saturn and His Anses," 111.

22．這排重組的字母引自：Huygens, *Oeuvres completes*, vol. 15, 177。亦可參閱：Howard, "Rings and Anagrams: Huygens System of Saturn," 485。

23．Chapelain, letter no. 304, June 23, 1565.

24．Van Helden, "Telescope in the Seventeenth Century," 43; Westfall, "Henri-Louis de Montmor."

第七章・「他會爬多高才停下來？」

十七世紀末小說家拉法葉夫人（Madame de La Fayette）曾以其小說《克萊芙王妃》（*La Princesse de Clèves*）赤裸裸地刻劃出法國的宮廷生活。她寫道：「整個法國宮廷都被野心深深吸引。沒有人過著平靜而與世無爭的生活——每個人都忙著嘗試提升自己的地位，其手段是取悅、幫助或者阻礙別人[1]」。長期以來，人們之所以能夠攫取社會地位或者賺大錢，往往取決於官階、名銜、婚姻與樣貌等因素，還有檯面上以及檯面下的人際關係。然而，此時的最後仲裁者已經是英俊而年輕的法王路易十四自己。只要他興之所至，他可以立刻改變某個人在社會階層裡的地位——有時是被他提拔，但也有更多的人遭他降等。

路易十四是個眼神銳利，下巴有力而方正的年輕人，生就一副鷹勾鼻，象徵著他無疑是顯赫的波旁王朝的一員。他的一舉一動都流露出一種從容的自信，證明他深信那些自從他出生之後就開始環繞著他的種種傳奇故事。他那奇蹟似的誕生為自己贏得了「天賜之子路易」（*Louis-Dieudonné*）的外號——因為他爸媽，也就是奧地利的安妮（Anne of Austria）

以及路易十三（Louis XIII）婚後二十年間始終沒有子嗣。波旁王朝本來搖搖欲墜，多虧其誕生才確保了其存續，而就連路易十四自己也跟他的百姓一樣，相信自己是天賜之子。

綽號「太陽王」的他從小並未展現出帝王的氣宇。他不擅社交，口才駑鈍，而且害羞。宮廷裡流傳的耳語都說他「是個笨蛋」，不適合當領導人（2）。但是，後來這位幼君在混亂的局勢中被迫趕快長大。王朝的權威備受一場內戰的威脅，其母奧地利的安妮如今已成為攝政太后，與首相馬薩林（Mazarin）一起對抗惹麻煩的貴族們。一六四八年的某天晚上，一頭金色捲髮，眼睛大而無辜的路易從羅浮宮的床上被發狂似的王室成員搖醒。他們沒有多說些什麼，但是，年僅十歲的他從其噤聲細語以及慌張的語氣可以聽得出來，顯然是出大亂子了。路易與母親，還有抱著王弟的保母被人火速送上馬車。他聽見一些像是「陰謀」、「綁架」與「謀害」等可怕的語詞。他並不能徹底了解這一切，但是覺得非常恐怖。

馬車與車上的尊貴乘客們安全抵達巴黎近郊小城聖日耳曼昂萊（Saint-Germain-en-Laye），路易與被迫逃亡的隨扈們以乾草為床，睡得極不安穩，擔心口糧不知道能吃多久（3）。據說城裡到處都有暴動，路障綿延不絕。始終憂心忡忡的九個月流亡期間，路易在黑暗的房間裡聽到巴黎的無數動亂故事。一位巴黎的法官稱呼這次暴動為「投石黨亂」（the Fronde）——「fronde」一詞即法文的「投石器」。貴族們敢於挺身起義，對抗王室，宛如單挑巨人哥利亞（Goliath）的大衛。而且，偶爾從局勢看來好像被擊倒的可能是由那孩子所帶領的巨人（4）。

不久後，路易就發現他是法國國運之所繫，因此很容易成為眾矢之的。到了一六五三年，巴黎遭法國內戰蹂躪已經將近五年，但此時與西班牙的戰爭也即將爆發。於是法國又重新團結於這個國王的麾下。這位新國王無法忍受那些不了解所謂「君權神授」的貴族。年輕的君王發誓再也不能容許這些頭髮灰白，養尊處優的貴族有再一次挑戰君權的機會。他打算先發制人。至於那些不能了解，或拒絕認清此一鉅變即將到來的人，將會被掃到歷史的灰燼裡，任其自生自滅。

蒙特摩本來應該是一個識時務的人；尼可拉．富凱（Nicolas Fouquet）的厄運難道還不足以讓他警惕嗎？過去超過半世紀以來，國王實際上往往與大權在握的首相結盟，這形成了法國的統治基礎。所以說，當首相馬薩林在纏綿病榻數月後，於一六六一年三月辭世時，巴黎的那些貴族們開始想一個問題，也只有這個問題縈繞其心：誰會接掌馬薩林的大位？尼可拉．富凱是最有資格的前幾個人之一。過去將近八年以來，富凱一直是監管法國財政的大臣。投石黨作亂期間他對王室展現出無可質疑的忠誠度，因此才能於一六五三年獲得眾人垂涎的財政大臣職位。他執掌王室金庫的收支，發放預付款，籌措貸款，藉此滿足馬薩林與國王的所有需求。當財務吃緊時，富凱替國家出面取得大量借款，並且以其私人財產抵押——如此為國家效力的結果，就是能賺取高額利息（5）。事實上，富凱出身一個備受敬重的富裕世家。但是，光靠家族財產並無法解釋他為何能享受如此驚人的物質生活，他正在巴黎南郊興建的昂貴與豪奢宅邸之財源為何，恐怕也說不清楚。

他總共拆掉三個村莊才蓋出沃樂子爵堡（Vaux-le-Vicomte）這個佔地數千英畝的莊園（6）。為了蓋出一座在歐洲首屈一指的宅邸，富凱找來為數超過一萬八千人的大批工匠為他工作，工期四年。他招募了手藝最棒的石匠、畫家、雕刻家、園丁、掛毯織工、泥水匠以及水利工程師。負責監工的是勒沃、勒布倫以及勒諾特等三位大師，他們仔細盯著每個人的作品。稍後，這三個人則是因為負責興建法王路易十四那規模更大的凡爾賽宮而名留青史——但是，此刻他們三位大師還是富凱手下的人。

富凱不但是個精明的金融家，也贊助文藝活動。他親自挑選一批當代最有名的藝術家與作家，邀他們進入莊園。過於權謀而有野心的他深知藝術與文學的力量。他投資作家的方式與金融交易無異，而每當他支持某個藝術家時，也總是會預期全額的回報，甚至還帶著豐厚利潤。為了表達感激之情，作家把阿諛之詞形諸於出版的文字，任誰看了也都會覺得不好意思——這些拍馬屁的文字將會被廣為流傳，為贊助者贏得美名。劇作家皮耶·高乃依（Pierre Corneille）很久沒有作品問世，富凱給錢請他繼續創作。富凱也付款給莫里哀（Molière），要他在莊園裡演出戲劇作品，並且聘請作曲家尚─巴蒂斯特．盧利（Jean-Baptiste Lully）為戲譜寫配樂。富凱還聘請詩人尚．德．拉封丹（Jean de La Fontaine）把沃樂子爵堡中精心舉辦一個個宴會的過程鉅細靡遺地記錄下來（7）。

無疑的，富凱能夠興建沃樂子爵堡，全都因為他是個侵吞高手。當然，富凱絕對不會是第一個，也不是最後一個挪用公款的官員，包括大名鼎鼎的黎塞留（Richelieu）與馬薩林，還有其他政府官員多年來也都會中飽私囊。但是，富凱莊園的盾徽也許太過招搖，簡直就像在頌揚那些非法收入。富凱的家鄉在安茹（Anjou），在當地方言中，*fouquet* 這個字的意思是松鼠。在沃樂子爵堡中，到處可以看見一個盾徽：幾隻神氣活現的松鼠坐在象徵著榮耀與勝利的桂冠裡面。在下方頂住桂冠的是兩隻獅子──不容置疑的，意思是希望他能夠獲得獅子一般的路易國王的支持。穿梭於那幾隻松鼠之間的，是一道上面寫著富凱的座右銘的卷軸：*Quo non ascendat?*。意思是，「他會爬多高才停下來？」

接下來的六個月裡面，富凱只專心在準備一個活動：一個令所有宴會失色的盛宴，一個能彰顯他身為國王臣子的榮耀之慶祝會。一六六一年八月十七日晚上，富凱帶領著國王與其朝臣們到他那雄偉的莊園去參觀。仕女們穿著多層次的絲質禮服，紳士身上的服飾則是及膝長褲與鮮豔大衣，他們穿梭於一個個房間之間。城堡裡的每個東西，無論大小都優雅極了，數以百計的掛毯、手工繪製的壁紙、鍍金的天花板與吊燈、雕工精細的傢俱與雕刻品把每個角落點綴得輝煌燦爛，足以與羅馬匹敵。富凱帶著路易來到國王專用的房間，其雕飾更是精美無比。等到國王稍事休息，離開房間時，夜色已深，星光甫現。朝臣們重新聚集在那橢圓形的最大沙龍裡面，那是一個被勒布倫設計成「太陽宮」的地方。牆壁上方擺著一個個象徵著四季與群星的雕刻作品。穹頂的正中央除了有引人注目的太陽神阿波羅，又有一隻松鼠。

當晚凌晨時分，在享用宵夜後，路易與主人富凱道別。國王大可以選擇留在富凱的莊園，回到他的房間裡去休息，而不用踏上長達好幾個小時的旅程。但是他已經看夠了，也測試過自己的耐性，該是離開的時候了。在毫無預警的情況下，天空被爆開的火花點燃，接著立刻四處煙霧瀰漫。眾人以為沃樂子爵堡剛剛是被彗星或者砲彈擊中，尖叫連連，兩匹馬跳了起來，王后的車被牠們拖行，翻了過去。馬兒急著想要從一團混亂中逃走，結果一頭栽進護城河裡面淹死了。煙消霧散後，國王與王后的安全也已無虞，人們才搞清楚爆炸是怎麼一回事。原來是富凱為了跟國王道別而從城堡的穹頂上放煙火，施放的數量多到足以擊潰一小支部隊（8）。

派對過後，時間一天天一週週過去，富凱緊張地等待國王的訊息，一心希望他那用來表達敬意與歡慶的演出能夠為他爭取到垂涎已久的首相職位。到了九月初，他再也等不下去了，於是便召喚家僕，要他們趕快幫他打包行李，他要趕往南特（Nantes），亦即當時國王的御駕所在。我們不知道富凱在馬車離開之前是否曾經轉身欣賞一下他那城堡般的住所。如果他沒有的話，那真是大錯特錯了：因為那將會是他對沃樂子爵堡的最後一瞥。

富凱是如此確定自己一定會獲得國王的支持，以至於他在盤算時居然忽略了惡毒的尚—巴蒂斯特．柯爾貝爾。柯爾貝爾是個表情冷漠的人，稀疏的棕色頭髮總是掛在長著酒窩的圓臉旁邊，他對社交遊戲沒有多少耐性。事實上，正因為他總是冷冷的，才會被那些最具影響力的社交圈揹客取了一個「北風」（*le Nord*）的外號（9）。馬薩林對他向來最為看重，兩人是長期的盟友。柯爾貝爾的人生目標就是要造就國王的輝煌事業。個性嚴肅而直率的柯爾貝爾承王命行事，一天工作的時間在十六個小時以上。他熱愛為國王效力，他認為那是他的使命，是他的養分。而且跟路易十四一樣，他一想到那些詭計多端的貴族就覺得討厭。

在去世前一天，馬薩林用氣若游絲的聲音告誡路易，千萬別重用富凱，表示他相信柯爾貝爾（10）。國王把馬薩林的推薦聽了進去，他悄悄囑咐柯爾貝爾調查財政大臣富凱。而路易在沃樂子爵堡的所見所聞進一步確認了柯爾貝爾的調查結果：他們不能任由富凱繼續胡作非為。不過，對於努力不懈的柯爾貝爾而言，此次調查產生了一個對他有利的次要效應：他除去了一個同樣受國王重用的對手。法王路易於九月五日他生日那一天在南特與大臣們舉行了議政會議，與會者包括同樣都要爭取國王支持的富凱與柯爾貝爾[11]。會後，國王要求富凱留下來，此舉令他內心雀躍不已。他以為時候到了。他已經獲選為繼任者，至少他是這麼認為的。國王先跟富凱閒聊，然後對著富凱身後一個站在門口的人點點頭。那個人走向前來——他是國王的御前侍衛頭頭，後來被寫進小說《三劍客》裡面的達太安（D'Artagnan）。達太安根本不像兩百年後小說家大仲馬（Dumas）筆下描繪的那樣愛胡鬧，他是個有禮的人，處處以敬意待人。這位侍衛以品階最高朝臣應享的禮儀來對待富凱，將他帶出大樓，交給在院子裡面等待的五十個衛兵[12]。

經過三年的法院審判過程，富凱被判終身獨自監禁——一開始關在巴士底監獄，後來移送到位於杜林（當時仍由法國統治）附近，環境髒兮兮的皮內羅監獄（Pignerol）。而柯爾貝爾則是秉承御令，將沃樂子爵堡的一切豪奢物品充公，召集該座城堡的建築師，由他監工，蓋出一座更大也更豪華的城堡：凡爾賽宮。那專屬於富凱，無所不在的松鼠盾徽並未被清除掉。稍後柯爾貝爾會在旁邊畫上草蛇，那是他自己的家徽。於是，松鼠不但被兩邊的草蛇追殺，盾徽上的座右銘也改為*Quo me vertam nescio*，意思是：「我不知道要求助於誰（13）」。直至一六八〇年，也就是十七年後，蒙受奇恥大辱的富凱才孤伶伶地死在監獄牢房裡。

就在年輕的法王正以各種最明顯的方式來展現權威之際，那些在蒙特摩的莊園裡舉行的會議也變得越來越充滿爭議。天文學家伊斯邁爾．布利奧（Ismael Boulliau）以其慣用的直率語氣描繪蒙特摩學院裡發生的哲學爭論：

> 蒙特摩學院的成員們……發生激烈爭辯，因為他們所爭吵的是關於追尋真理的問題；有時候他們嚴厲指責對方，等到發現真理卻又出於忌妒心而將其否定，因為，儘管他們每個人都宣稱以研究與探求真理為己任，但等到真理出現時，卻都想當真理的唯一發現者。還有，如果有人真的在追尋的過程中發現了真理，沒有人會自願和樂於與其分享成果，因為每個人都認為，即便只是與那個勝利者分享一點蠅頭小利，承認他是真理的真正發現者，都會損及自己的名聲與榮耀（14）。

蒙特摩學院的常設祕書塞繆爾・德・索比爾（Samuel de Sorbière）不曾諱言他深信集權化的政治結構。索比爾是湯瑪斯・霍布斯（Thomas Hobbes）的信徒，他曾在一些論文裡面大聲疾呼，「與生活在比較不極權的政府體制底下相較，受專制政府統治的人民比較快樂。」──這就是霍布斯在其《利維坦》（*Leviathan*）一書提出的主張（15）。於英國內戰期間（一六四二～五一年）霍布斯呼籲公民把他們的權力交給領袖們，藉此確保和平。若無極權政府，衝突將會無所不在，人類的生活會變得「孤單、貧窮、骯髒、殘酷與短暫（16）」。與其要忍受這種悲慘的命運，不如擁護一個偶爾會濫權的有效率領袖。

這些原則深植於索比爾的心底，他致力於確保蒙特摩能在學院中佔有適切的一席之地，也就是無可置疑的學院領袖──這不只是對學院的發展有好處，對他來說，也是一種霍布斯式的社會實驗。他深信，學院是法國社會的縮影：如果想要維持和平，確保進步，就需要章程、規約以及權力一把抓的領袖（17）。

幾年前，索比爾就起草了蒙特摩學院的九條規約，公開提交給所有成員。索比爾的規約宣告學院的每一次會議議程都將由蒙特摩一人擬定。也只有這位學院主人有權指定兩個成員在會議上進行報告，不得有人打斷，而且主題由他選定。學院的常設祕書索比爾負責事先撰寫所有對於報告的評論，並且列入會議紀錄中。他宣稱：「本院不容許任何人打斷進行中的報告。」唯有如此，學院才不會「為了無用的枝微末節而耗費心思(18)」，虛擲時間。儘管索比爾在學院事務上的作風專斷，但是卻被蒙特摩的和善風格給中和掉了。蒙特摩非常喜愛被他招攬到家裡來的知識分子，但事實證明，在面對那些無理取鬧的傑出科學家時，他並無法維護秩序。如今，就在富凱被捕與遭囚之後，信奉霍布斯學說的索比爾找到一個受其敬重，而且可靠果斷的領導者。儘管國王對待富凱的方式令貴族們震驚，也許有人會私下抱怨此事，但他們很快就會發現，測試國王的耐性是很危險的事，就算有不滿也不會說出來。

身為學院的常設祕書，索比爾總是會注意政治風向。歷經富凱事件後，他開始對年輕國王的果決感到欽佩不已，於是便想要換邊站。一六六三年四月三日星期二這一天，索比爾站在蒙特摩學院的所有成員面前，他一開口便感謝多年來蒙特摩對於科學研究的貢獻。索比爾宣稱：「第一個讓巴黎對我們進行的研究感興趣的人，是我們卓越的領導者，他也讓我們對上帝的傑作感到好奇，激發了我們想要把人類的工業往前推動的欲望。」索比爾裝腔作勢地頓了一下，接下來的一席話聽起來簡直就像是一席悼詞：「我們只能希望接下來他會把本學院交到政府手裡，藉此持續為他過去的偉業獻身，為公眾謀利(19)。」

索比爾對著所有學院成員說：「國王年紀尚輕，心地良善，而且他也已表態，願意考慮建立一個可以讓我們繼續進行研究的公有學院。」索比爾主張，在國王的民族主義大業中，科學研習與發現扮演著關鍵角色，這等要事不能交由眾家私人學院胡為，以免搞砸了。此外，讓蒙特摩這種貴族為研究自然世界奧祕的科學活動設定議程，不只與太陽王的集權舉措相左，更會阻礙科學的進步。索比爾設法讓羅浮宮當局一定能看到他的演說講稿，而且還附了一封寫給柯爾貝爾的信函。當然，信中的措辭照索比爾的往例，極盡諂媚之能事，過去他就是這樣而聲名狼藉的：「你會看到我在四月三日的演說將對大眾有重要貢獻，前提是那些為了法國的榮耀而努力的人必須思考一下我說了些什麼。」索比爾在信中說，與柯爾貝爾分享其演講內容並不是希望求取個人利益，這實在是違心之論。他最關心的，是他與其餘自然哲學家是否能夠專注在「科學的事務」上面。

柯爾貝爾把索比爾當成一隻討厭的蒼蠅那樣趕走。他並不相信索比爾，覺得他的請求只是一件出於私利的麻煩事。身為首相的他之所以拒絕對國王提出此一建議，也是因為財務考量。柯爾貝爾在用錢這方面向來很小心，他發現自己所簽署的昂貴開銷已經超過他能忍受的範圍。凡爾賽宮的工事已經在全面進行中。國王一直提出擴建的要求，並且下令徵調最出名的工匠，使用最昂貴的建材。而且，國王早已計畫為其深愛的情婦德拉瓦里埃小姐（Mademoiselle de La Vallière）舉辦長達七天的慶祝活動，這意味著，為了在夏天的期限之前完成，工程變得更趕，支出也變得更為龐大。

儘管柯爾貝爾一開始似乎態度冷淡，但是索比爾的一席話讓蒙特摩學院裡的科學家們都有所領悟。他們的確會因為蒙特摩願意提供「無限量的機器與儀器」而永遠感激他——當然還包括他那些傳奇性的餐宴[20]。但是，就連「有錢的蒙特摩」的兒子這等富豪也負擔不起科學發展所需的一切開銷。索比爾用確信的口吻表示：「先生們，事實上只有國王、君主，或者一些明智而富有的共和國足以供養一個能夠持續進行實驗的科學學院。」到時候，「本院的機械學研究還是會跟現在一樣不完備，本院的醫學研究還是一樣盲目，而本院的科學研究只能帶給我們一個確定的教誨，那就是我們還不了解的東西永遠無窮無盡。」索比爾的批評毫無保留，而且他特別針對的目標是曾讓蒙特摩寄予厚望的天文學。「光是想想看觀察星象所需的空間就好，還有製作一具四十尺長望遠鏡所需要的機器……第谷·布拉赫（Tycho Brahe）不就是被迫把他的烏拉尼堡（Uraniborg）建造成一個天文台似的城堡，而非人住的地方？」

烏拉尼堡是在十七世紀的最後那幾十年間興建的，向來被稱為歐洲第一個完備的天文台。它位於哥本哈根附近的一個小島上，是丹麥國王弗雷德里克二世（Frederick II）送給布拉赫，用於支持其研究的禮物。天文學家布拉赫對於細節的注意一絲不苟，他堅持天象觀察應該是一件仔細而具體的事，不能泛泛而論。他堅持常常檢查他所設計的儀器，藉此保持準確，並且把行星運行的軌道清楚地記錄下來。結果，布拉赫的詳細天文學資料就是這樣造就了約翰內斯．克普勒（Johannes Kepler）的行星運動研究，促使他發現行星的橢圓形軌道。索比爾無疑是想要利用布拉赫的名字來提醒蒙特摩學院的明星：克里斯蒂安．惠更斯。此一主張絕對曾吸引惠更斯的注意，因為早在一六六三年初他就曾經呼籲應該成立一所國家級的科學院。惠更斯曾向一位同事抱怨道：「此時我們比過去更希望能夠建立一所穩固而常設的學院，為了達成此一目的，各種建議也已經提出一段時間了；然而，我們的進展卻如此有限，所以就連最熱心的人也開始認為成功已經絕望了(21)。」

柯爾貝爾原本對於這種請求的回應是如此冷淡，但是其態度卻在一六六四年底與一六六五年初出現了一百八十度的轉變，因為那些據說先前曾為倫敦帶來一連串災厄的驚人彗星此時出現在天際，令全歐洲驚慌失措。在巴黎，不管是天文學家或者一般的觀星者都熬夜，彗星於空中綻放出來的驚人亮光令其讚嘆不已。彗星會帶來改變，這一點是無可置疑的。就連御前侍衛達太安據說都曾整晚沒睡，只顧著眼盯彗星，也許他心裡想的是彗星的到來對於他的侍衛隊來說有何含意(22)。天文學家更藉此重申其呼籲，主張必須建造一座大型天文台，如此一來法國才能揭開天象的祕密，而不是恐懼地對著天空乾瞪眼。

顯然此時柯爾貝爾聽得進去了。為了從圈內人的觀點去了解科學界的現況，柯爾貝爾找上了蒙特摩的老友，學院忠實成員尚．夏普蘭（Jean Chapelain）。頭髮花白的夏普蘭深知，當國王找他幫忙時，他必須把友誼擺在一邊。一六六五年七月，夏普蘭把一份值得王室保護的八十二位傑出人士清單提供給柯爾貝爾：蒙特摩並未名列其中[23]。然而，在夏普蘭的名單裡，第一個名字就是克里斯蒂安．惠更斯，蒙特摩學院的明星[24]。

如果說一六六四與一六六五年的大事是彗星一個個來報到，那麼一六六六年最驚人的就是七月二日發生的日蝕了。此時柯爾貝爾已經全然相信天文學研究的重要性了，他提供自宅當作觀察天象的地點。惠更斯、阿德里安．奧祖（Adrien Auzout）以及皮耶．德．羅貝瓦爾（Pierre de Roberval）等三位過去蒙特摩學院的成員與其他人一起於破曉之際聚集在柯爾貝爾家。他們帶著兩具望遠鏡、一個六分儀以及一座擺鐘（擺鐘的發明人正是惠更斯），還有其他儀器[25]。我們無從確定柯爾貝爾本人是否在場，但顯然他已經認同他們的目標——而且，如果他希望他家能夠發揮徹底的效用，就必須創造出一個不同的環境。

在沒有大張旗鼓的情況下，法國科學院的第一次正式會議於一六六七年十二月二十二日這天舉行了。在這之前，法王路易十四已經正式首肯建立學院——此時早期的科學發展已經變成國王的事業，而不是由有錢人私底下資助的活動。學院獲准全權使用國王那一間位於維維安街（rue Vivienne）八號的私人圖書館——該館與後來於十九世紀興建的巴黎歌劇院（Opéra Garnier）相距不遠，而與位於維維安街二號的柯爾貝爾家更是只有幾門之隔。

首相柯爾貝爾承諾王室將會全力支持科學發展，他也沒食言。蒙特摩學院這一類私人機構儘管還存在著，但已經失去效用，而科學家們需要的是只有國王才提供得起的資源。代價是，他們知道現在是秉承路易十四的王命做事，忠心耿耿者將會獲得可觀賞賜，但如果拂逆了他，也會受到嚴厲處罰。惠更斯獲得他無法拒絕的優渥待遇。他的年薪幾乎是學院裡一般法國成員的四倍——還有國王圖書館裡的寬敞住所(26)。國王還承諾他，那個住處只是暫時的。他將會為此時法國首屈一指的天文學家蓋一座無可匹敵的天文台，滿足其研究上的需求，並且提供舒適生活，地點由學院指定。過去惠更斯曾長期擔任蒙特摩學院的主角，如今他領的是國王的薪水。

惠更斯寫道：「蒙特摩學院就這樣永遠走入歷史。然而，看來其廢墟上將會有另一所學院誕生(27)。」蒙特摩被背叛了。毀了他的人是索比爾，如今惠更斯已經超越他，整個學院的成員都離他而去。索比爾於一六六三年發表那一席演說後，學員成員們於混亂中紛紛離去，直到一六六六年十二月，由柯爾貝爾主導的法國科學院才正式成立，但蒙特摩在這兩個時間點之間都沒有什麼動作。難道蒙特摩知道與路易十四及其王室資源對抗是沒有用的，只會為他帶來風險，所以就此撒手？就算如此，他也沒撒手太久。

尚─巴蒂斯特・德尼自信滿滿，在塞納河畔上他用一隻年輕而健康的狗與一隻長滿癬疥的老狗進行輸血實驗，當蒙特摩目睹這一切時，深信他很快就會變成巴黎的名人。依照伽桑狄與惠更斯的往例，蒙特摩決定為進行輸血實驗的德尼提供成名所需的一切。多虧了他，也許蒙特摩終究真能與國王的法國科學院一較高下。

1・Madame de La Fayette, *Princesse de Clèves*, 41.
2・Astier, "Louis XIV," 74.
3・Motteville, *Memoirs*, vol. 2, 47.
4・Ranum, *Paris in the Age of Absolutism*, 276.

5．Kettering, *French Society*, 193–194.
6．Ranum, *Paris in the Age of Absolutism*, 331.
7．同上註，332；La Fontaine, "À M. de Maucroix. Relation d'une fête donnee a Vaux. 22 aout 1661"; La Fontaine, "À M. de Maucroix. Ce samedi matin, septembre 1661," *Oeuvres diverses de la fontaine*, 180。
8．La Fontaine, "À M. de Maucroix," 22 August 1661.
9．塞維涅侯爵夫人本想把柯爾貝爾拉進她那龐大的社交圈，但並未成功，因此幫他取了「北風」（*Le Nord*）這個外號。
10．Trout, *Jean-Baptiste Colbert*, 40.
11．有關路易十四逮捕富凱之前長達數週的種種安排之細節，可參閱：Dessert, *Fouquet*, 231–262。
12．Madame de Sèvignè, "Lettre à Pomponne," 24 November 1664.
13．Montclos, *Vaux Le Vicomte*, 147, and Voltaire, *Le Siècle de Louis XIV*, chap. 25, 277–279.
14．Brown, *Scientific Organizations*, 77, 86.
15．"Discours sceptique en faveur des bêtes et du gouvernement despotique," *Les Memoires de l'Abbe de Marolles*, n.p. See Morize, "Samuel Sorbière (1610–1670)," 241.
16．Hobbes, *Leviathan*, 186.
17．索比爾寫信給霍布斯，表示他認為如果學院欠缺嚴格規範的話，「恐怕我們的蒙特摩學院的下場……終將印證你的政治理論，而且我們的自然科學成就越少，越能透過實踐的方式證明你那最為精湛的政治哲學主張是對的。」參閱：索比爾寫給霍布斯的信，一六六一年五月十二日，*Correspondence*, vol. 2, 896. 亦可參閱：Adkins, "The Montmor Discourse."。
18．索比爾為蒙特摩學院所制定的章程內容可參閱：Bigourdan, *Premières sociétés savantes*, 13–14。
19．索比爾於一六六三年對所有蒙特摩學院成員發表的那一席演說可參閱：同上註，14–20。
20．同上註，15。
21．Brown, *Scientific Organizations*, 133.
22．Madame de Sévigné, "Lettre a Pomponne," 18 December 1664.
23．Collas, *Jean Chapelain*, 361–369.
24．Collas, *Jean Chapelain*, 383–388.
25．Sturdy, *Science and Social Status*, 74–75.
26．Hahn, "Changing Patterns," 407.
27．Brown, *Scientific Organizations*, 133; Huygens, *Oeuvres completes*, vol. 5, 70.

第八章・國王的圖書館

蒙特摩的私人學院瓦解後的幾個月裡面，新成立的法國科學院的主要任務之一就是利用科學為國家創造策略上的好處，並且為國王帶來榮耀。對於學院的地理學家、天文學家以及數學家而言，這意味著他們必須研發測量技術，藉此幫助國王的軍隊打勝仗。而工程師與物理學家的工作，則是研製更厲害的火藥、抽水機以及任何可用於旅行與生產的前瞻性機器。在生醫領域方面，也該是內科醫生與英國人一較高下的時候了。這意味著，不論結果是輸是贏，雙方必須打一場血液研究的戰爭。儘管在醫學領域裡的勝利並不像戰場上辛苦打贏的勝仗那樣可觀，但仍可證明法國優於英國。

法國科學院才剛剛開始在國王圖書館的兩側設立其實驗室。主要實驗室面對著修剪整齊的溫室，就連它也還沒完工，混亂不已。實驗室中有許許多多開了一半的木箱，對於每個充滿好奇心的十七世紀古人而言，裡面到處都是他們想要的東西。包括大量用小玻璃瓶裝的鮮豔粉末、酸液、硫磺，還有蒸餾器、研缽與杵、放大鏡、顯微鏡、桶子與碗——當然也有繩子，因為這裡常會出現一些被當科學實驗對象的動物。

學院成員們可以選擇數量不限的多種外國動物腐屍來進行仔細解剖。這些實驗對象是從路易十四的凡爾賽宮獸欄裡直接送過來的。他的獸欄建於一六六二年到一六六四年間，是現代動物園的前身，裡面住了一百二十三種哺乳類動物，其餘還包括兩百三十九種鳥類以及至少十種兩棲動物，從變色龍到鱷魚都有（1）。這些罕見的動物從全球各地精挑細選而來，不只奇特，其色彩鮮豔的羽毛、皮革或者鱗狀皮膚是令人瞠目結舌的奇觀，足以顛覆想像力的極限。在這個剛剛發現新航線的時代，蕃茄、咖啡與巧克力等東西都才開始傳入法國，光是看到宛如神話動物的野獅或大象，就足以讓法國人說不出話。

動物的遭遇通常都不太好。其中許多都無法適應法國的濕冷冬天，其他則是因為人為疏失而被餓死，或者因為整天被關在小籠子裡而身形扭曲（2）。然而，凡爾賽宮的損失就是法國科學院的收穫。當動物死後，其屍首會被立刻送到國王圖書館的內科醫師與解剖學家手裡，有時候則是送到學院成員的家中。我們不難想像很少解剖室是令人感到舒適的空間，法國科學院的實驗室也不例外。稍後，英國一位名叫馬丁・李斯特（Martin Lister）的旅人寫道：「私人的解剖室……就算不能用恐怖來形容，至少也是令人討厭的地方：那裡擺著一籃解剖工具，像是刀子或鋸子等等，那裡擺著一具大腿與小腿被剝皮的屍體，肌肉被割得支離破碎；另一具屍體的手臂也以同樣的方式被切割，這裡又有一個盤子裝滿了碎肉（3）。」跟隨動物屍體一起送來的東西還有「生命之水」（eaux-de-vie）——那是一種通常用水果蒸餾而成的透明烈酒。「生命之水」除了可以用來沖洗動物屍體，其另一個功能是被拿來洗手，或者每當解剖學家想要鎮定神經與胃部，也會拿來喝。

克勞德．佩羅（Claude Perrault）曾解剖過的動物包括駱駝、豪豬、獅子、猴子、鴕鳥與變色龍。佩羅的雙眼炯炯有神，命令他探究英國輸血實驗是否為真的人，就是柯爾貝爾。新成立的法國科學院要開始進行血液實驗，此事並未讓佩羅感到興奮不已。當英國輸血實驗成功的消息越過英吉利海峽，來到法國時，他跟許多巴黎醫界的成員一樣感到困擾。醫生這一行做**放血**這件事已經有好幾百年了，如今卻有人要求他們想辦法輸血**進去**。對他們來說，輸血是一件極度丟臉而且違反常識的事，非常難以接受。

佩羅是巴黎大學醫學院的畢業生，其個性並不愛創新。巴黎大學擁有全歐洲最保守的一家醫學院，長期以來令其遠近馳名的是該院死守著蓋倫與希波克拉底的理論，並且與對手進行激烈爭辯。每一個曾在巴黎大學醫學院受過訓練的內科醫生都深信不疑的是，蓋倫的學說不只是正確無誤，而且是「不可挑戰」，甚至可以說是「曾受到神的啟發（4）」。蓋倫的結論好像承載著整個醫學體系，簡直就是古廟的柱子：質疑蓋倫很可能會把整個醫學神殿給毀掉。

一如過去佩羅在大學習醫的時代，如今巴黎的醫學生們仍然會背誦人體內部那個依賴熱氣，透過「燒煮」而運作的過程，而且不會有一絲懷疑。如果沒有熱氣，食物就不會變成乳糜。沒有乳糜，就不會有血液產生。沒有血液，男人就無法製造精液，女人則沒有奶水（蓋倫主張，精液與奶水都是透過血液產生的）。如果說，透過熱氣，人體就能產生這些繁殖與生存所需的重要元素，那麼冰冷就會造成疾病與不孕，更嚴重時還會死亡。克勞德．佩羅的醫術嚴格遵循著自己在巴黎大學醫學院時代所學到的標準體液理論。克勞德的傳統醫術也曾受過考驗：某次其長兄尚到波爾多去觀光，沒想到卻註定要死於疾病。儘管尚很可能是染上了傷寒，但兄弟倆卻非常確定是因為尚睡覺時用的床單曾經被放在玫瑰旁邊晾乾。據說玫瑰會讓人體變涼，因此造成尚身體中的體液無法平衡，進而使其身體無法恢復熱度。他們認為尚的身體抖個不停是因為失去過量熱氣而引起的（因此才會有發燒的症狀），而之所以失去熱氣，則是因為受到冰冷體液的侵擾。如果想恢復體內平衡，必須要透過通便與放血來釋放那些侵擾他的體液。

克勞德安排一位理髮師兼外科醫師來幫他哥哥從手臂與腿部放了好幾次血。當放血看來沒有什麼效果時，他們試著在尚的耳朵後面擺水蛭，但是那裡因為曾經被塗過熱藥膏而起了水泡，水蛭發揮不了作用。他們急於挽救尚的生命，於是每次放血時也餵他喝肉汁清湯，並且灌腸通便。此外，還幫他在胸口抹上珍珠粉與風信子球莖的混合物，藉此幫尚暖血，同時把開腸剖肚的鴿子擺在他的頭皮上，希望能助其取暖，擺脫發抖的症狀。儘管克勞德大費周章地搶救哥哥，尚還是於幾週後辭世（也有可能是他把哥哥給害死的）（5）。

佩羅身為法國科學院的創始成員，不管是在做研究或者行醫時，他都是既認真看待自己的職責，也嚴守傳統。首相柯爾貝爾要佩羅負責探究英國人有關輸血實驗的說法，佩羅並不高興。他認為輸血的概念純屬想像，甚至令他感到困擾，不能當真。但是不管首相的命令為何，其實也就是王命，佩羅還是必須勉強自己去執行。

佩羅同意組織一個專責委員會。從一六六六年一月開始，幾乎比德尼在塞納河畔公開輸血早了兩個月，佩羅與兩位同事一起在國王圖書館裡面開始悄悄進行輸血實驗（6）。兩隻被拴住的狗機警地吠叫，奮力掙扎，結果還是被綁在實驗室中間的大桌子上。天文學家奧祖不理會兩隻狗的反抗，在一個個箱子裡尋找也許可以用於實驗的東西。奧祖曾經與惠更斯一起力勸柯爾貝爾以及國王建立一所新學院，他樂於提供任何幫助，讓學院能開始進行研究，就算搞得血淋淋也無所謂。外科醫生路易・蓋伊特因特爾（Louis Gayant）謹慎地在兩隻狗身邊走來走去，他把一個裝手術工具的大箱子拿到桌上，在他那刺繡華服外面套上一條因為沾滿血跡而硬梆梆的圍裙，嚴肅的佩羅又在火爐裡添了一根木柴。

奧祖先確定狗已經被綁緊，嘴套也戴好了，佩羅與蓋伊特因特爾即刻把他們的手術刀準備好——跟英國人的做法一模一樣。當他們倆在狗身上下刀時，圖書館的洞穴狀天花板下也一樣迴盪著痛苦的尖叫聲。他們趕緊把管子分別插進一隻狗的靜脈與另一隻的動脈裡，照著英國皇家學會揭露的方式，把牠們倆連結在一起。大量的血液從兩隻狗身上急速流出，進入插管裡，流到桌上。佩羅看著滴在地板上的血，眼睛都瞇在一起了。他盯著眼前情景，懊惱困惑，挫折之餘也感到自己的血衝往臉部。看來好像沒有任何東西流進輸血管裡。實驗失敗了。

佩羅看著兩隻狗嚥下最後一口氣，覺得越來越憤怒。他們的競爭對手，那些英國專家們宣稱能辦到，但他和同事們卻不能搞定這個實驗。現在他必須再做一遍這個血淋淋的實驗——光想就令他不快。

對於畢業於巴黎大學的他，以及如今他所屬的法國科學院而言，如果他們不能複製輸血實驗，顯然意味著英國人的聲明過於誇大，甚或說了謊。此外，嘗試如果失敗，就能確保過去幾百年以來始終把法國醫界結合在一起的傳統學說沒問題。事實上，也許早在法國科學院進行實驗以前，這個結果早就已經確定了——或者說這至少是他們希望的結果。簡而言之，他們之所以無法複製輸血實驗，是因為輸血本身壓根就不可能。

然而，儘管佩羅對輸血有所疑慮，他還是不願意放棄。第一次實驗失敗的兩天後，他們三個又見了面。佩羅大聲咆哮，說得很清楚：他跟兩位同事並不會只是把英國的實驗重做一遍。法國科學院將會修正整個實驗，一勞永逸地超越其競爭對手。他們會做得更多，也更好。英國皇家學會聚焦在單向的輸血實驗，血從供血者流往受血者身上。佩羅與同事們打造出一個血液可以雙向流動的輸血系統。每一根插進狗身上的鐵管都有受血與供血的套管。也就是說，每隻狗同時都是供血者與受血者。藉此牠們可以有效地交換血液。國王圖書館裡有一個手工精湛，備受信任的鐵工在場待命，他可以完全按照科學家的草圖打造輸血專用的鐵管。

這次血液似乎奏效了。他們幾個人驚訝地看著一隻狗的靜脈隨著另一隻的動脈一起有韻律地跳動著。然而，並未持續多久，其中一隻幾乎於稍後立刻死去。解剖受血者後發現，牠的右邊心室裡面有許多凝結的血塊。至於另一隻狗則是活了下來，但是實驗過了很久之後牠還是脾氣不好，身體虛弱——根本不像皇家學會所宣稱的，狗會在實驗後恢復活力。

他們很可能是看到了抗原反應的徵兆而不自知。狗不像人類只有四種血型，而是有十幾種以上。實驗後可能會出現血液不相容的反應是可預期的。如果輸錯了血，有些狗不會

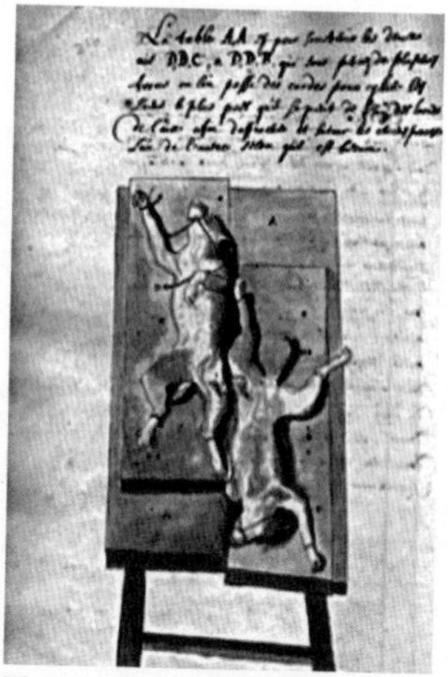

圖 12（左）：在呈報給法國科學院的備忘錄裡面，蓋伊特因特爾用手繪的草圖來記錄以兩隻狗進行的輸血實驗，實驗地點在法國科學院裡面，時間是一六六七年年初的那幾個月裡。圖片來源：© Académie des sciences-Institut de France

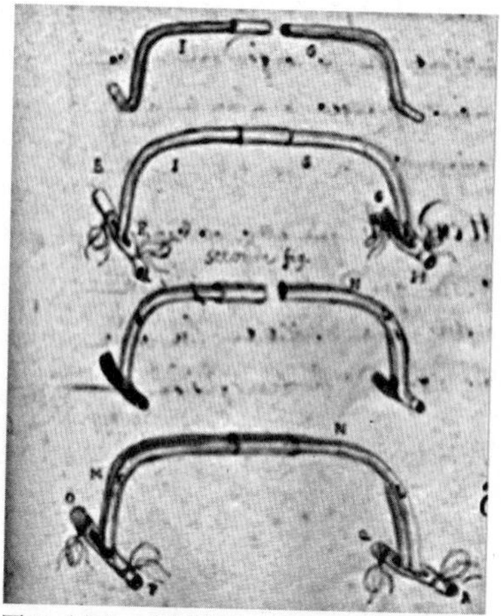

圖 13（右）：佩羅設計，委請專人打造的雙向輸血管（一六六七年一月二十二日）。圖片來源：© Académie des sciences-Institut de France.

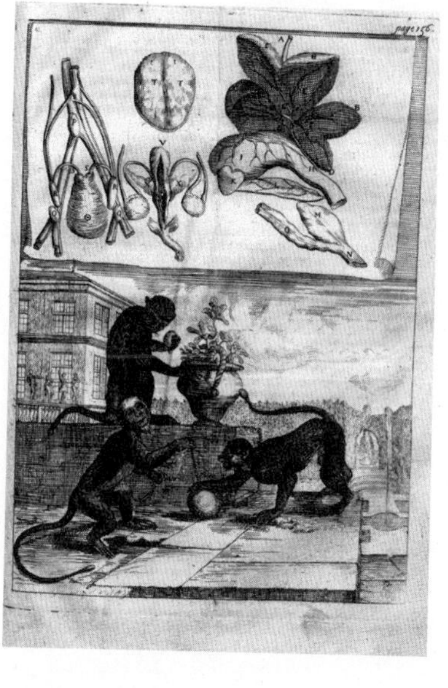

圖 14：克勞德・佩羅繪製的猴子以及解剖後的猴子，背景裡的建築是凡爾賽宮。引自《博物學》（*Histoire Naturelle*，一六七六年出版）一書。圖片來源：University of Wisconsin-Madison, Special Collections.

出現明顯反應。至於其他的狗，則可能會死掉。佩羅的受血狗可能對於不相容的血液特別敏感。不過，對於狗的死亡還有另一種可能的解釋。透過後來的實驗我們知道佩羅有用同樣的狗重複進行實驗的習慣。有時候他還會做一些沒有記錄下來的實驗。如果在這次實驗前他還做了其他實驗，重複使用上一次實驗時的狗，這就足以解釋為什麼法國科學院無法透過這次與後來的實驗來重現英國人的實驗。如果受血的狗接受不相容血液的次數超過一次以上，很可能會出現嚴重的反應，甚至要了牠的命。

一六六七年一月二十二日到三月二十一日期間，佩羅、蓋伊特因特爾以及奧祖持續進行他們的實驗。把狗弄死的機率變小了，但他們還是存疑。他們怎能確定真的有血被輸入狗的體內？為了確定此事，他們在天秤上進行最後一次實驗。為了與比較重的狗保持平衡，他們在比較輕的狗那一邊盤子裡擺了砝碼。一切就緒後，他們開始進行雙向的輸血實驗。天秤的一邊往上升，另一邊往下降。然後，天秤突然間又自動變成平衡的，接著兩邊就這樣持續上上下下。總結起來，其中一隻狗接受了五點五盎司的血液，另一隻則是接受了六盎司又多一點——兩者都輸了大概三分之二杯的血。兩隻狗都是過沒多久就死掉了。

實驗屢屢失敗後，佩羅認為該是否定英國人的種種說法，不再繼續下去的時候了。這位內科醫師一再主張，他的實驗可以充分顯示出「人類天生的體質不可能適應外來的血液」。一隻動物體內產生的血就是不可能滋養另一隻的肉體。佩羅指出，其實驗證明了就連同一個物種動物之間的輸血行為也是致命的。這就是為什麼哺乳類動物身上會出現臍帶與胎盤的理由：「儘管母親與胚胎的血液非常相似，但母體的血液還是不會直接進入胚胎中，因為那實際上還是體外的血液，也因為只有透過胎盤的中和，才能夠流進去（7）。」

英國人克里斯多佛．雷恩在規劃新倫敦的草圖時把醫學跟建築結合起來，同樣的，身體與建築之間的關係也深深吸引著佩羅。身為羅馬建築師維特魯威的著作之第一位法文譯者，佩羅把維特魯威的口號 *firmatas, utilitas, venustas*（堅固的、實用的、美麗的）應用於他為國王效勞的所有工作中，特別是他在法國科學院進行的解剖學研究。對於佩羅來說，動物的身體自有其幾何原則與對稱性，也就是有牠們自己的「建築原則」——因此這位內科醫生所繪製的動物解剖圖常以那些標榜太陽王功業的建築物為背景。

然而，跟雷恩不同的是，佩羅拒絕把血液的流動（特別是異種動物之間的輸血行為）跟美好的建築設計扯上關係。佩羅主張，「能夠影響宮殿工程良窳的，唯有那些為其特有結構而打造的專屬建材……同樣的道理，動物的各個器官是否能獲得養分，也是取決於特別為那些器官製造出來的血液。」透過引用建築原理，佩羅把他對輸血行為的蔑視態度表達得再清楚不過了：「一隻狗的肉體……不能透過另一隻狗的血液來獲得養分與修補，就

像為了一道拱門而切割出來的石頭既不能用來砌牆，甚至也不能用於另一道拱門。」（8）

在佩羅的堅定主導之下，法國科學院與巴黎大學醫學院都清楚地表態反對輸血（他同時是科學院成員與醫學院教師）。當克勞德．佩羅做出決定時，他的決心是不容置疑的。這一點我們可以從這位內科醫師兼建築師的某件事蹟充分看出來：為了表達對於路易十四的敬意，他設計了一道矗立於巴黎聖安東門（Sainte-Antoine）附近的宏偉凱旋門。佩羅以其巧思發明了一種不用灰泥就可以把石頭砌起來的工法——每一塊石頭幾乎有十二英尺高，四英尺寬，兩英尺深，他採用的方式是將石塊仔細打磨到可以天衣無縫地接合在一起。那一道凱旋門跟佩羅本人一樣固執，幾十年後，當人們打算要將其拆掉時，計畫幾乎胎死腹中。最後只能夠將整道門完整無缺地運走（9）。

1．Senior, "The Menagerie," 210.

2．Kalof, *Looking at Animals*, 122.

3．Lister，轉引自：Stroup, *A Company of Scientists*, 41。

4．Brockliss, "Medical Teaching," 247, and Brockliss, "University of Paris," 230.

5．Perrault, *Memoirs of My Life*, 20-30.

6．實驗的詳細內容與結果都引自於法國科學院檔案館中由佩羅、蓋伊特因特爾與奧祖所共同撰寫的手稿（一六六七年一月二十二日），可參閱：Perrault, "De la transfusion du sang" 和 "An Account of More Tryals of Transfusion," *Philosophical Transactions*, October 21, 1667。

7．Perrault, "De la transfusion du sang," 428, 429-430, 437.

8．同上註，425-426。

9．Picon, *Claude Perrault*, 223-230; *Catholic Encyclopedia*, vol. 1, ed. Charles Herbermann, s.v. "Perrault".

第九章・點金石

克勞德・佩羅在對輸血實驗進行總結時批評英國人，他說：輸血「簡直比美狄亞（Medea）用來幫她的公公回春的方法還要神奇，而且可能性更低（1）」。佩羅在此提起美狄亞實為神來一筆：其用意是把輸血這種新科技貶為舊時代的迷信。在這之前，長久以來輸血總是被視為一件與古代密切相關之事——說得精確一點，應該說是與希臘神話中那位性感而令人銷魂的女巫美狄亞密切相關。

美狄亞似乎有無限的力量能用於誘惑他人與施展詭計——殺人也是其強項。關於美狄亞的一則知名神話故事是她對付敵人，也就是國王珀利阿斯（Pelias）的手段：她命令國王的奴僕們把一隻老邁的綿羊帶過來。她用刀子一劃，那隻有氣無力的綿羊幾乎被她放血放到乾掉，又被丟進一個不斷冒泡的大鍋裡。過沒多久，老羊搖身一變，一隻年輕的小羊從鍋子裡跳出來。她迫不及待地換另一個下手的對象：國王的女兒們眼見女巫鍋裡的藥草居然有此神力，一個個好像被她下藥似的，繞著她打轉。美狄亞一聲令下，她們像抓狂的野獸撲過去。女兒們模仿女巫的殘忍與精確刀法，熟練地割開父親的血管，把血放光。美狄亞逃離現場，因為假他人之手謀殺珀利阿斯的詭計得逞而沾沾自喜。

美狄亞的換血術並不只是唬人的。當她想讓換血術奏效時，她還是能辦得到——其手法宛如魔術與奇蹟。她宣稱能讓人換血回春，藉此殺掉丈夫的敵手，但在對待公公埃宋（Aeson）時就來真的了。奧維德（Ovid）寫道：她調製了一種「有一千種材料」的汁液，當美狄亞看到她的汁液煮熟時，

她的刀閃了一下，劃破老人的喉嚨。
把血放光後她將一些熱騰騰的汁液倒下去
有些流進他的喉嚨，有些從嘴唇流下來
直到他的頭髮變黑變直，不再灰白。
他挺著胸膛與肩膀，充滿年輕的活力
他的皺紋消失，腰部變結實……
而埃宋於茫然之餘，想起了這新樣貌
就是四十年前的自己（2）。

也許美狄亞幫人換血的神奇故事只是令佩羅感到不屑，但是在古代歐洲人想像出來的故事裡，輸血變身的事蹟比比皆是——在分別信奉新教與天主教的英國與法國，醫生與自然哲學家的關係本來就很緊張，這些故事更激化了他們的對立。科學取代迷信的過程其實並不平和，而現在人們所謂的科學革命也許是一種太過溫和的說法。在十七世紀晚期的新教英國，科學與煉金術之間的分野並不是那麼清楚。當時的化學家被稱為「chymist」，一般人認為他們與煉金術士都擔負著一項外人難以理解的任務，也就是尋找「點金石」（the philosopher's stone）：一種能夠把低價金屬變成金子的神奇與神祕化學物質。事實上，當時出版的不少化學書籍都有論及煉金的篇章，像是參帝沃吉爾斯（Michael Sendivogius）的《化學新論》（*Novum lumen chymicum*）與其他選集，例如《化學劇場》（*Theatra chemica*）等等，而那正是煉金術的精髓。然而，儘管常有化學書籍提到煉金之事，有趣的是，許多煉金術的書籍卻完全沒有提及如何變出金子來，安德烈亞斯·利巴菲烏斯（Andreas Libavius）的《煉金術》（*Alchemia*）就是其中一例（3）。

有「現代化學之父」之稱的勞勃·波義耳自己也宣稱他的「點金水銀」（philosophical mercury）製作實驗已經有所進展，而那正是能夠造出點金石的關鍵成分。年已四十的波義耳仍有一張紅潤而年輕的臉。他是個未婚俊男，寧願把時間耗在牛津大學的實驗室，或者他在其姊倫敦家中擺滿實驗器具的房間裡。他的實驗室裡面到處都是還沒寫完的草稿與紙張（4），狹小的空間裡擠滿了天秤、罐子與小玻璃瓶、研缽、杵，在當時被稱為「weather glass」的氣壓計，以及測溫器。火爐旁邊一排排架子與桌子上雜亂地擺著許多瓶子與人工吹製的玻璃管，此外還有幾個蒸餾器，其功能是用來提煉外面那小小「草藥園」（physic garden）種出來的藥草與植物。

波義耳會在實驗室裡研究如何煉金，當然也會進行其他實驗。做煉金實驗的人通常都會三緘其口，波義耳打破此一規則，描述他把少量的水銀加溫精煉後，跟金子混在一起。波義耳在《哲學彙刊》上發表文章，只用縮寫署名B.R.，但很容易能猜出那是他，據其解釋，他把少量黃金與水銀擺在手掌上，小心地用手指攪拌。那混合物變得「相當熱」，才一分鐘那金色粉末就融化了。亨利．歐爾登堡是實驗室裡的觀眾之一，據波義耳所說，他「親自用雙手」確認實驗是否成功。奇怪的是，波義耳在這篇關於「點金水銀」的文章最後告誡讀者，要他們別追問細節。他的解釋是：「基於許多理由……他一定會拒絕（與點金水銀有關的）詢問與要求。」這位科學家稍後表示，他之所以不願透露實驗背後的祕訣，最主要的理由是深怕「如果落入惡人之手……可能會引發一些政治上的麻煩（5）」。

儘管如此，波義耳也曾公開表達自己的疑問：輸血是不是另外一種形式的煉金術？一種生理學上的「點金石」？事實上，身為一位化學家，波義耳認為輸血這件事可能會帶來的改變，就知識的層面而言，是極度鼓舞人心的。在一封寫給理查・羅爾，稍後於皇家學會會議上宣讀出來的信裡面，波義耳列出了十六個問題，企盼它們能夠「激勵與協助其他人……把這件事做好（6）」。他在信中表示，解開有關血液的謎題是個極其重要的學術使命，因此不能由一個人獨力進行，他在《哲學彙刊》裡面籲請其他「有識之士」一起來幫忙。

在波義耳的十六個問題裡，六個所關切的是輸血實驗是否會影響受血者的胃口，因為根據羅爾稍早提出的理論，輸血是一種透過靜脈提供養分的方式。其餘問題則聚焦於各種會促成潛在改變的可能實驗。最重要的是，一個令波義耳感到有興趣的問題是：如果進行跨物種的動物輸血實驗，是否終究會造成動物行為與外觀的改變：

> 透過這種輸血的方式，某一隻特定物種的動物之性情是否可能不會有很大改變？（例如，一隻兇猛的狗如果常常被注射膽小的狗之血液，是否可能不會變得更溫馴？如果相反的話呢？）
>
> 後天養成的習慣是否會因為實驗而徹底改掉或者受影響？（例如，被教會把東西叼回來，跳入水中追鴨子，或者坐下的狗，如果常被大量注射那種不會做那些事的狗之血液，

是否還會跟以前一樣擅長那些事？）

如果常常把年輕的狗之血液注入虛弱的老狗體內（這是很可能辦得到的），結果牠是會變得比較活潑，比較遲鈍，比較疲倦，還是比較神經質？如果相反的話呢？

如果常常重複這個實驗的話，接受血液的動物之毛髮或羽毛顏色是否會變成跟提供血液的動物一樣（7）？

波義耳針對輸血效應所提出的這些問題反映出自古以來即有一種深受變種動物吸引的文化。最早在公元一世紀，老普林尼（Pliny the Elder）就蒐集了超過四十種奇怪而引人入勝的民族之詳細資料，宛如百科全書。在那一份很長的「普林尼種族名單」裡面，有食人族、穴居人（troglodytes）、矮人族，還有雙眼長在胸口的畸形無頭人。老普林尼的人種清單流傳到中世紀後，人們又加油添醋，新增了許多關於神祕的傳奇人種之描述。其中最廣為人知的，是十四世紀義大利旅人鄂多立克（Odoric of Pordenone）。鄂多立克修士被方濟會派往東方，其任務是勸異教徒皈依天主教。他有強烈好奇心，又擅長文字，因此將其遊歷的經過寫成一個見識過各種驚人生物的冒險故事。他宣稱自己在尼科巴群島（the Nicobar Islands）見過一種穿著體面而且極有組織的狗臉人，被他稱為「狗頭族」（cynocephali）。

鄂多立克非常佩服該族的國王，表示「他很重視並且能夠維護法治，他的王國子民們都能過著安全的生活」。

旅途中鄂多立克還見過更怪的是，當時他在一間比較接近中國的修道院投宿休息。晚餐後，某位修士把殘羹剩飯收起來，邀請鄂多立克一起去餵食一些住在鄉間的動物。他們倆在山腳下一片丘陵地漫步前行。抵達目的地後，那位修士大聲敲鑼，聲音傳出去後，樹林裡傳來沙沙沙的聲響，「各種各樣的動物」從附近的一個洞穴裡冒出來。神奇的是，鄂多立克身邊到處都是「長著人臉的猩猩、猴子與其他動物，數量大概有三千隻」。他笑得好開心，問說那些是什麼動物。那位修士說：「這些動物有紳士的靈魂，我們這樣餵養牠們是為了上帝的愛。」鄂多立克立刻反駁道：「牠們沒有靈魂，只是各種各樣的禽獸（8）。」

中世紀時宣稱有混種動物存在，並且提出許多相似描述的人除了鄂多立克，還有馬可．波羅（Marco Polo）與約翰．曼德維爾爵士（Sir John Mandeville）以及其他許多旅人。如果我們相信這些早期現代人的說法，那麼歐洲本土也很可能跟海外相同，有一樣奇怪的「怪獸」在人群中出沒。皇家學會院士約翰．伊夫林曾於一六五七年描述過有人正在全市各地展出一個會彈奏古鋼琴的可愛少女，藉此收費。伊夫林寫道，芭芭拉．厄斯林（Barbara Urselin）全身從頭到腳都長滿了如絲綢般柔軟的金黃色毛髮，「下巴也有長長的鬍子……

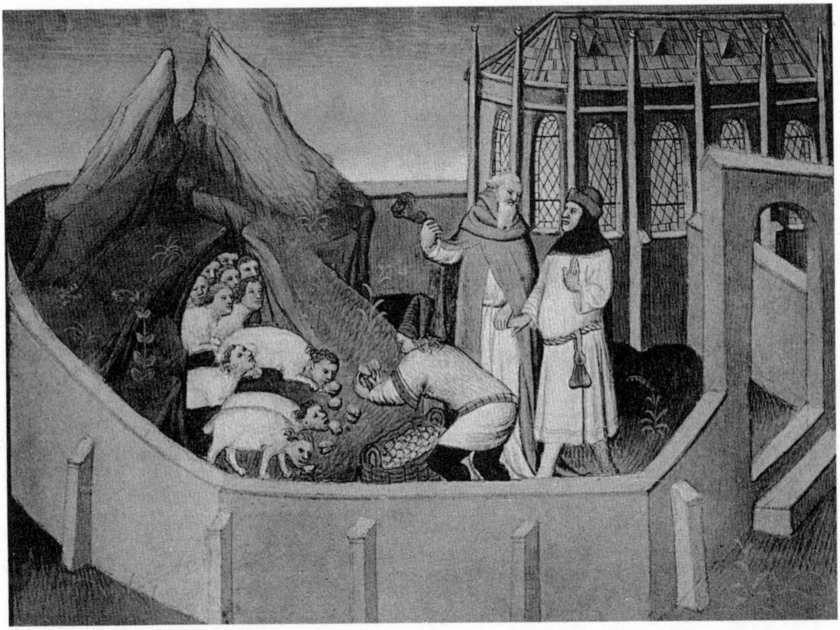

圖 15：鄂多立克所描述的人臉動物。

圖片來源：Vanderbilt University, Jean and Alexander Heard Library.

跟冰島牧羊犬一模一樣(9)。」同樣的，才幾十年前，倫敦也曾經出現過一位豬臉與腳上有蹄的女士叫做「塔娜金．史金克小姐」(Mistris Tannakin Skinker)，顯然她想要找個丈夫。這位豬臉小姐似乎運氣不好，沒人願意娶她，隨後遷居法國，原因是：「儘管她荷包滿滿，但並不適合在英國養兒育女(10)。」

晚近有些人猜想芭芭拉．厄斯林與塔娜金．史金克兩人身上都出現了返祖現象(atavism)的徵兆。也就是說，遠古時動物祖先的典型身體特徵或行為於消失後又在她們身上重現。人類出現返祖現象的特徵包括不只兩個乳頭，長出像尾巴的東西，抑或毛髮過多。然而，大多數醫療史家的共識是芭芭拉很可能是得了先天性多毛症，一種非常罕見的遺傳性疾病。至於就塔娜金．史金克的案例而言，她那像豬一樣的五官比較可能是嚴重的臉部畸形所致，因此她說話時只能發出吱嘎聲響，隨著時間過去，也傳出了各種越來越古怪的謠言(11)。

然而，當歐洲的思想家們還不知道該從遺傳的角度來解釋這種畸形的女人時，他們沒什麼選擇，因此只能把「怪獸」的存在歸因於神意或者惡魔作祟。文藝復興時代作家安博華斯．帕黑在為這些怪獸分類時追溯到其源頭。有些怪獸是上帝促成的神蹟或者前兆，如果預言家能正確解讀的話，就有幸瞥見天界的奧祕。其他怪獸則是直接肇因於惡魔或人類

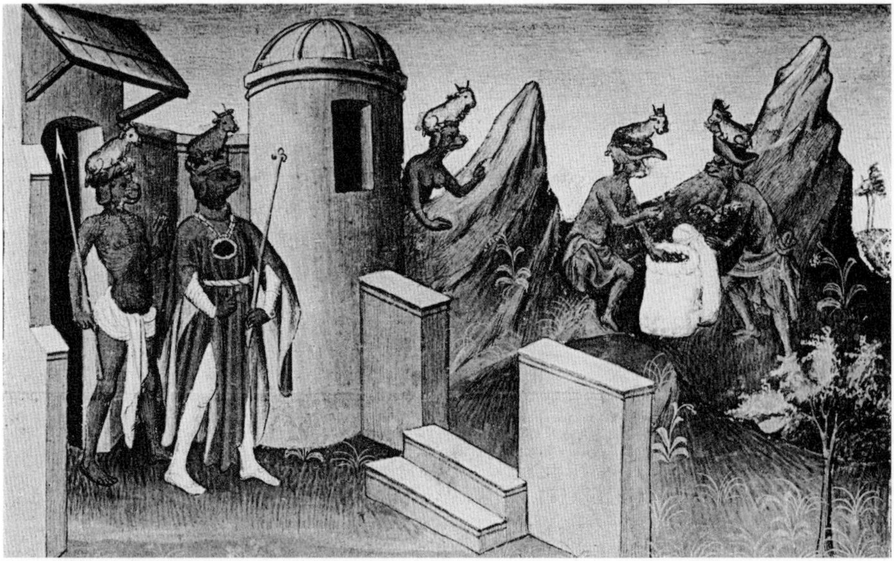

圖 16：鄂多立克所描述的狗臉人族群，被他稱為「狗頭族」。
圖片來源：Vanderbilt University, Jean and Alexander Heard Library.

的缺陷，或者與兩者都有關。例如，有些作家懷疑塔娜金．史金克還在娘胎裡時，因為她媽媽拒絕把錢施捨給一個年邁的乞丐婆，所以就被下了咒語。也有人猜測塔娜金與芭芭拉．厄斯林兩人的母親本身就是與惡魔苟合的好色女巫（因此塔娜金才會有腳蹄），或者至少她們的父親都是動物。

因為亞里斯多德主張「存在界的偉大連鎖」的觀念，人們長久以來都認為大自然有一種嚴密的階層組織，上帝與天使在最頂端，接著依序是人類、動物與植物。但是，在「自然的階梯」（*scala naturae*）上面，這種怪獸可以被劃分在哪一個層級上（12）？事實上，從中世紀以降，一直到十七世紀初，與其說這些「怪獸」顛覆了自然的秩序，不如說牠們發揮了穩定秩序的效果。牠們是一種極受歡迎的象徵，足以顯示自然界的確有一種目的論式的秩序。「怪獸」一詞的字源是拉丁文的 *monstrare*，意思是「指出」（to point out），牠們提醒人類，讓大家確信畢竟這個宇宙存在著一個的確是上帝屬意的目的性架構。不管是親眼看見的畸形人類，或者只是古代歐洲豐沛想像活動的產品，都讓人們覺得自己可能有幸體悟上帝的奧祕。如果這世界上真的到處都有奇怪而不完美的雜種怪物，其存在的目的只是為了讓人確信的確有完美這一回事。牠們是打破自然規則的特定案例。但是在規則被打破前，必須先有規則存在。人們不能光是從知識的角度把牠們隔離開來，加以檢視與了解，

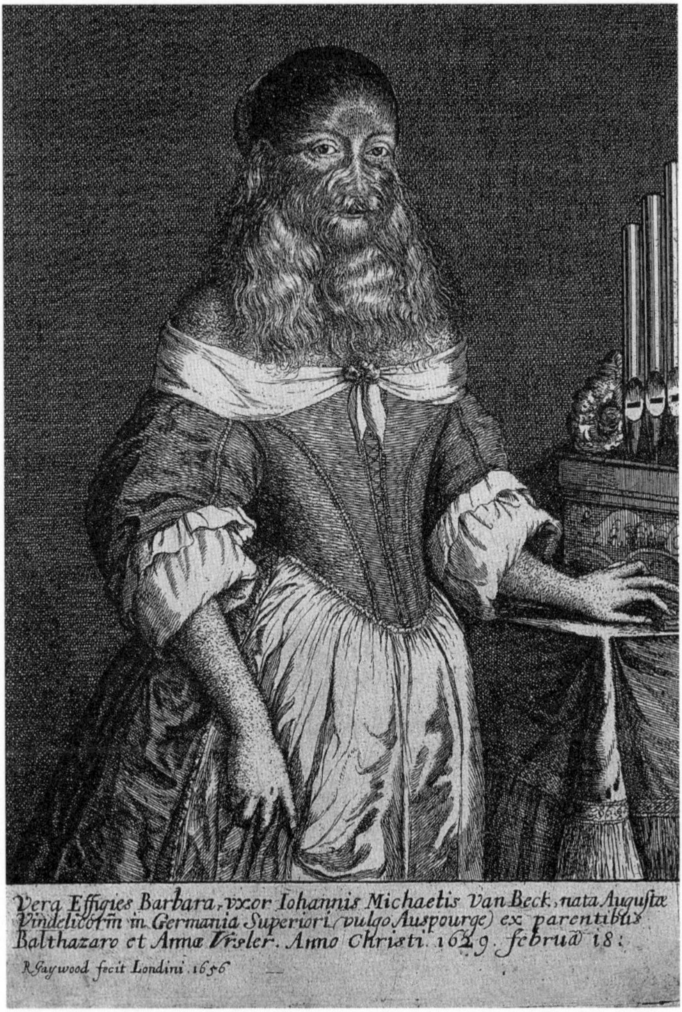
Vera Effigies Barbara, vxor Iohannis Michaetis Van Beck, nata Augustæ Vindelicorũ in Germania Superiori (vulgo Auspourge) ex parentibus Balthazaro et Annæ Vrsler. Anno Christi. 1629. februa 18:
R Gaywood fecit Londini. 1656

圖 17：勞勃．蓋伍德（Robert Gaywood）於一六五六年繪製的畫作，題名為〈芭芭拉．厄斯林（娘家姓氏為凡貝克），一個長滿毛髮的女人〉（*Barbara Urselin [née Vanbeck*（13）*]*, *a Very Hairy Woman*）。

圖片來源：Wellcome library, london.

而是要從信仰的角度去體認：上帝對萬物的安排都有其計畫——即便是那些表面上看來沒有什麼意義的微小事物。

但是，怪獸跟神聖而不可侵犯的設計怎能並存呢？這是個令人最感困擾的問題。儘管不情願，但類似帕黑的人們只能做出一個結論：怪獸只是大自然出錯的產物。如果不可能從神意或者惡魔作祟的角度來解釋的話，就只能說是性行為中的「種子」數量不夠，才會出現肢體發育不良或者殘缺的情形。至於那些肢體過多或者連體嬰的案例，則是因為種子太多導致的。對於古代哲學而言，理解這種現象的唯一方式就是提醒自己：在這宇宙中只有上帝本身才是完美的。即便是由上帝依據其自身形象而創造出來的人類，也只是個劣質仿冒品。在這自然世界中的一切，包括人類在內，都有許多不完美之處——只是有些部分比其他部分更不完美，不完美到可怕的地步。就此時的情況看來，自然哲學家們好像很快就有辦法能夠自己製造出那種不可分類的「怪獸」了。

透過輸血產生形變與混種生物的可能性是如此引人入勝，受吸引的不光是波義耳而已。信奉新教的瑞典女王克里斯蒂娜（Queen Christina）也曾思考過：「輸血技術的發明是一件好事，但是我不想親身嘗試，唯恐我可能會變成一隻綿羊。但是，假如真要我歷經形變的體驗，我寧願變成一頭母獅，如此一來就不會被吞噬掉（14）。」這一類問題也令塞繆爾．

佩皮斯等許多英國人覺得很有趣，總是一邊喝麥芽啤酒，一邊思考：「如果把貴格會教徒的血液輸進某位樞機主教的體內」，可能會有何後果（15）？

佩皮斯用宗教來開玩笑雖是戲謔之詞，但卻反映出一種深植於各種知識領域的新教徒改革心態，特別是醫學的領域。某位知名史家就曾說過：「如果路德（Luther）能夠與羅馬教廷決裂，那麼我們怎能說醫學的改革者不是虔誠教徒（16）？」輸血實驗在他們的改革事業裡就扮演著舉足輕重的角色——因為它所根據的血液循環論是如此激進，與它密切相關的煉金術又深具反傳統的特色。對於英國的內科醫師與自然哲學家而言，帕拉塞爾蘇斯（Paracelsus，一四九三～一五四一年）簡直像「醫界的路德」，他是臨床與理論的改革者：這位煉金術士認為，包括人類在內，宇宙萬物的核心部分都是由砷、鉛、銅、鐵與黃金等礦物與金屬組成。但是鹽、水銀與硫磺是其中最重要的三種。人體的每個部位都受「靈氣」（*archeus*）的控制，其功能是把各種礦物與金屬混合與攪拌在一起，使它們產生變化，促進人體的健康。帕拉塞爾蘇斯利用煉金術的工具（例如蒸餾器、桶子與過濾器）與材料來描述人體內部的運作方式，他主張人會生病一定是「煉金術士的廚房」（alchemist's kitchen）（17）裡面出了差錯。如果說煉金術足以解釋疾病發生的程序，那麼內科醫生首先必須變成煉金術士才能治病。

信奉新教的英國歡迎帕拉塞爾蘇斯，但信天主教的法國卻討厭他——法國人也不喜歡輸血以及形變的話題（18）。此時論及與煉金術顯然有關的輸血，對於巴黎大學的醫學院而言，無疑是揭傷疤之舉，讓他們必須重新面對一場源起於十六世紀末，無論如何都想打贏的思想論戰。很久之前，帕拉塞爾蘇斯的反傳統理論就已經引發了法國北部與南部醫學院之間的對立——特別是佩羅的巴黎大學與德尼的蒙彼利埃大學之對立。巴黎大學醫學院向來敵視帕拉塞爾蘇斯與其追隨者，並且在一五六六年明確地禁止醫生使用任何以化學為基礎的療法。蒙彼利埃醫學院對於醫學的改革路線則是抱持較為開放的態度，因此提倡不妨常常使用銻（antimony）這種最典型的帕拉塞爾蘇斯式化學藥方來治療各種疾病，從鼠疫到癱瘓，從氣喘到過敏都適用。銻是一種類金屬，如今被用於電子產品、防火塗料與琺瑯等東西的製程中。但是某些早期現代的醫生重視的卻是其強大的催吐效果，可以用它把引發疾病的其他礦物與金屬排出體內。義大利內科醫生兼植物學家馬提歐里（Pietro Andrea Mattioli）曾經主張，銻對於人體的效用與它在煉金實驗裡的效用是相似的——至少對於蒙彼利埃醫學院的醫生來說，這是很有說服力的。銻可以把黃金的雜質去除掉。既然對黃金這種最完美的金屬有效，銻當然也可以用來去除人類體內的雜質，因為人類是地球上最完美的存在物（19）。

化學藥方禁令頒布於一五六六年，在一六六七年，也就是德尼進行輸血實驗那一年遭到法國高等法院廢除。此一情勢之所以能夠逆轉，起因是早在九年前，也就是路易十四於一六五八年領兵出征，在法蘭德斯生病時就種下的。御醫們試過各種療法，但是直到當地一位醫生讓國王服用銻之後才將他治癒。高等法院解除禁令後，巴黎大學醫學院的一位名師宣稱：「那些醫生說，在好的醫生手裡，毒藥也可以拿來治病。他們所說的與自己的經驗並不相符，因為他們大多醫死過自己的妻子、兒女與朋友（20）。」

因為輸血的技術問世，再加上巴黎大學醫學院針對銻的禁令又被撤銷，兩大醫學院之間的衝突日趨白熱化。儘管佩羅宣稱不該把輸血當成醫學研究的領域之一，但隨著德尼在輸血實驗上的進展，他不願接受此一立場——進而言之，也等於是跟法國科學院與巴黎大學醫學院對上了。就這樣，蒙彼利埃大學訓練出來的德尼所代表的是一股被壓抑的勢力，而幾十年前開啟的戰火又被重新點燃，爭端顯然尚未解決。而且此次戰況更為激烈。德尼遵從勞勃．波義耳與英國皇家學會建議，準備要用各種動物來進行輸血實驗，而且很快就會用人類來進行跨物種實驗。對於佩羅這一類人而言，此一構想不只是令其無法接受的，甚至可以用恐怖來形容。就像佩羅用明確語氣提出的警告：如果想要用血液來亂搞，只會有一個後果——嚴重災禍必隨之而來（21）。

1．Claude Perrault, "De la transfusion du sang," 423.
2．Ovid, *Metamorphoses*, book 7.
3．這兩個領域之間有所交疊的狀況仍然持續了很久，直到十八世紀，化學才開始往藥用化學（medical chemistry），也就是如今所謂藥理學的方向去發展——這也有助於解釋為什麼在英國還是很流行用「chemist」（化學家）一詞來指涉「藥師」。參閱：Newman and Principe, "Alchemy vs. Chemistry," 38, 39. 亦可參閱：Principe, *The Aspiring Adept*, 107–111。
4．Hall, *Henry Oldenburg*, 67.
5．Boyle, "Incalescence," 528, 529.
6．Tryals Proposed by Mr. Boyle to Dr. Lower . . . for the Improvement of Transfusing Blood Out of One Live Animal into Another," *Philosophical Transactions* 22 (February 11, 1666): 385–388.
7．同上註，386–387。
8．Odoric, *Travels*, 114.
9．參閱：Bondeson, *Two-Headed Boy*, 2。亦可參閱：Wiesner, *Marvelous Hairy Girls*。
10．Bondeson, *Two Headed-Boy*, 99.
11．同上註，37, 116。
12．中世紀旅人英格蘭的巴多羅買（Bartholomaeus Anglicus）打破非黑即白的局面，在《論自然萬物》（*On the Nature of Things*，大約出版於一二三〇年）一書裡面把這一類怪物同時列為「人類」與「動物」。他的書引發了許多人的興趣，巴黎大學（Sorbonne）被迫必須把館藏的手抄版《論自然萬物》鍊起來，以免被讀者偷走。參閱：Ramey, "Monstrous Alterity," 86。Bondeson, *Two Headed-Boy*, 37, 116.
13．譯註：此處有誤。芭芭拉的丈夫是 Michael Vanbeck，所以凡貝克（Vanbeck）應該是夫家的姓，但是芭芭拉比較為人所知的姓氏是娘家的姓厄斯林。
14．轉引自：Riesman, "Bourdelot," 191。
15．Pepys, *Diary*, 14 November 1666.
16．Porter, *Greatest Benefit*, 201.
17．Ackerknecht, *Short History of Medicine*, 56.
18．在法國，醫藥化學（iatrochemistry）仍然極具爭議，但是知名英國自然哲學家如波義耳與威利斯等人都非常支持它。參閱：Hall, "English Medicine in the Royal Society's Correspondence," 116。
19．Debus, *French Paracelsans*, 21–23.

20・同上註，99。

21・Perrault, "De la transfusion du sang," 409.

第十章・獸血

一六六七年的冬天漸遠，春天的腳步近了，蒙特摩的義大利風格花園也開始出現宜人的繽紛色彩。構成簡潔圖案的低矮常綠樹籬裡面變得花團錦簇。在這蒙特摩的個人休閒處所中，沿著後面牆壁矗立的一棵棵栗樹上已經長滿了花苞，開始會擋住那一片片隱身在牆壁後面的莊園菜園。一個馬夫正在用鏟子把馬糞鋪在韭蔥與馬鈴薯的苗圃上，而家僕們則是在幫甘藍菜田除蟲，並且把萵苣塞進他們的圍裙裡。德尼身穿剛燙好的衣服，看來就像是個他想要成為的貴族，他沿著那整齊花園裡的一整排鐵籠走過去，檢視著蒙特摩的家僕們每天幫他弄來做實驗用的狗。

透過一樓宴會廳的窗戶，蒙特摩可能已經帶著興奮與滿意的心情偷看到他的得意門生工作的樣子。這裡曾經是個到處有知識分子在活動，充滿活力的花園。每當工程師皮耶・佩帝（Pierre Petit）用裝滿各種硝石的槍把子彈射出去，藉此測試彈道時，樹林裡的鳥兒總會在驚慌之餘飛走，而每當物理學家雅克・羅豪（Jacques Rohault）用磁鐵進行實驗時，所有的金屬製品都不能倖免於難。還有，只要天氣涼爽時，偉大的內科醫生尚．佩克（Jean Pecquet〔後來，人體的胸管「佩克氏管」就是用他的姓氏命名的〕）也曾在這裡解剖過各種各樣的動物屍體，更別說還有一兩具人類遺骸了[1]。那些人如今大多已經打包行囊，投靠法國科學院去了，花園裡空蕩蕩的，只剩德尼與他的助手們。但是蒙特摩非常確定，如果他在德尼身上賭的這一把贏了，過去那些棄他而去的人很快就會哀求著要回來。

在艾莫黑與蒙特摩的僕人們的幫助之下，德尼不厭其煩地按照合理的順序完成一個又一個實驗。他找來做實驗的狗「有虛弱的也有健壯的，有大隻也有小隻的」，牠們被拿來做動脈對靜脈、靜脈對靜脈，頸部對頸部還有腿部對腿部的實驗。根據德尼的說法，實驗都成功了。被他們實驗的十九隻狗沒有任何一隻死掉。

德尼從來不是個懂得韜光養晦的人，他到處宣揚自己的成就。在蒙特摩的支持之下，德尼把關於實驗的幾篇書面報告投稿給《學人期刊》，並且與《哲學彙刊》的編輯亨利．歐爾登堡通信，希望那一份深具影響力的期刊能把實驗成功的消息刊登出來。過沒多久，這位曾經沒沒無聞的年輕醫生與其轟動實驗就成為歐洲科學界的爭議焦點。來自外地的德尼每天都在樹敵。

當德尼完成最後一次狗對狗的實驗時，他信心滿滿地對蒙特摩宣稱自己正在設法「讓這件事有一點進展」。接下來他將會追隨著波義耳的腳步，探究跨物種輸血實驗的可能性（2）。一六六七年四月初，德尼於某個天氣清爽的日子裡在蒙特摩的花園裡做好了實驗的準備，這次他的主人也跟他在一起。馬夫們把早為德尼這次實驗準備好的幾隻小牛與特別挑選的狗帶出來，等待著他。

德尼看過每一隻動物，挑種了實驗對象。蒙特摩的馬夫與其中一隻年紀尚小，但是體重不輕的母牛掙扎著，一張拿來充當實驗桌的大桌子發出吱嘎聲響。幾分鐘後他們用五花大綁的方式將牠固定起來，繩子牢牢實實地綁在一根插在地上的鐵棍上。小母牛如今不能動彈，只是往上用那一雙突出的大眼睛看著要拿牠來做實驗的人，滿懷恐懼。

接著他們把注意力轉往那一隻同樣要綁在桌上的小狗身上。如果馬夫們認為狗比較好綁，那他們就錯了。任誰只要試著靠近牠，就會被咬。在一番掙扎過後，馬夫們被抓傷了，但還是制伏了牠。德尼與艾莫黑拿著手術刀走過去，他們之前不知道已經這樣做過幾次了。被劃了第一刀之後，那隻頑強的狗還是持續抵抗。但是牠那充滿威脅性的嚎叫聲很快就變成持續的大聲尖叫，但是隨著血液從牠身上逐漸流出來，聲音慢慢變小。小牛的血透過那一套如今大家已經熟悉的鐵管流往那隻狗身上。德尼與艾莫黑把小牛的血放乾，牠在吐出最後一口氣時還抽搐了一下子。那隻狗的呼吸也慢了下來，並且變喘；牠活了下來，但身子一直很弱。實驗結束了，他們一起站在實驗桌前，桌上積著一灘深紅色的血。

德尼又做了兩遍同樣的實驗，每次都是把小牛的血輸往狗身上。德尼在被刊登於《學人期刊》的實驗報告裡用自豪的口吻寫道：「每一隻被輸入血液的動物都跟實驗前一樣胃口極佳，三隻狗裡面的某一隻在前一天被放掉很多血，本來幾乎無法動彈，但是在隔天早上獲得小牛的血以後，立刻恢復了力氣，展現出驚人的精神（3）。」他持續做實驗，更多的動物被送上輸血實驗的桌子上：他把三隻綿羊血輸進三隻狗的身上，一隻小母牛的血輸給狗，還把一隻馬的血輸給四隻山羊。一如往常，德尼一定會讓實驗的消息在幾天後就被刊登在《學人期刊》上。德尼醫生並未提到英國人的實驗對其影響，也沒提到波義耳針對下一階段的跨物種實驗所寫的長篇備忘錄。

但是英國人也跟德尼一樣忙於實驗。最早在一六六七年一月，歐爾登堡就已在一封私人信件裡對某位同事表示，整個皇家學會「如今都忙於進行輸血實驗，不管是同物種或者跨物種的實驗。我們很快就會看見動物的本性是否會有所改變，除非寒冬令血液凝固與變稠，阻礙了實驗（4）」。幾個月後內科醫生艾德蒙·金恩向學會提出報告，表示他在自己的實驗中並未看見任何物種的改變，但是接受其他物種血液的動物的確在健康方面出現一些大改變。他在《哲學彙刊》的文章裡面描述他在一隻綿羊的身上輸入了至少四十五盎司的小牛血。那隻羊在實驗後「還是健壯活潑」，沒有出現任何併發症，並且被送回牧場上。同一期還刊登了湯瑪斯．考克斯的實驗結果，他說他也把一隻年輕而健康的西班牙牧羊犬的血輸往「一隻渾身疥癬的老邁雜種野狗身上」。考克斯表示，「總之，實驗並未在那隻健康的狗身上造成任何可見的改變。但是那隻長滿疥癬的狗則是在過了十天或者兩週之後就完全痊癒了（5）。」

因此，如今英國人比以往更加深信輸血或者用其他方式利用血液都能夠造成身體的改變。事實上，某些自然哲學家因為被自身的科學企圖心與殷切企盼蒙蔽，以至於不能用客觀的角度來判斷他們的實驗結果。例如，在寫給《哲學彙刊》的報告中，金恩表示他把牛奶與糖輸進一隻綿羊體內。他宣稱，實驗的結果並不會讓人覺得有任何「不快」；事實上，那隻羊「比一般的羊還要甜美，這是許多人在吃過後表達的意見（6）」。

隨著英國人持續把實驗的進度往前推進，德尼知道，如果他想在這場輸血競賽中保持領先，時間上不得有絲毫浪費。等到他得知義大利人也在試著做實驗，並且透露了一些誇大的結果之後，他的工作就更急迫了。文藝復興時期的義大利曾是科學發展的最先進舞台，曾有過達文西、伽利略與維薩里等主角。如今，在一個世紀過後，義大利人的光彩被法國人搶盡，英國人就更別提了。不管是在羅馬或者醫學最發達的波隆那（Bologna）都有耳語在流傳著，表示輸血實驗能夠讓義大利奪回它在國際科學界的應有地位（7）。

在《學人期刊》幫德尼刊登第一篇實驗報告的兩週後，也就是在一六六七年三月二十八日這一天，自然哲學家卡西尼（Giovanni Cassini）用綿羊做了實驗。等到那一年五月，距離德尼利用狗、山羊、馬以及母牛進行跨物種實驗以後才幾週之遙，義大利人也開始進行跨物種實驗。烏迪內市（Udine）一名叫做葛里佛尼（Griffoni）的外科醫生在家裡把自己的西班牙牧羊犬弄上手術桌。那是一隻十三歲的老狗，已經聾了，走路也有困難。葛里佛尼把羔羊的血輸進那隻狗的靜脈，鬆綁後把牠擺在桌子上一個小時，讓牠恢復。實驗過後，葛里佛尼跟他的同事們前往另一個房間——他們非常高興，因為據說那隻狗跳下手術台，跑進他們幾個正在喝酒休息的那個房間。幾週內，外科醫生宣稱那隻狗的耳聾問題已經被治好，或者幾乎痊癒了。至少，「有時候主人叫牠的時候」，牠是會回頭的（8）。

不久後，還有個叫做伊波利托．馬尼亞尼（Ippolito Magnani）的醫生稍稍改變他在輸血時使用的工具：他不用鐵管，而是用玻璃管子，在同一個實驗裡交換了兩隻山羊與兩隻狗的血液。他欣然表示，比起在鐵管裡，血液在玻璃管裡面的流動較順暢（9）。到了一六六七年的秋天，進行輸血實驗的名醫保羅．曼佛瑞迪（Paolo Manfredi）已經得到了來自宮廷的許多重要贊助人支持，包括瑪莉．曼奇尼（Marie Mancini）——她曾是路易十四的情婦，也是其首相馬薩林主教的外甥女，曼佛瑞迪也許曾到她家位於羅馬的宏偉宅邸科隆納宮（Palazzo Colonna）裡面去示範輸血實驗（10）。

競爭一天比一天白熱化，德尼依然堅信，誰能先在人類身上做實驗，誰就能獲得最後的勝利。德尼認為沒有任何充分的「理由或者證據」顯示他該動搖自己對於輸血的信心，他覺得如今唯一的問題是在於誰該在實驗裡扮演供血者的角色。有人建議最好能用同一個物種的血，但此一可能立刻被德尼排除了——也就是說，他不想進行兩個人之間的輸血實驗。他相信，如果為了讓某人活久一點而縮短另一個人的生命，是「一種野蠻的行徑」。德尼解釋道：「先前許多人都認為，若真要在人類身上進行輸血實驗，就應該是同一個物種的實驗。……但是，對我自己而言，我完全不同意此一意見，而且我深信使用其他動物的血是較為有利的（11）。」

德尼認為使用獸血的好處是不證自明的。因為牠們的體型通常比人類還大，所以可以提供較多血量。最後同時也最重要的一點是，動物不會喝酒，不會咒罵，或者讓自己過於激動。動物比較不會「像人類那樣沉浸於悲傷、忌妒、生氣、憂鬱、厭惡等各種情緒裡，它們不但令人憂煩，也會影響血液的品質（12）」。就連小孩子的血也比不過獸血，因為嬰兒喝的是母乳，而根據當時的理解，母乳是由乳房的血液提煉出來的。因此母乳跟母親的血一樣，「也受到了不良影響」。如同德尼對蒙特摩提出的解釋：「獸血的雜質一定比人血少。」簡而言之，他們的血是沒受汙染的。

儘管此一說法在現代與我們的直覺不符，但是德尼寧願用獸血而不用人血來進行其歷史性的實驗，卻是極有道理的。過去許多世紀以來，動物的肉與汁液一直是被用來治療各種各樣的疾病。印刷與手寫的「古代醫書」（Physick Books）裡面包含了許許多多處方，都是用動物製造而成，適合家用的膏藥、貼布、酊劑以及膠囊。肺癆最常見的療法就需要用到活生生的公雞：「從背部把牠切開，拿出內臟，把牠切成四大塊，用研缽搗碎，拿雞頭、雞腿、雞心、雞肝與雞胗來用；把牠跟一瓶雪利酒一起放進常用的蒸餾器裡面」。用來治療腎結石的處方就更繁雜了：

五月時將母牛糞蒸餾，然後抓兩隻活的野兔，用牠們的血把牠們悶死，把其中一隻擺進一個陶鍋裡，用一個馬糞與乾草製成的研缽將鍋子蓋好，跟一塊自製麵包擺進爐子裡一起烤，擺在爐子裡兩三天，直到野兔被烤乾或者化為粉末；然後敲碎服用。將另一隻兔子的皮剝掉，只取出腸子，然後將其餘部分一起蒸餾，將蒸餾出來的水保存下來；然後在新月或者滿月，還是其他任何時刻，連續三天，搭配著第一隻兔子做出來的粉末，取用可以鋪在六便士硬幣上的分量，喝兩匙下去，如此一來可以讓任何腎結石碎掉（13）。

每一種動物都有針對特定身體部位的療效。狐狸肉被當作治療肺病的處方，而對於有「甜尿」問題（糖尿病）的人而言，其肝臟是很好的營養品。海狸肉可以用來當作胃病病人，或者有「子宮問題」的女患者的飲食補充品。鹿肉簡直就像一種萬靈丹。不管是民間的療法或者醫學院的醫學手冊都稱讚鹿肉能夠醫治各種疾病，像是鼠疫、天花、腮腺炎、風濕性關節炎、白內障、癱瘓以及性無能（14）。

正因為動物的血肉在德尼那個時代早已是常見的食療處方，他才會認為應該可以讓血液走捷徑，略過人體的消化系統，直接從血管輸入體內。這的確可能是一種有效的疾病療法，而因為供血者的血液品質非常適合受血者的體液——即便供血者並非人類。

在佩羅持續動員巴黎醫界抵制輸血實驗的同時，德尼則是不顧一切往前衝。多虧了如今已被邊緣化，但仍非常有錢的蒙特摩，德尼才有大量資金與資源可以用於探究其血液研究的可能性。他的目標明顯無比：他想要成為第一個用人類進行激進實驗的人，不能有任何耽擱——而他要使用的是獸血。對於他的歷史性研究而言，有什麼是比綿羊更好的選擇？所謂上帝的羔羊，基督的寶血：沒什麼能比羊血更為純正。

1・Sorbière discourse, 1663. Reprinted in Bigourdan, *Premèires societies savantes*, 18.

2・"A Letter Concerning a New Way of Curing Sundry Diseases by Transfusion of Blood, Written to Monsieur de Montmor," *Philosophical Transactions*, June 25, 1667.

3・*Journal des sçavans*, April 8, 1667, 96. Reprinted in *Philosophical Transactions*.

4・歐爾登堡致魯賓聶基（Stanislas Lubienietzki）的信，一六六七年一月三日。

5・"An Account of an Easier and Safer Way of Transfusing Blood," *Philosophical Transactions*, May 6, 1667: 451; "An Account of Another Experience of Transfusion, viz. of Bleeding a Mangy into a Sound Dog," *Philosophical Transactions*, May 6, 1667: 451–452.

6・"An Account of an Easier and Safer Way of Transfusing Blood," *Philosophical Transactions*, April 18, 1667: 450.

7・義大利人透過《學人期刊》與《哲學彙刊》來掌握德尼的實驗之相關訊息。可以進一步證明義大利人對於輸血實驗極有興趣的，是大多數德尼的報告都在一六六八年被艾米里歐・馬利亞・馬諾萊西（Emilio Maria Manolessi）翻譯出來，刊載於他寫的《英國、法國與義大利等三國已完成之知名輸血實驗的關係》（*Relazione dell'Esperienze Fatte in Inghilterra, Francia, ed Italia Intorno alla celebre e famosa trasfusione del sangue*）一書。

8・"An Extract out of the Italian Giornale de Letterati, about Two Considerable Experiments of the Transfusion of the Blood." *Philosophical Transactions*, January 1, 1668, 840–842.

9・"Esperienze Fatte in Roma per la Trasfusione del Sangue," in Manolessi, *Esperienze*, 36.

10・曼佛瑞迪曾寫過一篇謝辭給瑪莉・曼奇尼（她於婚後改姓科隆納），參閱：*De Nova et inaudia medico-chyrurgica operatione sanguinem transfudente de individuo ad individuum*, 1668.

11・"Concerning a New Way of Curing Sundry Diseases by Transfusion of Bloud," *Philosophical Transactions*, June 25, 1667: 158–159.

12・同上註。

13・Woolley, *The Queen-Like Closet*, 11; W. M., *The Queen's Closet Opened*, 7–8.

14・Levy-Valensi, *La Médecine*, 123–125.

第十一章・倫敦塔

到了一六六七年六月中，德尼被請到一個剛滿十六歲的男孩家中幫他看病，因而為自己的激進實驗找到一個好對象。那位病人斷斷續續地發燒已經兩個月了，病情始終無法控制，理髮師兼外科醫師們幫男孩放血了二十幾次，但都沒用。德尼沒有說他是怎樣說服病人與其爸媽讓他做實驗的，不過，就我們對於類似案例的了解，我們可以猜想他可能有給一點錢。某天早上五點，那男孩的血液雖然因為發燒而很熱，但因為還沒起床，所以沒有變得更熱——德尼與其理髮師兼外科醫師伙伴艾莫黑把止血帶綁在病人的手臂上。他們從他身上放掉三盎司的血：他們宣稱那是他們見過最黑，最腐臭的血。他們家常光顧的肉鋪屠夫帶了一隻羔羊進來，準備切開牠的頸動脈。過沒多久，他們用很簡單的鐵管把病人與羔羊的血管連結起來。據德尼所說，那個男孩好像手臂上出現強烈熱感似的，顫抖了一下，這是輕微溶血性輸血反應的症狀。接下來，德尼說他感到通體涼爽與平靜，身體因而放鬆了下來。

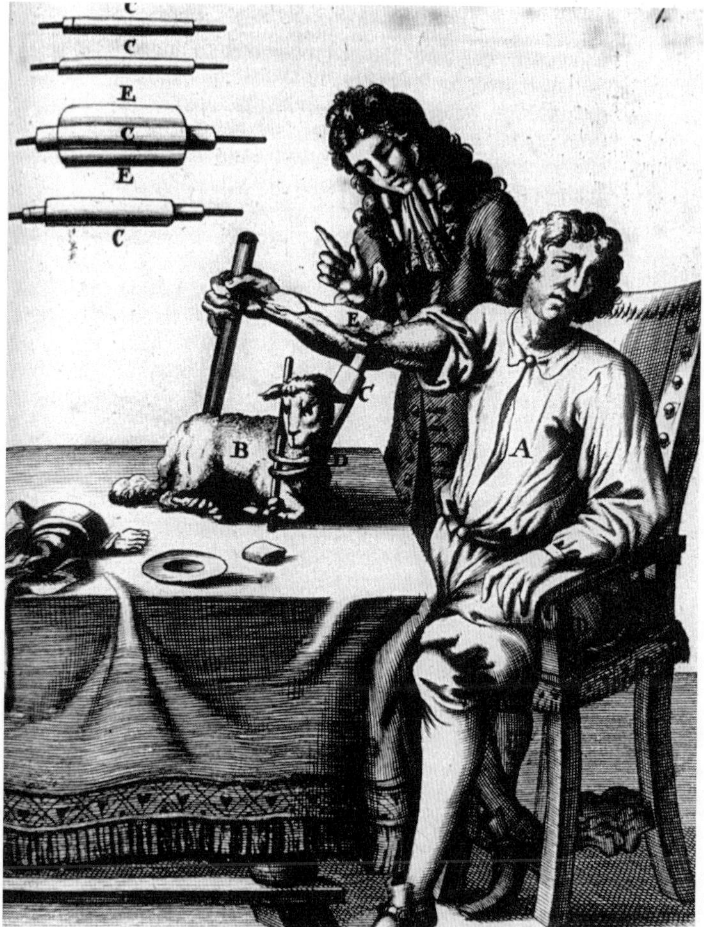

圖 18：把動物的血輸到人類身上的情形。圖中的外科醫師是普爾曼（Mathias Gottfried Purmann），時間為一七〇五年。

圖片來源 : Courtesy of the National Library of Medicine.

到了隔天早上，那個男孩變得靈活而機敏，長期的病症好像痊癒了。大受鼓舞的德尼接著付錢給一個健康的中年人進行類似的實驗，「只是為了想知道結果如何，而非為了治病。」根據紀錄顯示，接受實驗的人是個屠夫，也許就是被找來幫忙進行上一次實驗的那一位（1）。因為職業的關係，他並不怕血，等到他驚訝地看見自己那正在跳動的血管裡可能正流滿了羔羊血的時候，還是很快活。實驗一結束，他快樂地從桌子跳起來，用令人讚嘆的職業技巧把供血的羊剝皮。他可不是那種會浪費上好動物的人，於是問德尼說他是否能把羔羊帶回家當晚餐。

德尼對實驗的結果感到滿意，不過也很生氣，因為幾個小時後他發現那位屠夫居然還到酒館去，跟往常一樣狂歡——而且喝醉了。十七世紀末巴黎的每一條熱鬧街道幾乎都至少有兩三個這種買醉的地方。這些酒館都有一個很炫的名字，例如「獅子的壕溝」（La Fosse aux Lions）或者「搖籃」（Le Berceau）之類的，是當地人飲酒、抬槓與買春的地方，或者只是在忙碌的首都過了累人的一天後，想去放鬆一下（2）。巴黎是酒客的天堂，而那位屠夫就是個酒客。德尼醫生請他吃飯，也付了錢，如今看到他是這樣花錢的，不禁皺眉癟嘴。那個傢伙步履蹣跚地走向德尼，一隻手搭上他的肩膀，講話含含糊糊，說他不曾覺得如此渾身舒暢。他跟他的酒友們何時還能去接受實驗？儘管德尼感到懊惱，但是他非常確定，病人能有如此熱忱，表示他的醫術精湛。也許他是因為輸血才會精神那麼好，也有可能是喝了紅酒。總之，光是屠夫還活著這一點就值得慶祝了。

一六六七年六月二十五號這一天，德尼自信滿滿地坐在他的寫字桌前面，把筆蘸上墨汁，起草一封寫給蒙特摩的信，將實驗成果的細節都寫進去。他所寫的信就是〈以輸血為各種疾病的新療法之說明函〉（Letter Concerning a New Way of Sundry Diseases by Transfusion of Blood）：儘管表面上看來像是德尼醫生與其贊助人之間的私人信函，但真相絕非如此。畢竟，蒙特摩本人就曾數度參與實驗，所以能親自掌握實驗的細節。那一封以羊皮紙寫出來的信連墨水都還沒乾就被火速送往印刷廠林立的巴黎市聖雅克街，過沒多久，全巴黎與海峽對岸都能看到信的內容了。

德尼於信中宣稱自己是第一個進行人類輸血實驗的內科醫生。這實在令英國人非常不能接受。令其驚愕不已的是，尚－巴蒂斯特．德尼實在是非常厲害的模仿者。他會用狗進行輸血實驗，是受到皇家學會那些實驗的啟發。事實上，促成這位法國醫生進行跨物種實驗的，就是波義耳與羅爾在《哲學彙刊》上面所列出來的十六個問題。

對於輸血實驗所表現出來的敵意並不只是反映出科學上的競爭對立：敵意的產生與日趨複雜難解的政治問題密切相關。在這科學與文化探索的年代裡，世界各國都在擴張自己，包括法國、英國、荷蘭與西班牙等歐洲大國的港口都忙碌不已，為的是前往剛剛發現的新世界建立自己的地盤。為了霸佔往來新世界以及亞洲的貿易航線，歐洲各國的關係長期以來都極為緊張。和平是可能存在的，但是其賴以建立的聯盟、條約與皇室聯姻卻也如此脆弱不堪。光是兩三個政治與軍事大國之間產生摩擦就足以讓全歐洲緊張不安，如果衝突無法解決，戰火可能就會在整個大陸上點燃起來。威脅國際關係的衝突因素通常來自於廣闊的公海上——有時候只是為了一些雞毛蒜皮的小事。根據長久以來的慣例，當兩條不同國籍的船在海上相遇時，應該互相行禮。行禮的方式包括發砲或者暫時把船旗降下來。但是高傲的路易十四對這種航海的傳統感到很生氣，命令他的海軍將領與船艦指揮官們一定要讓外國船艦對法國船旗屈服致敬。毫不令人意外的，此舉遭其他國家猛烈抵制——像是英、法兩國的船艦甚至試著避不照面，以免引發衝突（3）。

一六六七年發生的大事不是只有德尼那充滿爭議性的混種輸血實驗。那也是國際關係被推向崩解邊緣的一年。為了爭取西班牙轄下的荷蘭，法國必須再次與鄰國西班牙開戰。長期以來，西班牙一直握有荷蘭十七省的掌控權。經過八十年的戰亂後，北部某些省分才得以於一六四八年獨立。如今，南部地區包括比利時、盧森堡，還有法國北部某些地方都還是西班牙統治的。太陽王急於把這個荷、法之間的一小塊地區納入自己的帝國版圖。路易的妻子瑪莉—泰瑞絲（Marie-Thérèse）是西班牙國王腓力四世（Philip IV）與第一任妻子的女兒，在腓力死後，路易深信自己的妻子對那個地區享有從父親那裡繼承而來的所有權。西班牙方面當然不從，宣稱所有權將會移轉給腓力四世第二任妻子的年幼子女們。

讓這個史稱「遺產戰爭」（War of Devolution）的事件變得更為複雜的因素是那些獨立的荷蘭省分也在跟英國打仗。十七世紀末，荷蘭把那些出產香料的殖民地經營得有聲有色，不久後就成為歐洲經濟大國之一。法國因為是荷蘭各省的盟國，因此被迫又要再度與英國開戰。然而，路易十四的顧問們建議他在跟英王查理二世交手時要小心一點。英王即將與西班牙結盟的謠言四起。這將會讓法國在低地國的處境變得更為複雜，搞不好會讓它在腹背受敵的情況下陷入長達數十年的戰爭泥淖中。路易十四對荷蘭提供海軍的援助，但是他命令部隊必須盡力避免與英國直接發生衝突。

儘管法王展現出與他過去不同的自制風格，但尚—巴蒂斯特．德尼在與英國人交手時思慮就沒有那麼周延了。如果說德尼在法國並沒有多少朋友，他在英國的支持者就更少了。德尼早已以一人之力向英國皇家學會宣戰。而該會深具影響力的常設祕書亨利．歐爾登堡不會那麼快原諒德尼的逾矩行徑。

歐爾登堡的信箱爆滿，他每天都要花大量時間閱讀、整理、翻譯與回覆那些信件。如同他對波義耳抱怨的，他快被巨大的工作量壓垮了：「我很確定沒有人想像得到每個禮拜在我手上進進出出的紙張數量有多龐大，而且每一張都由我處理，不假他人之手。目前與我通信的至少有三十個人，他們有些在國內，有些來自國外。其中有一部分我不只寫信給他們，還要幫他們處理事情，如此一來我就必須花更多時間寫信過去詢問細節，並且把事情完成（4）。」

歐爾登堡所做的真是他心甘情願的苦差事。一定是這樣，因為他的職位並無法為他掙得太多金錢上的回報。皇家學會的祕書工作並未支薪；事實上，歐爾登堡所拿到的，只有他購買大量紙張、墨水與支付郵資的微薄補貼。他私下幫皇家學會的同事們做翻譯工作（幫波義耳做的最多），寫信給把消息告訴不住在倫敦的科學家們，藉此賺一點錢，但他常常悲嘆自己阮囊羞澀，而且總是必須想辦法弄錢。而鼠疫、倫敦大火以及粗心的出版商們更是讓歐爾登堡的生活幾乎無以為繼。讓他的財務問題更為嚴重的是，他那剛剛結婚一年半的妻子在《哲學彙刊》第一期出版後的那幾個月裡去世了。身為鰥夫，他必須把妻子的微薄嫁妝全部拿去辦喪事。儘管他的出版事業很成功，但並未幫他賺得他亟需的錢。歐爾登堡曾用淒苦的口吻對波義耳抱怨道：「本來希望那能幫我帶來每年一百五十英鎊的收入……如今實際上幾乎不到五十英鎊（5）。」後來他估計他編的期刊為他帶來的收入比預期中更少，只有四十英鎊。從歐爾登堡與人信件往返的數量看來，不難了解他自己必須承擔鉅額郵資。古代歐洲在信件抵達時必須由收件人支付郵資——而且郵資並不便宜。就英國而言，如果只是想把一張紙寄到八十英里外的地方，郵資最多就要兩便士。況且歐爾登堡的信件有很高的比例來自於歐洲大陸，郵資很可能就要乘以四倍，甚至更多（6）。

在英國很多人都知道事實上歐爾登堡常與法國科學院的荷蘭與法國學者，包括奧祖、佩帝與惠更斯等人保持通信。近期路易十四的私人祕書亨利·朱斯特爾也開始成為他通信的對象之一，藉此獲得來自法國宮廷的小道消息。此時，就在英國與法荷同盟的緊張關係攀升到最高點之際，還常有關於德尼的實驗的信件寄到歐爾登堡家。一六六七年六月二十日，歐爾登堡收到一封在英國科學界引爆一連串震撼彈的信件——直到隔年秋天，風波才算平息（7）。

初次完成把動物的血輸往人類身上的實驗後，德尼花了數週乃至於幾個月的時間幫自己做宣傳。在德尼的宣言中，他輕易地略去英國人對於他的啟發。他完全沒有提及哈維、雷恩、羅爾或者波義耳這些人，而顯然他的實驗就是建立在他們的研究基礎上。根據科學界長期以來的傳統，在吹擂自己的成就之前，就算再簡略也好，都應該先表彰前人所提出的某個理論或者發現。但是德尼卻完全不提那些如今在全歐洲都很知名的英國血液研究權威。他反而在信的一開始就宣稱輸血實驗是法國的創舉。在他寫給蒙特摩的公開信裡面，他寫道：

大人：

把健康動物的血液輸入病人體內的構想大約在十年前出現，倡議者就是於您府上聚會的那一群知名科學家；一直以來您以善意款待艾莫黑先生與我自己，而我們則是不揣冒昧，希望能把關於輸血的論述呈現給您，或者讓您看見輸血的功效有多大：您不該訝異我為何擅自用這封信打擾您，並且打算完整地說出那些您比誰都更有資格與我們分享的實驗過程以及成果；因為首次提出那個構想的是您的學院成員（8）。

德尼把提出輸血構想的功勞獻給了一個沒幾個人聽過的人——一個並未留下太多歷史紀錄的人。根據德尼的說法，那個人叫做羅伯特．德嘉博（Robert Desgabets），是個本篤會修士，他在一六五八年七月首度向蒙特摩學院的成員們提出「換血」（*communication du sang*）之說。德嘉博建議，可以先把供血者的血收集在一個皮囊裡面，然後倒進銀製的管子裡。管子用來接血的那一邊開口應該跟漏斗一樣大，另一邊則是又細又窄，如此一來才能戳進動物或人的血管裡。沒有人利用這個方法進行實驗，但是德尼宣稱，德嘉博的構想就足以證明輸血是法國的創舉。

德尼的說法更令人感到訝異之處在於，一六五八年的時候幾乎根本看不出蒙特摩學院對醫學研究有興趣。當時蒙特摩學院的成員們早已一頭栽進天文學的研究中，而且急著想從惠更斯那裡得知關於土星研究的消息。除了德尼自己的說法之外，當時沒有任何歷史文件可以顯示德嘉博的確曾在蒙特摩學院提出他的構想。況且，就算德嘉博真的曾向學院報告他的構想，德尼也不可能是自己聽來的。那一年他才剛剛滿二十二歲，尚未完成醫學院的學業，而且身為一個出身下層階級的年輕人，他也幾乎不可能受邀到蒙特摩的莊園去開會。因此，儘管德尼的說法振振有詞，最多也不過是一廂情願的道聽塗說，更糟的是，甚至有可能純屬虛構。

皇家學會院士約翰．沃利斯（John Wallis）早就料到德尼會有如此傲慢的說法。長期以來，他都擔心學院不夠積極，沒有努力凸顯那些事是他們發現的。沃利斯最早在一六六七年三月，就跟亨利．歐爾登堡反映過他的憂慮，將近三個月後德尼才寫了那一封充滿爭議性的信。沃利斯注意到德尼大肆宣傳自己的剽竊行徑，將其稱之為「法國人的模仿行動」，並且跟歐爾登堡說，我「唯一企盼的，是我們的國人能變得比我所觀察到的更積極一點，如此一來我們就會適時把自己的發現發表出來，也就不會讓外人搶走了我們自己身為作者的光彩（9）」。沃利斯的警語的確有先見之明。過去英國人雖然在血液研究的競爭中佔上風，如今其光彩卻被德尼靠一封信就搶走了。沃利斯的訊息顯然是批評歐爾登堡並未善盡皇家學會祕書的職責。既然歐爾登堡身兼學會祕書與《哲學彙刊》編輯，沃利斯所描述的任務就應該要由他一肩扛下。如果皇家學會的種種發現並未被適切地記錄下來，或者盡力宣傳，藉此彰顯該會在追求知識與探究科學方面的努力，該負責任的人就是歐爾登堡。

對於歐爾登堡而言，德尼那封信出現的時間點實在糟糕到極點，在政治上對他極為不利。災禍出現過後，英國通常會瀰漫著仇外的緊張氛圍，再加上英國最近於梅德韋河戰役（the Battle of Medway）吃癟蒙羞，對外國人的敵意又來到新的高點。那個月稍早，也就是在六月六日那天早上，謝佩島（the Isle of Sheppey）附近的英國海岸被濃霧籠罩著。在英國人沒有察覺的情形下，將近一百艘荷蘭船隻悄悄地駛進重兵駐守的泰晤士河河口，開到附近的梅德韋河去。等到大霧散去後，警報才響起，但為時已晚。荷蘭船隊持續溯河而上，目標是有一座大規模海軍基地的查塔姆（Chatham），在那裡的船塢奪走了配備一百門大砲的查理國王號軍艦（*Royal Charles*）。荷蘭人得意洋洋地把英國海軍最大而且配備最好的一艘軍艦拖回鹿特丹。吃過敗仗後沒多久，佩皮斯就對此發表簡短的評語說：「荷蘭人獲勝後傲慢無禮，但他們的確有充分理由[10]。」英王查理二世的權臣阿靈頓爵士（Lord Arlington）在這驚人的敗仗過後勉強避開外界對他的責難。查塔姆皇家海軍的指揮官彼得．佩特（Peter Pett）成為政府中該為梅德韋河戰役負責的代罪羔羊，立即被關進了倫敦塔。奇襲事件不久後，阿靈頓開始著手整肅其他的「叛徒」，藉此維護英國的面子。

在十七世紀的英國，每當政府與人民遭逢損失，想要找人報復時，外國人總是他們的頭號目標，像法國人與荷蘭人就曾於倫敦大火過後慘遭暴力蹂躪。在梅德韋河戰役過後，國際情勢如此緊張之際，歐爾登堡知道此刻自己的處境非常危險。也許他的確已經完全融入了英國社會，但卻永遠不會被當成純正的英國人。而且他很清楚，因為他與外國人有大量信件往來，還精通至少七種語言，這讓他很難躲過政府的調查。歐爾登堡此時就是阿靈頓手上黑名單的前幾個人之一。

因為歐爾登堡常常必須與歐洲大陸上的科學界同事們聯絡，他非常聰明，知道該如何避免被王室間諜以及郵政檢查人員找麻煩。英國郵局設立於一六三五年，一方面是一個確保包裹與郵件能準時送達的單位，另一方面卻也是用來監視全國人民的機制[11]。首席檢查員是發明家塞繆爾．莫蘭（Samuel Morland），他有一個緊鄰郵政總局（General Letter Office）的祕密辦公室。莫蘭甚至還檢查過阿靈頓的一封信，複製了好幾份，然後原封不動地交回郵局——這證明法國大使柯曼熱（Comminges）所言不差：「英國人的拆信技巧是獨步全世界的[12]。」

王室所建立的檢查制度對人民隱私構成很大的威脅，有錢人可不能冒這個險；因此，他們付錢雇用私人快遞員，快遞員則以各種創意手段來偷渡他們的信件與郵包，藉以避開檢查。其中一位快遞員寫道：「我送幾封信到法國，又帶了幾封回來，它們被偽裝成徽章的樣子，因此有絲質與銀質的，或者穿戴在我的衣服上。其他則是塞在細管狀的鑰匙裡才帶過去的[13]。」有些人特別小心，把信裝訂成書裡面的某一頁，用暗碼或者隱形藥水寫信。他們用一種醋與一氧化鉛的透明溶液寫信，然後再用一般墨水在上面寫一些比較不具機密性的訊息。收件人會用三硫化二砷與石灰水去稀釋隱形墨水，信紙就會出現可讀的灰色字跡。有時候人的尿液也可以充當隱形墨水；寫信的人用鵝毛筆末端蘸尿，在紙上輕輕描字，如此一來，就可以用「各種烈酒、金屬與硫磺混在一起，煮成液體」，以其蒸氣讓字跡現形[14]。

歐爾登堡沒有資源可供他採用如此精密的保密措施。他向一樣是皇家學會成員，擔任英國大臣文件管理員[15]的約瑟夫．威廉森（Joseph Williamson）求助。威廉森「參與郵政總局的不法勾當」，但是知道的人不多[16]。他們決定，所有寫給歐爾登堡的信件都以「倫敦的葛魯本多爾先生」（Mr. Grubendol, London）這個假名為收件人。威廉森拿到信件後會原封不動轉給歐爾登堡。交換條件是，歐爾登堡同意把信裡面任何有關政治的訊息提供給威廉森。為此，歐爾登堡的郵資也得以減免，而威廉森也可以掌握國外的狀況[17]。但是過沒多久他們就會發現，顯然威廉森提供的「保護」只有到此為止而已。

皇家侍衛把歐爾登堡位於帕摩爾街的不起眼住處給包圍了起來。我們只能想像歐爾登堡在毫無預警的情況下被人火速帶離他家，心裡一定充滿困惑與恐懼的情緒。他被馬車載往泰晤士河河岸，很可能在那裡被押到船上，送往倫敦塔。押送囚犯時走水路比穿越街道，走倫敦橋（the London Bridge）還要安全，因為馬車在橋上很容易遇襲，囚犯也可以藉此逃離等待著他們的可怕命運。被冠上叛國罪的囚犯在泰晤士河河岸上穿過那一道「叛徒門」（Traitors' Gate），步入安妮·博林（Anne Boleyn）、湯瑪斯·摩爾爵士（Sir Thomas More）以及沃爾特·雷利（Sir Walter Raleigh）等歷史名人的後塵。兩道大大的柵門一邊發出吱嘎聲響，一邊慢慢打開，出現幾個在等待下一個囚犯的臭臉守衛。守衛們帶著歐爾登堡穿越通道，進入凶險的「血腥塔」（Bloody Tower），將他關在黑暗而簡陋的囚室裡。

歐爾登堡的罪名極為模糊，只說他「圖謀並違犯凶險之事」。但是對於跟他同一時代的人，例如日記作家塞繆爾·佩皮斯而言，無疑的，歐爾登堡之所以會被列入阿靈頓爵士的疑犯名單，一定與他跟法國人保持聯繫有關：「我們在葛雷辛學院的祕書歐爾登堡先生把訊息透露給法國的一位科學家而被囚禁於倫敦塔，他常常為了哲學問題而與對方通信；因此，在這當下，不管是寫東西或者幾乎做任何事都很危險[18]。」長期以來史家始終無法明白指出阿靈頓將其列為疑犯的確切根據。然而，歐爾登堡就是在他收到德尼的信件那一天被逮捕的[19]。儘管我們不知道這是不是他被逮捕的確切原因，不過我們能夠確定的是，因為德尼在信裡大膽宣稱法國的優越性，那封信並無助於歐爾登堡幫自己脫罪。

兩週後，在歐爾登堡缺席的情況下，學會會長約翰·威爾金斯在七月四日的會議上向學會成員簡要地宣讀德尼的信件內容。聽完後大家都很生氣。如同皇家學會院士提摩西·克拉克於憤怒之餘所說的：「我並不是非常明白那位學識淵博的法國人要如此鏗鏘有力而熱烈地爭論輸血主張的起源。」克拉克以文字駁斥德尼，展現出律師一般的精確思慮，他表示首先提出輸血主張的不是法國人，而且重新回顧了英國的輸血實驗發展過程。克拉克引述約翰·奧伯瑞（John Aubrey）的文件，據其記載：法蘭西斯·波特（Francis Potter）曾於一六三九年建議，如果想要驗證哈維的血液循環理論，輸血是最好的辦法。他還確認波特稍後顯然曾於一六五三年把一隻動物的血液收集於盤子裡，試著要用象牙製的管子與鵝毛管把血液輸入另一隻動物體內。實驗失敗了，看來是因為採集血液與輸血的動作有時間差，導致血液凝結了(20)。接著克拉克論及的是克里斯多佛・雷恩，說他是「第一個想到把各種液體輸入活體動物血管裡的人（而且也真的在牛津大學做了實驗）」。克拉克進一步宣稱，到了隔年，他自己就曾把「各種各樣的液體、啤酒、牛奶、乳漿、湯汁、紅酒、酒精，與各種動物的血液」注入狗的體內。克拉克以理查・羅爾於一六六六年用狗進行的輸血實驗來總結其論證，宣稱這就足以證明，「如果此一發明值得稱許的話，功勞也應該算在英國人身上，而非法國人(21)。」

如今，歐爾登堡被關在待遇嚴苛的倫敦塔監獄裡，他不能用紙筆，因此無法為自己伸冤。被關了幾週後，他在牢房裡接到一封信。信是威廉森寫的，要歐爾登堡耐心等待——他很快就會被釋放。儘管他還是怕自己也許無法活著離開倫敦塔，至少現在他有一張紙了。歐爾登堡哀求獄卒給他墨水跟一支筆。獄卒「特別給他方便」，無疑也拿了他很多錢，讓他在威廉森的那封信背面寫下這麼一段急迫的懇求，他深信自己來日無多了：

感謝大人充滿情誼的來信：我懇求您能繼續秉持善意，如果可能的話，趁著適當時機，讓阿靈頓爵士看看我那極其卑微的貢獻，跟他說，如果當下這個誤會有化解的一天，我希望爵士大人能看出我的正直，還有我為陛下，為英國，為他本人服務，鞠躬盡瘁的熱忱。同時，我懇求您，請您趁著適當時機幫我說一句話：我的財力有限，實在無法待在像倫敦塔這種索費昂貴的地方太久。如果您覺得適合的話，也可以把手上那些寫給我的文件送來給我，那也將會是一宜人的慰藉。

您感激而謙卑的手下，亨利．歐爾登堡敬上（22）

歐爾登堡說他「財力有限」，擔心自己不能在倫敦塔待太久，這不是沒有道理的。根據古代監獄的規定，囚犯必須為自己的食宿付錢。在全英國最為惡名昭彰的監獄裡，任何一位「房客」能夠選擇什麼樣的囚房，端視其財力而定。根據法律規定，獄卒也可以向囚犯收取「和善看守費」（*suavitas*）。而囚犯的居住環境從舒適到骯髒都有，端視他們付了多少錢——也就是說，從有床、書桌與觀景窗的寬敞單人房到與幾個人共用一個沒有窗戶的房間，只有鋪在地上的稻草可以當床睡。就算被指控的罪名已經取消了，如果在囚禁期間的債務還沒結清，犯人還是可能會一直被關在監獄裡，而且實情也是如此。而且債務的成長速度是很快的。

沒有證據顯示威廉森有回信；歐爾登堡就這樣獨自在黑暗的牢房裡踱步，焦慮不已，沒有任何寫字的東西可以用。大約在威廉森寫信給他的兩週後，歐爾登堡接見了一位讓他看見一線生機的訪客。這位訪客的名字我們不得而知，歐爾登堡說服他代為寫信給索爾斯伯里（Salisbury）的樞機主教介入此事。令歐爾登堡感到不安的是，儘管他沒有被正式論罪起訴，但還是被留置在倫敦最聲名狼藉的監獄裡受苦受難。歐爾登堡透過那一位他相熟的訪客寫道：「我並沒有犯任何罪，而且所有認識我的人都能證明我對吾王之關愛與熱忱，一心為王國的福祉與昌盛貢獻。此外，我甚至透過我的信件替朝廷宣傳，我想這對英國是有好處的。……如今我請求大人，盼您願意盡力代我向殿下以及阿靈頓爵士發言，同時找您那些受國王賞識的高貴朋友們幫忙(23)」。沒有人聆聽歐爾登堡的懇求。這封信等於是白寫了，因為它沒有被送到主教手裡：在那位訪客離開倫敦塔之前，信就被沒收了(24)。

被逮捕一個月之後，歐爾登堡真是屋漏偏逢連夜雨——而且，尚－巴蒂斯特．德尼仍是問題的關鍵。自從於一六六五年發刊以來，《哲學彙刊》與其編輯歐爾登堡向來是被人畫上等號的。顯然他並沒有辦法安排下一期期刊的出版事宜。然而，令人不解的是，在七月二十二日那天，新的一期《哲學彙刊》居然出現在各個書報攤上與小販手裡。這一期的焦點就是德尼那一篇充滿爭議的〈以輸血為各種疾病的新療法之說明函〉之完整譯文，包括作者在信的開頭宣稱輸血實驗是法國人首創的那一段文字。這一期《哲學彙刊》從一開始就讓人覺得很可疑：儘管其日期沒有錯，頁碼也接續著前一期，但是上面卻沒有《哲學彙刊》慣用的頁眉標題。

歷史學家們猜測，在歐爾登堡遭囚期間，皇家學會會長約翰．威爾金斯安排了下一期《哲學彙刊》的出版事宜[25]。然而，在這次出版以前，德尼的信函早已在皇家學會的成員之間引起一陣騷亂；如果是威爾金斯把信函刊登出來的，我們不太清楚他為何完全沒有在期刊裡面進行評論，或者聲明抗議。另一個比較可能的解釋是，這一期《哲學彙刊》是有人為了賺錢而偽造出來的，或者是要以此營造出不利於歐爾登堡，證明其叛國罪屬實的另一個證據。沒有任何文獻可以證明上述兩種解釋，這一期異常《哲學彙刊》的背後真相到底為何，將會永遠成謎。無論如何，有一點是確定的：歐爾登堡發現居然有《哲學彙刊》在未獲其批准的情況下被出版，他感到非常憤怒——令他更加痛苦的是，他如此珍視的期刊居然被人拿來宣傳德尼的謊言。

七月三十一日，英、荷兩國的敵對狀態因為布列達條約（the Treaty of Breda）的簽署而結束。敵意與嫌隙消散後，過沒多久，很多被控叛國罪的人也都被免除了罪名。被捕兩個月後，歐爾登堡終於獲釋，他滿懷感激。為了忘掉這次可怕的折磨，他立刻前往鄉間休養。

獲釋不久後，歐爾登堡在寫給波義耳的信裡面表示：「監獄裡的空氣幾乎令我窒息，因此我一離開倫敦塔，重獲自由空間後，我就前往一個更大的地方，從倫敦到鄉下去，到肯特郡的克雷佛鎮（Crayford）享受幾天新鮮空氣。」不過他還是擔心自己的名譽受損，而且也知道他亟需對收留自己的國家表達效忠之意。他寫道：「最近的不幸遭遇恐怕對我傷害很大，許多與我不熟，或者沒有聽過我的人……會在倫敦散布消息，讓其他人對我沒有好印象。……我希望我可以讓陛下與所有誠正的英國人知道我是個正直的人，還有我真的熱切企盼能把我的餘生用於忠心報國，鞠躬盡瘁(26)。」

當歐爾登堡回到倫敦時，仍然必須耗費心力來處理德尼的問題，還有他在皇家學會所引發的動亂，並且重整自己的生活。歐爾登堡還要安撫許多被惹毛的人——第一個就是理查．羅爾。羅爾迫不及待，不請自來，到歐爾登堡家裡去找他抱怨。過去向來肥胖的歐爾登堡看來身形憔悴，因為他在倫敦塔監獄裡食不下嚥，剛剛才恢復胃口。虛弱蒼白的歐爾登堡畢恭畢敬地走向憤怒的羅爾，求他相信那一期《哲學彙刊》是假的，與其無關。歐爾登堡非常緊張，他解釋道，如果德尼的信真的是他刊登出來的，他一定會加上一篇駁斥德尼的不實主張的「評語」。他向羅爾承諾，下一期《哲學彙刊》一定會說得清清楚楚：德尼是個騙子(27)。

九月二十三日這一天，歐爾登堡履行了其承諾。他在新一期《哲學彙刊》裡面極力澄清一切，內容包括了他因為遭囚而無法刊登的所有資料。歐爾登堡寫道：「輸血是英國的創舉，這是人盡皆知的；幾年前，皇家學會的多位英才們首先倡議，將其付諸實現的第一人，則是技巧精湛的解剖學家羅爾，是他想出實驗的方式，並且將其成功予以執行的(28)。」歐爾登堡還提醒讀者們，過去多期《哲學彙刊》記載了關於這一切的大量資料。

一個月後，這位學會祕書又藉由一整本新的《哲學彙刊》來揭露法國醫生德尼的傲慢行徑。他特別批評德尼居然罔顧病患的安全，這一點實在令人震驚。歐爾登堡強調，就算英國在這方面的進展落後法國，尤其是落後給德尼，那也是因為他的同胞們謹慎行事的緣故。「他們（法國人）必須認清這個事實：要不是深恐危及人命，英國的哲學家們早就開始用人類來做實驗了（而人命正是他們向來致力於保存與解救的）……(29)。」

歐爾登堡知道，不管他多麼猛烈駁斥德尼的說法，還是不足以彌補他們蒙受的損失。但是，法國宮廷的某位高層人物也同意德尼的確是越軌了，這一定能令他感到稍稍釋懷。那年秋天，路易十四的祕書亨利．朱斯特爾寫信給歐爾登堡，就連最小心的英國郵件檢查員也不能反對他在信裡的那一席話：「有些人宣稱輸血是法國而非英國的創舉，我必須承認（德尼）是過於自信了，才會接受這種說法。我已經跟他說了，在資料查證這方面，他必須更加小心。所有正直的人都會同意你的看法(30)」。

德尼根本無意理會朱斯特爾的警告。這位法國醫師比誰都清楚此刻各方的指責，不管國內或國外，正鋪天蓋地而來。他深信自己說的是實話。儘管出身卑微，但他卻擊敗逆境，獲得沒有人相信他做得到的成就——也許連他自己也不相信。他不會在此刻停下腳步。

1．有幾位作家指出他是 *crocheteur*，即製造鐵鉤的工匠。然而，大多數可靠的資料來源則說他是個屠夫。鐵鉤工匠不盡然與屠夫無關，因為鐵鉤可以用於把肉掛起來，無論是煙燻、儲存或者準備都需要鐵鉤，這表示與屠夫是有關的。

2．Hussey, *Paris: The Secret History*, 162-163.

3．Zeller, "French Diplomacy and Foreign Policy in Their European Setting," 202.

4．歐爾登堡致波義耳的信，一六六七年十二月十六日。

5．Hall, *Henry Oldenburg*, 85-86.

6．Browne, *Getting the Message*, 18。有時候從外國寄信過來的人會「自付郵資」（"frank" the fees），意思是把信件送抵國界所需的郵資付清。然而這對歐爾登堡並不全然有所幫助，因為如此一來對方也會預期他應該先把信件送到多佛（Dover）所需之郵資付清。參閱：Hall, *Henry Oldenburg*, 83。

7．德尼的信件之法文原稿上面所標示的日期是六月二十五日。但是，霍爾夫婦所寫的〈史上第一次人類輸血實驗的主要爭議〉（The First Human Blood Transfusion: Priority Disputes）一文跟我一樣懷疑歐爾登堡手裡早已有那封信了，可能是手抄本，而最早可能在六月二十日就已經拿到。在歐爾登堡於一六六七年九月二十五日寫給波義耳的信件裡，他解釋道：「我比英國的任何人都還要早拿到那一封信，信就是在我被關那天到我手上的。」歐爾登堡於六月二十日遭逮，可能就是他收到德尼的信件那天。

8．Concerning a New Way of Curing Sundry Diseases by Transfusion of Blood," *Philosophical Transactions*, June 25, 1667: 489-490。強調的部分是德尼自己加的。

9．沃利斯致歐爾登堡的信，一六六七年三月二十一日。

10．Pepys, *Diary*, 16 June 1667.

11．Marshall, *Intelligence and Espionage*, 78.

12．轉引自：Dickinson, *Sir Samuel Morland*, 96. 莫蘭也發明了一種「極其靈巧與迅捷的方式，只需一分鐘多一點就能夠抄完任何兩面都寫滿字的紙張」。參閱：Marshall, *Intelligence and Espionage*, 86.

13．Scheider, *Culture of Epistolarity*, 83.

14．Jardine, *Ingenious Pursuits*, 323。有關尿液可以當成隱形墨水來使用，可參閱：Boyle, *Memoirs for the Natural History of Humane Blood*, 256。後來波義耳也曾試著把血清拿來當墨水使用。有關於如何讓祕密信件上面的文字現形的各種技巧，可參閱：Schneider, *The Culture of Epistolarity*, 83.

15．譯註：Keeper of State Papers 為於英國各部會大臣死亡或辭職後負責保管其文件的官員。

16．Marshall, *Intelligence and Espionage*, 80.

17．Hall, *Henry Oldenburg*, 113, 117..

18．Pepys, *Diary*, 25 June 1667.

19．關於歐爾登堡收到德尼那一封信的時間點，請參閱本章註解7。

20．參閱：Webster, "The Origins of Blood Transfusion: A Reassessment," 387–391.

21．克拉克致歐爾登堡的信，一六六八年四／五月，*Philosophical Transactions*, May 18, 1668: 672–682。

22．July 4, 1667. See McKie, 32–33.

23．歐爾登堡致塞斯．沃德（Seth Ward）的信（由不知名的抄寫員把信交給艾克斯特樞機主教再轉交索爾斯伯里樞機主教），一六六七年七月十五日。

24．Hall, *Henry Oldenburg*, 117.

25．同上註，120, 145–149。

26．歐爾登堡致波義耳的信，一六六七年九月三日。

27．歐爾登堡於信中描述羅爾來訪的情形，日期為一六六七年九月二十四日。

28．"An Advertisement Concerning the Invention of the Transfusion of Blood," *Philosophical Transactions*, July, August, September 1667: 489-490.

29．"An Account of More Tryals of Transfusion," *Philosophical Transactions*, December 9, 1667: 517–519.

30．朱斯特爾致歐爾登堡的信，一六六七年十一月六日。

第十二章．伯利恆醫院

要歐爾登堡淡忘這次輸血爭議對他個人與其財務狀況造成的傷害，恐怕需要很久的時間。對於輸血究竟是誰的創舉這件事，也許德尼扭曲了事實；但是，不管歐爾登堡或者英國科學界都無法否認的是：終究是法國人完成了第一次人類輸血實驗，這個比賽是他們贏了。如今，皇家學會的院士們所思考的是，關於用人類來實驗一事，他們是否太過小心了？大家都知道艾德蒙．金恩與理查．羅爾完成人類實驗的相關準備已經有六個月的時間了，但他們必須等到「某些道德上的考量因素被排除掉」，才能進行——也就是說，要等到有更多皇家學會的成員認為，儘管這種實驗顯然有其危險性，但還是能夠，而且也應該嘗試看看。在歐爾登堡獲釋幾週後，被他稱為「英才」的金恩醫生寫信給他，信中清楚記下他準備人類實驗的過程，顯然是希望《哲學彙刊》的內容能刊載此事。歐爾登堡樂於幫忙。如果牢獄之災對他造成了任何影響的話，應該說是讓他成為一個更為投入的英國科學事業代言人。他希望收留他的國家以及皇家學會的同事們不再懷疑其忠誠度。他在一六六七年十月二十一日把金恩的信件完整刊登出來：

閣下：

過去您已經看到我們以極其純熟的技巧進行動物與動物之間的輸血實驗；而我們已經做好準備，隨時能將羔羊、小山羊或者任何其他動物的血液從牠們的動脈輸入人類的靜脈。此一實驗的準備工作已經完成六個月了，我們在等待好的時機，還有某些道德上的考量因素被排除掉。也許您記得在很久之前，我曾給您看過非常適合用於這個實驗的器具，只有一根銀質管子，還有一個一邊是鈍的銀質塞子，另一邊則是平的，因此比較好拿，過去已經成功地用於動物實驗上（1）。

儘管英國人還在猶豫，德尼卻已率先出擊，而且把功績都搶走了。歐爾登堡試著不再去回顧那已經逝去的機會，但如今他更加確信英國人必須大膽展開人類的輸血實驗。從倫敦塔獲釋的一個月後，歐爾登堡站在皇家學會的所有同事面前提出動議，主張「為了試著把輸血安全地應用在人類身上，應該展開輸血實驗與研究（2）」。過去有人批評他沒能充分地宣傳英國的科學事業，此一提案有助於彌補他的形象，而且學會毫不猶豫地接受了提案。英國人又回到競賽場上了。

這次皇家學會拒絕再被比下去，因此他們一致投入人類輸血實驗的準備工作。英國的「輸血之父」理查．羅爾於匆忙間被指派為正式的院士。學會在例會的固定舉辦地點附近租了一個房間給羅爾使用，讓他能跟金恩一起進行實驗。羅爾的這間實驗室極為便利，位於泰晤士河河畔，有河景可以欣賞。但更重要的是，那裡也可以就近丟棄實驗用動物的遺骸與內臟。在學會的下一次例會時，金恩大聲朗讀了他詳細地撰寫的「人類輸血實驗方法」，並且要求把內容列入學會的正式紀錄裡。如今該做的，只剩下要找一個願意做實驗的病人。

尚—巴蒂斯特．德尼的第一次混種輸血實驗對象是一個發燒始終無法治癒的男孩；第二個對象則是一個健康但是後來喝醉的中年屠夫。如果英國人想讓他們的實驗有所不同，就必須找一個截然不同的實驗對象。然而，他們還必須讓第一個實驗對象在輸血後仍能存活，如果因為輸血而改善了健康狀況，那就更好了。在學會的下一次聚會中，一位受敬重的解剖學家建議學會應該試著「到伯利恆醫院（Bethlem）去找個瘋子」來做實驗——建議者正是喬治．安特（George Ent），已故的威廉．哈維之摯友。

伯利恆醫院（其名稱的另一個拼法是「Bethlehem」）是由天主教的伯利恆聖瑪莉教會（Saint Mary of Bethlehem）於一二四七年成立的。它位於主教門東邊不遠處，在倫敦城牆外，一開始是接濟當地病人與窮人的收容所。然而，到了一五四七年，亨利八世（Henry VIII）將其收歸國有(3)，正式宣布將它用於收容倫敦所有「憂鬱症患者」（melancolicks）與「精神有問題的人」。過了一百五十年，此時該院已經變成病患過多，瘟疫橫行，人間慘劇不斷發生的地方。自從中世紀以來，因為伯利恆醫院混亂不堪，其別名「Bedlam」（「伯利恆」一詞的另一個拼法）這個字也演變出「混亂的地方」這個涵義。伯利恆醫院是由幾間小的石造建物，一個小教堂以及一座花園組成的。其情況就算不能說可怕，至少也是挺糟的。醫院的人手永遠太少。病房的裡裡外外都有未經處理的廢水，散發著惡臭，到處都擠滿了汙穢不堪與疾病纏身的男男女女。醫院在前一年的倫敦大火中逃過一劫；城裡到處都有新建案如火如荼地進行著，這更凸顯出伯利恆醫院的破舊與悲慘。它的病人們在漏水的屋頂下發抖，承受雙重的折磨：一方面深受精神疾病困擾，另一方面其生活條件則是令人生不如死。

無可否認的，光是住在裡面就已經很可怕了，但是對於那些情緒最激動，最嚇人，通常被人用牆上的鍊子鎖著的病人來說，這裡簡直是人間地獄。就算從現代的標準看來，古代英國無疑仍然是一個暴力橫行的社會。老百姓常遭人痛毆鞭打，特別是那些地位低下的人，例如婦孺之類的。但是，伯利恆醫院用鐵鍊與極度暴力的手段來對待病人，與其說這是一個希望能治好可憐病患的精神病院，不如說它反映出人們在面對那些無法控制的瘋子時，總有一種強烈的恐懼感。當精神病患的病情嚴重而令人不安時，就必須接受嚴厲的毒打。另一方面，如果病情輕微，就不會受到如此極端的對待，院方往往輕易容忍他們。事實上，為了解決病患過多的問題，這些病情沒那麼「誇張」的伯利恆病患會被放出來，獲得行乞的許可證明——他們常被稱為「伯利恆的乞丐」以及「伯利恆的湯姆」（Tom O'Bedlamers）。辨認他們的憑藉是佩戴在手臂上的鍍錫鐵片標記，如此一來，當他們的病情發作，行為失控時，才能由官員將其送回伯利恆醫院（4）。

古代歐洲很少拿人類來做實驗，但也不是史無前例。知名的化學家勞勃．波義耳就曾用一位常常流鼻血的家僕來實驗勞丹酊（一種用鴉片製成的酊劑）。因為有人提出假設，認為用熾熱的鐵塊接觸被蛇咬的傷口，就能解毒，他也曾於一六五〇年付錢給一個男人，讓他不斷被蛇咬。這種療法成功了，結果自願被蛇咬的那個人往後就在好奇的觀眾面前表演被蛇咬，以此為生（5）。

在伯利恆醫院裡，病患的健康狀況不一，罹患的疾病五花八門——因此，一定有很多可以被當作輸血實驗對象的可憐人。過沒多久，學會便指派了一個委員會造訪伯利恆醫院，其成員包括理查．羅爾、艾德蒙．金恩（6）、勞勃．虎克與湯瑪斯．考克斯，全都是曾經親自以狗來進行輸血實驗的人。他們的任務是，挑出可以進行實驗的適合對象（7）。

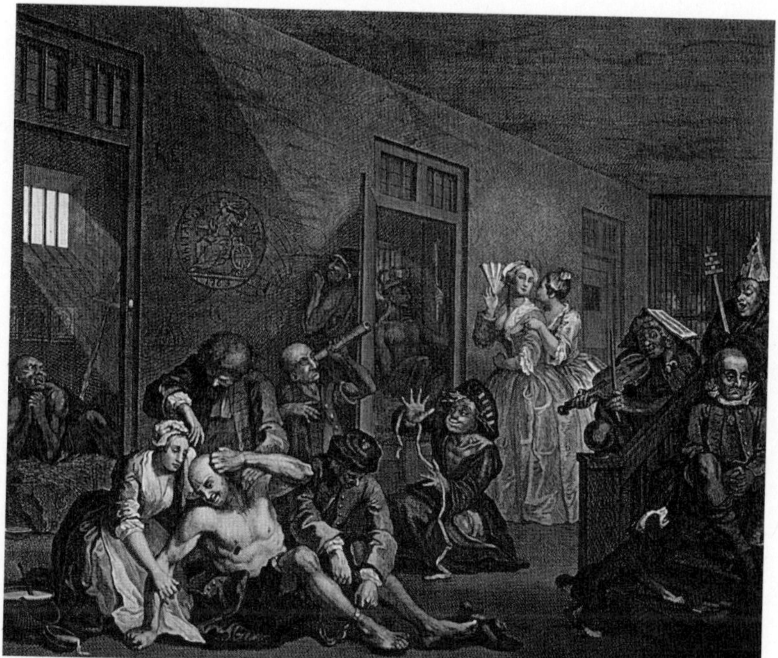

圖 19：威廉．賀加斯（William Hogarth）所描繪的伯利恆醫院日常生活情景，作品名為〈浪蕩子的墮落〉（*A Rake's Progress*，一七三五年完成）。也許真如某些史家所說的，賀加斯把醫院的情景稍加誇大了。然而，值得注意的是，這幅畫完成時的伯利恆醫院已經較為現代而寬敞，因為是勞勃．虎克在一六七〇年新蓋的。遺憾的是，賀加斯於畫中描繪的情景，剛好就是皇家學會的成員們造訪該院，尋找理想實驗對象時的狀況。

圖片來源：Courtesy of the National Library of Medicine.

他們幾個人的共識是，因為輸血能夠讓人冷靜下來，因此對於那些病情「誇張」的人而言，很可能具有療效。當時仍然認為精神疾病的根源是體內體液不平衡所致。人的每一種體液都與特定的體質有關，而且容易受季節的影響。血液是一種又熱又濕的東西，在春天的時候最多（如果這是真的，「spring fever」就不只是指不安於室，而是的確體溫很高）。在當時，天生臉色紅潤的人被視為體力較好，熱情而且容易生氣。相較之下，黑色的膽汁又冷又乾，秋天時的量最大。憂鬱的人比較溫和，與臉色紅潤者相較，活力較弱。然而，當憂鬱的人體內黑色膽汁過多時，情緒反應不一，有人可能只是沮喪，有人則想自殺。體液與人的情緒會交互影響。傷心、壓力以及怒氣會使體溫增加，體內產生有毒水氣，往上升到腦部，導致心智受到干擾。因此，不管是精神疾病，或者任何體液不平衡引起的疾病，其治療方式都很像。只是精神病患的放血點在額頭，甚或直腸或肛門的靜脈，藉此降低血液含量，讓血離開大腦。若要治療「鬱悶與憂鬱的人」，常用的方式是把天青石、黑藜蘆、丁香或者甘草粉加在白酒以及琉璃苣裡面喝下去，藉此讓體液變涼，進而達到鎮定神智的效果（8）。

當這種體液療法沒有療效時，則是常用另一種侵入性較強的療法。醫生們懷疑這些病例的病人之所以會有奇怪的行徑，實際上是因為大腦的深處有異物。這是中世紀以來就常見的一種手術，進行方式是用手搖式鑽子在頭骨上鑽一個洞。等到理髮師兼外科醫師在病人頭蓋

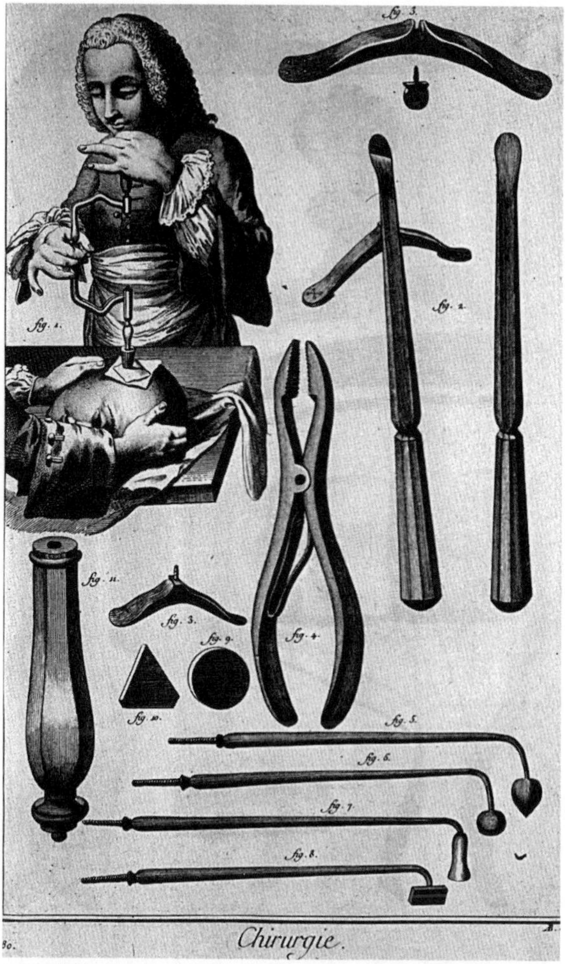

圖20：自中世紀以降，在頭骨上鑽洞就一直被視為精神疾病的療法之一。以上插圖顯示出十七、十八世紀時用於進行這種手術的各種工具。引自《百科全書》（*Encyclopédie*，一七七二年出版）。

圖片來源：Courtesy of the National Library of Medicine.

骨上鑽出一個夠大的洞，他會用探針去找病人腦袋裡那顆像花生米一樣大小的「石頭」。

對於伯利恆醫院裡的病人而言，或許他們寧願被鑽頭骨，也不想接受皇家學會所計畫的下一次實驗。院士們與醫院主管艾倫醫生（Doctor Allen）聯絡，問他是否能推薦一個適合進行輸血實驗的病患。儘管我們無從得知院士們與艾倫醫生之間對話的細節，艾倫無疑拒絕了他們的計畫。於是虎克、克拉克、羅爾以及金恩便親自找上醫院院長，勸他改變心意，但也沒成功。從該院如此不人道的情況看來，艾倫醫生居然會基於病患的安全而拒絕他們，的確令人覺得有點奇怪。然而，因為輸血仍是一種新穎的技術，其效果也令人存疑，因此艾倫也許是基於道德的理由才會拒絕。因為並無歷史文件詳細記載艾倫與皇家學院院士們幾次會面的詳細經過，我們也只能猜測而已。

這群醫生必須透過其他管道去找適合的實驗對象。如果他們無法直接從伯利恆醫院獲得病人，他們就得在倫敦找一個仍在街頭遊蕩，還沒被送入醫院的病患。這個差事並不難。在忙碌的英國首都，街頭那些精神些微失常的人如果說沒有比醫院裡的病患還多，至少人數應該是相當的。

過沒多久，委員會成員透過皇家學會院士約翰・威爾金斯得知一個可能的人選。三十二歲的亞瑟・寇加（Arthur Coga）跟威爾金斯是同一個教會的教友。寇加曾經在劍橋大學的彭布羅克學院（Pembroke College）讀過書，他有個兄弟則是於後來成為該院院長。寇加顯然受過高等教育，也是個世家子弟，他喜歡講拉丁文，盡可能在各種場合都堅持使用拉丁文。而這並不是他會做的唯一怪事。他的行為就是有點失常，但沒有人能了解其原因何在。根據歷史紀錄，唯一診斷過他的就是理查．金恩，他只是跟波義耳說，寇加的「大腦有時候太熱了一點」。歐爾登堡也說，寇加「被當成一個行徑很怪而且誇張的人……一個差勁的人」。威爾金斯也同意此一說法，他向佩皮斯表示，某次與人在倫敦一家酒館裡喝酒時，寇加「有一點瘋狂……是個差勁而放蕩的人（9）」。根據當時流行的理論，輸血可以把他身上過熱的血液換成來自體外，比較涼一點的血，因而治癒他的疾病。因此，對於這一個可以讓英國扳回劣勢的輸血實驗而言，他可以說是完美的人選。

一六六七年十一月底某個寒冷而清新的早上，艾德蒙．金恩於十一點前不久抵達羅爾那一間位於阿倫德爾府（Arundel House）附近的實驗室。實驗的消息傳遍整個倫敦，有四十個人前來觀摩實驗，金恩醫生必須推開人群才能往前走。來賓名單很長，其中包括有好幾個內科醫生、國會議員，甚至有一位主教。在這些目擊者面前，金恩與羅爾開始了他們的實驗，首先切開一隻綿羊的大動脈。他們擺了一個小盤子，接住從綿羊身上流出來的血，同時拿一根細細的銀質管子插進牠的血管裡。他們任由暗紅色血液從綿羊的動脈流出來，然後秤重；藉此，兩位外科醫師估計血流的速度大概是每分鐘十二盎司的血液。然後他們很快地用一個銀塞子把管子蓋住。傷口還繼續有些血液流出來，但是大體上而言，塞子發揮其功用，讓羊血留在目前它該待的地方：羊的體內。

接下來換寇加了，他正在欣賞小盤子裡面的「鮮紅色動脈血液」。看得入迷的寇加拿一把刀，蘸一下盤子裡的血，放到嘴邊。他喜歡那個味道。寇加覺得那「挺美味的」，於是急著把手伸出去給羅爾跟金恩(10)。兩位醫生用一把鋒利的柳葉刀切開他的靜脈。他們放出大概七盎司的血量，挪出空間給他們想要輸入的羊血。其中一位醫生緊緊抓住血管切口的下方，藉此止血，直到另一個醫生把一根有塞子的管子往血管裡面塞進去。他們倆點點頭，同時把兩根管子上的塞子拿掉，用一串接在一起的細細鵝毛管把兩根銀管子連結起來。所有人的目光在羔羊與寇加之間掃來掃去，實驗室裡一片寂靜。羅爾與金恩開始擔心血液會在管子裡凝結起來。他們焦慮地等待著，希望血液開始流動。突然間，血開始流了，兩位醫生都鬆了一口氣。紅色血液流經鵝毛管，「順暢地流進那個人的靜脈，至少持續了兩分鐘。」他們把羔羊身上管子的鵝毛管拿開，將病人手臂上的管子抽掉。

根據許多人的說法，寇加在實驗進行時「完全沒有抱怨」。兩個醫生數度問他覺得如何。在德尼的實驗中，男孩以及屠夫都抱怨說，進行輸血的地方熱熱的。寇加沒有那種感覺，羅爾與金恩為此沾沾自喜，滿意極了。金恩猜想，在他們等待血液於鵝毛管中流動的緊張時刻裡，血液變涼了，於是「流進體內時，與靜脈裡的血液溫度非常一致」。為了向觀眾證明的確有血液從羔羊流往寇加身上，他們沒有把塞子蓋回去，而是把牠身上的血放光，「血流極為順暢」。金恩將一部分血液收集起來，很快地算了一下。根據其實驗顯示，第二分鐘的血液流動比第一分鐘慢；在他們開始輸血之前，也從寇加身上放出大約七盎司的血。若把這些變數都考慮進去，金恩估計，被他們輸入寇加體內的羊血重量大概是十或者十一盎司。

結束後，觀眾都圍著寇加，他看起來「狀況很好，很快樂」。他是個外向的人，喜歡被關注，與他喜歡烈酒的程度幾乎一樣。當金恩在幫他縫合時，他一邊喝著一杯苦艾酒，一邊用拉丁文與英文講幾個故事給大家聽，有時候兩種語言夾雜不清。又喝了一杯酒，抽了一管上等的菸草之後，寇加數度被問及成為第一個身體流滿動物血液的英國人，有什麼感覺，他一一回答了。當有人問他說為什麼他喜歡醫生選的羊血，調皮的寇加露出微笑，不假思索地答道：*Sanguis ovis symbolicam quamdam facultatem habet cum sanguine Christi; quia Chistus est agnus Dei*，意思是：「綿羊的血與基督的血有象徵性的關聯，因為基督是上帝的羔羊。」實驗室變得跟酒館一樣，哄堂大笑，接著笑聲又變成歡呼聲，因為金恩幫他量脈搏，自豪地宣稱脈搏比輸血之前「更有力，更飽滿了(11)」。寇加這隻為英國犧牲的「羔羊」活了下來，甚至變得更為健康。

寇加於幾個小時後返家。他的胃口很好，「一如往常，大了三、四次大便」——對於強調尿液與糞便的古代醫學診斷來說，這是個重要細節(12)。但是才剛剛入夜，輸血後的好精神退去，負責照顧寇加的人說他看起來比以前放血後更累。他爬到床上，睡得很好，儘管持續大量盜汗，持續了好幾個小時，無疑是輸了不相容血液之後的溫和反應。隔天早上，亨利．歐爾登堡與約翰．威爾金斯到他家去看看他的恢復狀況如何。寇加已經醒了，但仍在賴床。令歐爾登堡感到驚訝的是，原本被當成「行徑很怪而且誇張」的寇加似乎很鎮定，看來更像是一個受過高等教育的人(13)。實驗過完沒多久，幾天內寇加就懇求金恩與羅爾再幫他做一次輸血實驗。他們有所顧慮，決定再多觀察一陣子，看看第一次實驗的結果。寇加如今成為歐爾登堡的友人，他自告奮勇，準備好再次成為實驗對象，並且希望學會能把這一點記錄下來——當然，他也希望能夠再拿一次錢，並且有苦艾酒可以喝。

以寇加為實驗對象的優點在於他是個受過教育的人。儘管他喜歡胡言亂語，但皇家學會的院士們深信他足以精確地描述「他的身上是否出現了什麼改變，如此一來也許有其用處」。第一次輸血過了一週後，寇加回到皇家學會讓院士們看看。其身體狀況讓佩皮斯感到驚訝。

稍後他於日記裡寫道：「他講話很有條理，今天對著學會成員們用拉丁語講了一個故事，還說他自從實驗後就覺得自己好多了。」也許寇加覺得他像是一個「全新的自己」，但佩皮斯對其精神狀態仍有疑慮：「儘管他講話合情合理，條理分明，但腦袋還是有點不正常（14）。」

歐爾登堡非常興奮。無疑的，英國人展現出他們在血液實驗競賽中的主宰能力。他在寫給歐洲人的信裡面自豪地如此宣稱。在被德尼擊敗後，不只歐爾登堡自己亟需恢復名譽，英國人更是該挽回面子，這是一個他們始終必須面對的問題。能充分展現出這一點的，是歐爾登堡寫給勒內－佛朗索瓦・德・斯呂塞（René-François de Sluse）的信函——他是個住在列日（Liège），講法語的哲學家：「不瞞你說，我們的學會到目前已經完成了多次動物之間的輸血實驗（他們在好幾個月之前用動物進行試驗，所幸都成功了，而法國人的模仿實驗也很順利），而幾天前他們又在某個人身上做實驗，結果還不錯。」歐爾登堡的態度也很樂觀，他認為未來將可證明輸血技術「對人類極有貢獻，因為在治療精神病與其他許多疾病時都會放很多血」，他還承諾他將會讓他的通信者們得以掌握此事在英國的「進一步發展。」（15）

過沒多久，歐爾登堡又有了更多英國人順利完成實驗的好消息。一六六七年十二月十二日這天，經過寇加屢屢請求再次進行實驗，皇家學會滿足了他，同樣為了麻煩他而支付二十先令。阿倫德爾府附近的實驗室裡同樣又來了一群吵雜而興奮的群眾。金恩重複上一次實驗的程序，他猜想自己大概從寇加身上放出了八盎司的血液，據其表示，替代的羊血血量則是差不多十四盎司(16)。許多觀眾大聲喊叫，說是不相信他能把那麼多血液輸入人的體內，他們堅持下次實驗前後都應該更精確地測量動物與人的血量。

的確，觀眾們所懷疑的就是問題的重點。很可能只有少量的血輸入其體內，甚至根本沒有。供血的動物與受血者之間的距離通常長達一點五英尺。任何流經管子的血都會很快變涼，而且卡在管壁上的血小板也會很快就堵住血流。此外，不相容血液的反應會有多嚴重，端視輸血量的大小；就算輸的是動物的血，只要血量不大，人體還是能挺得住，只會有輕微症狀。寇加與德尼的病人們所進行的實驗很可能會有嚴重的併發症，甚或要了他們的命，但為什麼他們還是那麼健康？足以解答此一問題的，也許就是進入體內的動物血量根本不多。寇加在第一次與最近這一次實驗後微微發燒也許就是一種輕微的症狀。然而，皇家學會的成員們對於他的發燒自有一套解釋方式，說那「只是因為他喝酒沒有節制才會產生不適(17)」。

皇家學會早已計畫好要為「行徑誇張」的亞瑟．寇加進行第三次實驗。在外科醫師理查．羅爾於多年後出版的輸血專著《血管論叢》裡面，他確認了此事：「為了進行多次對他也有好處的進一步實驗，我已經決定持續多做幾次實驗，藉此改善其精神狀況。」但是，令皇家學會感到極其訝異與失望的是，寇加拒絕了，因為他已經被變成一隻綿羊。他以「綿羊寇加」（*Agnus Coga*）的名義發信，抱怨科學家們已經將其「變成另一個物種」，以致他身無分文。因為，他們的羊血造成他「失去羊毛」，他解釋道，如果皇家學會能夠徹底將他變成一隻羊（「從裡到外都是」），未來他才願意繼續接受實驗。那封信的署名是：「你們的羊群中最卑賤的一隻(18)」。

嗜酒的寇加之所以會宣稱實驗後他已經變成一隻羊，很可能是被皇家學院的對手唆使的，因為該院向來就常因為過度熱衷於那些反常的實驗而遭嘲笑(19)。根據那個時代的作家約翰．斯基龐（John Skippon）表示：「許多咖啡廳都力圖誘惑該位院士，並且常常抹黑皇家學院，讓他們的實驗變得荒謬無比(20)。」

相似的，劇作家湯瑪斯．夏德威爾（Thomas Shadwell）所寫的《科學家》（*The Virtuoso*）一劇也以輸血實驗為戲謔的目標。該劇主角尼可拉．金克拉克（Nicholas Gimcrack）進行皇家學院的知名實驗，結果卻是又好笑，又悲慘。金克拉克以幾乎逐字逐句的方式引用《哲學彙刊》裡面關於輸血實驗的報告，在自己家裡進行寇加接受的那種實驗。結果比寇加喝醉後所描述的一切都還要誇張：金克拉克「把六十四盎司的羊血輸入一個人的體內」。接著他的病人變成「徹徹底底的羊，或者說跟羊一樣笨，不斷咩咩叫，還把反芻的食物吃下去。病人身上長出大量羊毛，很快地，他的肛門，或者說屁眼，還長出北安普敦羊的尾巴」。這位江湖郎中決定要用人製造出「一大群」羊。他大聲地說：「我會用牠們的毛來製作我的每一件衣服，比海狸強多了(21)。」

波義耳、羅爾、金恩與克拉克等人對於輸血技術的追求是專注又嚴肅的，那是一個未解的知識與科學謎團的一部分。然而，對於其他人來說，這些輸血實驗只是可笑地顯示出自然哲學家們的實驗再度脫離現實，進入了荒謬的領域。然而，至少沒有多少英國人為此感到義憤填膺，把輸血實驗看成傷風敗德或者大錯特錯的事情。

當然，法國人對於這種實驗的反應就大相逕庭了。輸血實驗，特別是德尼的那些實驗惹來了法國科學院與巴黎大學醫學院裡的許多憤怒反應。基於煉金術、動物異變與新教醫術之間的深厚關聯，對他們來說，德尼的實驗不外乎是一種異端。至少就他模仿了英國人這點而言，他已有叛國之嫌。毀謗德尼的人宣稱他根本沒有才華，只是英國皇家學會的模仿者，也證明了他所追隨的是英國人的科學，而非其同胞的。而且，如同克勞德．佩羅宣稱的，德尼醫生「之所以會有這種偏差，是因為他認為那些贊同輸血實驗的外國人都是權威(22)」。然而德尼所看重的是他能不能把實驗搞得這樣沸沸揚揚，而不是原創性、科學發展或者對國家的忠誠度等問題。

德尼與蒙特摩都急於持續把自己塑造成知名的唱反調者，不管對於國王新成立的法國科學院或者傳統派的巴黎大學醫學院，都是局外人。如果能做到這一點，德尼樂於繼續走模仿的路線。英國人找精神有問題的寇加來進行羊血實驗。因此，如今德尼開始準備找來進行實驗的，就是巴黎最具傳奇色彩的精神病患：安端．莫華。

莫華到底是怎樣變成德尼的病人，其細節我們並不清楚，只知道他在接受實驗之前不久，德尼醫生、他那忠實的外科醫生伙伴艾莫黑以及蒙特摩曾正式開會，討論輸血實驗的後續步驟。一六六七年十一月底，他們用計把莫華從街上拉來——如果有必要的話，就用硬抓的，然後為他進行治療前的準備。蒙特摩假裝可憐他，命令侍衛們把莫華找到，帶到他的莊園裡。

儘管莫華在瑪黑區很有名氣，但是要找到他可不是容易的事。狹小的街道上到處是街頭遊民，因為他們而瀰漫著臭氣。街道是城裡垃圾的聚積地，也聚積著城裡的廢人：他們身無分文，或者身染疾病，抑或是有精神問題。都城的不幸靈魂如一片茫茫人海，安端只是海中一粟。

莫華發瘋的原因是對人生極度失望，他遭遇了那種意志薄弱的人很少能承受的傷心事：他本為名流塞維涅侯爵夫人的僕從，夫人是巴黎文壇中最具影響力的上層階級，也是年輕的法王路易十四的宮廷常客。任何作家只要得到她的一句評語，即便只是隨口說說的，就能夠立刻躋身上流社會的高層，當然也有可能被貶為無名小卒。莫華本來和藹可親，眼底看盡了那些在塞維涅侯爵夫人的沙龍進出的可愛仕女們。他出身低微，本應把追求的目標局限於比較粗俗的對象，像是忙碌廚房裡的女僕，或者每天拿衣服到河邊去洗的年輕洗衣婦。但是，當年才二十四歲的他每天與那些較為漂亮的訪客們互相微笑，心裡想的就是能夠靠談戀愛而飛黃騰達。然而，他低估了宰制著十七世紀末法國的社會流動鐵則——規則之一就是，你別想在僵化的社會階層中力爭上游。莫華談不成戀愛，讓他在心碎之餘想起了自己的卑微地位。其愛人的名字早已於歷史的洪流中佚失了，我們只知道她嫁給了一個出身較為合適的人。令他沮喪的是，他永遠都只會是一個失戀的僕從，瑪黑區的笑柄。

他的精神病來得又快又猛。可憐的莫華將自己的訂製制服撕碎，於街頭裸奔大叫，威脅與咒罵路人。塞維涅侯爵夫人親自叫了許多醫生來家裡醫治他。理髮師兼外科醫師們數度幫他放血，盼能把血液裡那些干擾其心智的有毒體液排掉。醫生們幫他敷冰涼的敷布，讓他吃能夠安撫心情的食物。但是似乎都沒用。莫華變得有暴力傾向。他開始到處放火，威脅要殺掉那些他認定害慘了他的貴族。塞維涅侯爵夫人別無選擇，只能將他永遠逐出家門。

事實證明，脆弱的莫華承受不住這種流浪的生活。不久後，有人看見他走上了瑪黑區老教堂前的絞刑台，把繩索套在自己的脖子上，嚷嚷著要吊死自己。莫華成為當地的麻煩人物，但是卻引發了當地上層階級的同情心。龔瑪丹夫人（Madame Commartin）是一位常出入宮廷的仕女，她可憐莫華，命令僕從們將他帶回家。她幫莫華請了一個又一個內外科醫生，希望能醫好可憐的他。有個內科醫生幫他放了很多次血，放血的地方在雙腳、雙臂，甚至頭部：總計十八次(23)。醫生也要人常常幫他洗澡。過去長期以來的觀念是，健康的人應該避免洗澡，因為水會滲透進入身體，讓堅強的體液變弱。水只能用來洗臉洗手，身體的其餘部位則是用大量香水來擦拭，一方面掩蓋臭味，另一方面則是把人會接觸到的致病汙濁空氣予以淨化(24)。然而，如果遇到精神病，冷水澡有震懾病患的功效，有助於他們恢復正常心靈狀態，把那些干擾心智的熱氣予以冷卻。洗了四十次澡之後，任誰都看得出傳統療法對於莫華並不管用。不久後，人們又看見他在街頭裸奔了。

當侍衛們在街頭到處尋著莫華時，蒙特摩正試著運用他僅剩的人脈，希望能在附近的醫院幫莫華弄到一個暫住的地方。與瑪黑區對望，僅僅一河之遙的就是全巴黎規模最大，歷史最悠久的神舍醫院（Hôtel-Dieu de Paris）。醫院的名稱可以直譯為「神在巴黎的住所」，如今這家醫院仍然矗立於當年的位址，緊鄰著巴黎聖母院。神舍醫院裡住著人數越來越多的病人、窮人與瘋子。蒙特摩把莫華送到附近的醫院去住，目的在於讓他不會繼續在街頭遊蕩，但也會逼使他面對人滿為患的病房，還有那些足以定義古代歐洲醫院的疾病與死亡戲碼。只有那些手握龐大資源的少數菁英分子才一定能夠弄到病床——而且一張床至少都必須睡兩個病人。但每一家醫院都滿了，蒙特摩的影響力逐漸式微，無法讓莫華住進醫院。於是他便安排莫華入住附近波布赫街（rue de Beaubourg）的一家旅館，將他鎖在一個小房間裡，養肥一點，等待輸血實驗的適當時機來到。當德尼在為其最後一次輸血實驗進行準備工作時，他最危險的敵人也在謀劃一齣陷害他的戲碼。

1．"An Account of an Easier and Safer Way of Transfusing Blood out of One Animal to Another," *Philosophical Transactions*, May 6, 1667.

2．Birch, *History of the Royal Society*, vol. 2, 201。此處所有皇家學會對於人體輸血實驗之討論與計畫皆引自伯區的這本書，書裡面所記錄的是該會於那個時代進行的各種活動。

3．譯註：亨利八世因為婚姻問題而與羅馬教廷翻臉，脫離天主教教會，另立英國國教會，並且將境內所有天主教修道院收歸國有。
4．日記作家約翰．伊夫林（Johan Evelyn）於一六五六年四月二十一日造訪伯利恆醫院後證實了該院的居住條件。有關十七世紀英國精神疾病的詳細研究，可參閱：McDonald, *Mystical Bedlam*.
5．Boyle, *Some Considerations*, vol. 2, 58–59, 轉引自：Lawrence and Shapin, *Science Incarnate*, 97.
6．譯註：作者寫 Richard King，應該是 Edmund King 的誤寫。
7．早期現代並無倫理規範足以把醫療研究與醫療行為區分開來。有關人類實驗的倫理學問題，可參閱：Lederer, *Subjected to Science*。
8．Macdonald, *Mystical Bedlam*, 190–191.
9．金恩致波義耳的信，一六六七年十一月二十五日。金恩將其說明寫成〈關於一個於倫敦進行的人類輸血實驗〉（Of the Experiment of Transfusion Practiced upon a Man in London），並刊登在〈哲學彙刊〉上。
10．金恩致波義耳的信，一六六七年十一月二十五日。我對此次實驗的描述是根據金恩的詳細說明。
11．同上註。
12．歐爾登堡致波義耳的信，一六六七年十一月二十五日。
13．同上註，一六六七年十一月二十五日。
14．Pepys, *Diary*, 30 November 1667.
15．歐爾登堡致斯呂塞的信，一六六七年十一月二十五日。
16．Birch, *History of the Royal Society*, vol 2, December 12, 1667.
17．歐爾登堡致波義耳的信，一六六七年十二月十七日。
18．刊於 Stubbe, *A Specimen*, 179。
19．Nicolson, *Pepys' Diary and the New Science.*
20．斯基龐致約翰．雷（John Ray）的信，一六六八年一月二十四日。轉引自：Nicolson, *Pepys' Diary and the New Science*, 169。
21．Shadwell, *The Virtuoso*, act 2, ll. 206–211
22．Académie des Sciences archive manuscript, Perrault, Gayant, Auzout, 22 January 1667.
23．"Cure of an Inveterate Phrensy by the Transfusion of Bloud," 618.
24．Twigg, *Bathing*, 25–28.

第十三章・怪獸與奇觀

輸血本來是一種用於精神病的療法，但它也能夠把神智清醒的人逼往暴力與瘋狂的邊緣。亨利—馬丁・德・拉馬蒂尼埃（Henri-Martin de la Martinière）就是其中一個人。拉馬蒂尼埃是個自學的醫生，他有虔誠的信仰與滿腔熱血，其誇張的言語令人印象深刻，想像力極為豐富。那些毀謗德尼的法國科學院與巴黎大學醫學院成員把他視為危險的叛徒。再過不久，他們也會用同樣的方式看待另一個人——那個不但更加危險，而且是德尼最大的敵人。

如果說當年有人願意挺身支持尚—巴蒂斯特・德尼的話，表面上看來，拉馬蒂尼埃應該是最有可能的一個。他生於一六三四年，早德尼一年，三十三歲的他也一樣是個天生就靜不下來的人。九歲他就從盧昂（Rouen）的家逃走，不久後就在日內瓦附近的一個軍營住了下來。軍營有個克難的醫務所，人們常常在那裡看到他跟在營裡理髮師兼外科醫師的屁股後面。拉馬蒂尼埃在那裡學到如何幫病人綁繃帶、放血、拔蛀牙，有時候還要拿子彈以及把在戰役中受傷的殘肢鋸掉。三年後，他與法國士兵們住在一起的日子突然無法繼續下去，因為十二歲的他跟著部隊一起淪為西班牙軍隊的俘虜。拉馬蒂尼埃費了一番唇舌才如願搭上了一條前往東方的船（1）。

拉馬蒂尼埃上了那一艘葡萄牙的船才兩天，船長就看到了遠方有一支船隊。那是一個巴貝里海岸（Barbary Coast）（2）外海的無人島，海盜猖獗。船長把所有船員叫到甲板上，拿一瓶瓶烈酒出來共飲。每個人都痛飲了一番，就連才十歲出頭的拉馬蒂尼埃也不例外。接下來他們必須與海盜拚命，用盡吃奶的力氣，死而後已。十五分鐘過後，他們被包圍了。拉馬蒂尼埃的同船船員們發射所有的大砲，片刻間，四周一片黑煙瀰漫。其中一艘海盜船裂為兩半，沉入海底前發出嘎吱聲響。年輕的拉馬蒂尼埃英勇無比，他在欄杆後面爬行，熟練地幫射往四面八方的大砲填充砲彈。但是他們寡不敵眾，而且武器太少，船隻開始慢慢沉入藍灰色海水裡。

海盜把看起來最健康的人帶上船，打算把這些外國人賣為奴隸，大賺一筆。但是，海盜剛好缺一個外科醫師，船長想在俘虜裡面找替代人選。高瘦的拉馬蒂尼埃往前站出去，自信地宣稱他是船上的外科醫師。海盜們哄然大笑。船長對著還是個男孩的他大叫，問說他的師父，也就是船上的外科醫生還活著嗎？拉馬蒂尼埃也大聲回答他說沒有，因為「我還活著(3)」。船長再次上下打量拉馬蒂尼埃一番，對著他的手下們點點頭，有人把外科醫生的工具丟給那男孩。

拉馬蒂尼埃在周遊四海期間看盡人間慘狀。某次船隻停靠在埃及時，他上岸到當地藥店去補貨，親眼看見醫界的黑暗面。他看見藥店後面的一個房間裡面堆著一具又一具已經乾掉的死屍。角落裡有個男人正在摘除一具剛死屍體的大腦與體內器官。接著，他用一種黏黏的黑色液體把那一具屍體填滿，塗上藥膏，包起來晾乾。那些「木乃伊」註定要被送往歐洲，因其傳說中的療效，就連地位最崇高的內科醫師也很重視它們。據信，只要服用一點點乾屍的肉，不管是整塊吃下去或者磨成粉吞食，都可以治療各種各樣的疾病，例如頭痛、癱瘓、癲癇、眩暈、耳痛、喉嚨痛、蠍子咬傷或者大小便失禁(4)。跟大多數歐洲人一樣，拉馬蒂尼埃本來也以為藥用的木乃伊是從古墓中挖出來的。結果那位藥師兼屍體販子坦承，因為天花、痲瘋病與鼠疫猖獗，造成了屍體的需求量變大(5)。當原有的貨源不足以滿足貪婪的歐洲人，無疑的，他們還是有其他罪責更重的方式可以找到「志願者」。

拉馬蒂尼埃還小的時候常常於夜裡聽抓他的海盜們說故事，讓他怕到無法動彈：有灰紅膚色的賽倫海妖，長著跟馬鬃一樣濃密的頭髮，背上有翅膀，還有帶著劇毒的兩頭蛇，人類若被咬到，肉會爛掉(6)。看來，人類也有可能跟怪獸一樣可怕。而對於這位海盜船上的外科醫生而言，每個陰暗的角落裡都有可能潛伏著怪獸。

到了十六歲，拉馬蒂尼埃被馬爾他島的士兵們從海盜手裡救出來。他還是跟過去一樣過著漂泊的生活，結交任何可以讓他吃住，保護他的人。離開馬爾他後他前往羅馬，在那裡的一家醫院服務。接著他從羅馬踏上緩慢的返鄉之旅，回到盧昂去上醫學院，於行醫多年後正式獲得內科醫生的資格。並無太多歷史紀錄顯示他在盧昂的生活以及他在捲入輸血爭議之前是怎麼過的。然而，無疑的，不管拉馬蒂尼埃在哪個地方證明了自己的用處，他就有辦法在那裡建立並且動用自己的關係。

取得醫學學位後才剛滿五年光景，拉馬蒂尼埃就設法幫自己在路易十四的宮廷裡謀得御醫職缺——在那裡，跟他享有同等地位與尊榮的同事，都是畢業於菁英主義的味道更濃，當然路線也更傳統的巴黎大學醫學院。不過，跟德尼一樣，拉馬蒂尼埃也是個游移在巴黎科學界邊緣的局外人。儘管他有一種能夠滲透進入各種環境的天分，但光靠天分並不夠。他能獲准在首都行醫實在是個罕見的例外，但是因為沒有巴黎大學的文憑，他將永遠無法在那裡教書。儘管他滿心希望把自己當成巴黎醫界的正式成員，但是與那些真正圈內人互動的機會實在太少了。儘管拉馬蒂尼埃早已是有證書而且在巴黎行醫的內科醫生，他仍然無法忘掉早年他從海盜那裡學來的道理。他總是瞻前顧後，隨時注意著可能的危險——而在他眼裡，輸血對人類構成的巨大威脅是前所未見的。

拉馬蒂尼埃認定，沒有任何一種療法比輸血更為駭人聽聞。他擔心的是，假使內科醫生們真的決定採用人類對人類的輸血療法，他們會去哪裡找血源呢？就像那些埃及藥師變成木乃伊販子一樣，內科醫生是否也會變成「人血的買家或賣家」，有錢人大可以透過他們跟乞丐買血呢？各種可能的發展終將衍生出暴力問題，拉馬蒂尼埃光用想的就不寒而慄。孩童會遭人鞭打，以便讓他們的血管變熱，並讓血管裡充滿了血——然後急著想要治癒鼠疫與梅毒等可怕疾病的人就能出錢買他們（7）。

他深信，輸血療法將會衍生出各種各樣不人道的罪行——讓人類走向毀滅一途。拉馬蒂尼埃寫道：「為求活命，人與人將會爭相割對方的喉（8）。」很快的，人類會用無辜受害者的「血液來清洗自己」，這是勢不可擋的。更糟的是，會出現人吃人的局面。他宣稱：「任誰只要膽敢肆無忌憚地把別人的血輸入自己的血管裡，要他們吃人肉來治癒自己也不會是太困難的事。」我們幾乎可以看到他不寒而慄的神情（9）。

一六六七年秋天的一個寒夜裡，拉馬蒂尼埃做了一個關於輸血的夢，促使他擔負起撥亂反正的神聖任務，以免德尼那一類人真的鑄成大錯。後來他透過許多激昂而雜亂的文字來反對輸血實驗，同時也提到那一個夢：那一晚在他半夢半醒之間，一個有著一雙明亮眼睛的美女來找他，站在床前。她用撫慰人心的語氣對他呢喃低語，用清澈乾淨的水幫他洗臉與雙眼。透過眼角餘光，拉馬蒂尼埃也看到有個年輕男子正朝他走來，一手拿著七弦豎琴，另一隻手拿著一把弓。拉馬蒂尼埃倒抽一口氣，問他說：「你是誰？」那個年輕男子回說：「我是阿波羅。邱比特之子，偉大的內科醫生阿斯克勒庇俄斯（Asclepius）之父。真理女神正在幫你洗眼睛，這樣你才能看見我想要你看到的。你千萬要牢記，把這個訊息傳達給全人類[10]」。

阿波羅一聲令下，真理女神咻一聲把床簾往後拉。恐懼的拉馬蒂尼埃倒抽一口氣。此刻他的床孤懸在一片陡峭的絕壁上。下面的深谷裡飄來死亡的可怕味道。他從床上坐起來，瞇著眼睛，努力試著看懂眼前情景。一群自然哲學家在下面策畫一個個實驗。他們的目的是，一方面揚名立萬，另一方面則是試著發掘長生不老的祕密。在做其中一個實驗時，一位自然哲學家抓住一隻無助動物的尾巴，熟練地在上面劃一刀。他拿起一支皮下注射器，從那隻動物的尾巴注入牛奶，牛奶多到牠的雙眼與鼻耳都開始流出白色汁液。

那位哲學家轉頭對同事們自豪地宣稱：「你們是我創造的這個奇蹟的目擊者。如今那些再也無法進食的人都可以從血管吸收食物」。其他哲學家點頭贊同。然後，哲學家們就像一群抓狂的野獸，每個人都抓住兩隻動物，開始進行一個個瘋狂的輸血實驗。獅子的血流進羔羊血管裡，羔羊的血流進狼的血管裡。拉馬蒂尼埃的夢把早期的輸血實驗歷史重演一遍——從雷恩注射牛奶、啤酒與血液開始，到羅爾希望用靜脈注射的方式進行餵食。但是，令他感受到極度恐懼的是夢的最後一部分：波義耳提及的關於混種輸血後造成變異的可能性。在沒有預警的狀況下，那群可怕的哲學家突然把手上的血淋淋柳葉刀往其中一位哲學家身上招呼，把他的血放光，讓他的血管裡充滿了母牛的血。拉馬蒂尼埃看見那位哲學家變成一大隻母牛——變得很慢，但的確是母牛。其他哲學家們為了其同事的悲慘遭遇而驚恐悲嘆，同時急著想幫他解除輸血所帶來的魔咒。然後床簾就闔了起來，房間變成一片黑暗[11]。

當睡夢中的拉馬蒂尼埃與哲學家們製造出來的怪獸交戰時，他的男僕輕輕把房門打開，手裡拿著三封信：第一封是德尼寫給蒙特摩，宣布輸血實驗成功的信；第二封是深具影響力的巴黎醫生吉翁．拉米（Guillaume Lamy）寫給備受尊敬的內科醫生勒內．莫羅（René Moreau），其內容猛烈抨擊輸血實驗；第三封則是某位姓嘉鐸的先生（Monsieur Gadroys）寫的，他不同意拉米的批評，為德尼辯護[12]。把信送過來的是拉馬蒂尼埃某位不知名的同事，想問問他的意見。

等到拉馬蒂尼埃開始瀏覽信件時，他的噩夢很快成真了。尚—巴蒂斯特．德尼在第一封信裡面歌頌自己完成了狗對狗與混種的輸血實驗，最後則是那位男孩與屠夫的輸血治療。這封信就是歐爾登堡收到那封信的副本，拉馬蒂尼埃讀過後跟他一樣感到義憤填膺。他擔心的混種輸血問題成真了，而且當他讀了第二封信之後，發現事態更為嚴重。

吉翁·拉米的地位崇高，是深具影響力的巴黎大學醫學院成員，他對於輸血實驗的立場堅定，沒有任何爭議餘地。他在信裡寫道，那種實驗可不只是「一種用來折磨病人的新方法」[13]。他主張，把動物的血輸進人類的血管裡，將會造成「非常嚴重的後果」。所有生物的血肉裡都包含著令其與眾不同的「分子」，它們能產生出讓每一種生物與其他生物有所區別的特質與特色。有些動物的分子有助於牠們長出角來，所以牠們才能長角。拉米解釋道，母牛之所以那麼笨，就是因為血液裡有一種能讓牠們那麼笨的分子[14]。

不管是在那封信，或者是其醫學生涯的所有著作裡面，拉米都不相信目的論（finalism）——也就是說，他不相信動物與人之所以會有這樣的形體與行為，是一種神聖而不可違背的計畫造就的。如果人類最後變成這個模樣，那是因為上帝為其創造的生物提供各種可能的特質與特色，說得直接一點，對於拉米來講，人類是因為在繁殖過程中的偶然運氣才會變成這樣。拉米解釋道：「就像把三顆骰子丟在桌上，出現的點數一定是在三到十八之間，不可能更多或者更少點；同樣的道理，種子（*semence*）的分子也一定會造出某一種人，不可能生產出另一個物種的身體(15)」。唯有等到某個物種的特質確定下來之後，那個物種的動物才找出使用那些特質的方式。如同拉米強調的，眼睛不是為了讓動物看得見而創造出來的；應該是說，動物能夠看得見東西，是因為長了眼睛(16)。

拉米主張物種的生成就像一種複雜而講求運氣的遊戲，而他之所以反對輸血，是因為輸血會把「專屬於」不同物種的分子混在一起。他在信裡面提出警告，如果把人血與母牛的血混在一起，將會產生「有害的結果」。人類透過輸血獲得母牛的分子後，其所面對的風險是「心智會變得像母牛一樣遲鈍而緩慢」。拉米向來猛烈抨擊笛卡兒與其身心二元論，他也深恐人的靈魂將會遭逢風險。拉米是一個很像湯瑪斯．威利斯的物質論者，他相信，不管是動物或人類的靈魂，都是穩穩地寄居於身體裡面。把不同物種的血混在一起所意味的，不只是受血者會承繼供血者的外表與行為傾向，也可能會把兩者靈魂特質混在一起。

拉米的這封信帶有策略性的目的。在他把信廣為流傳之前，他先把信的草稿寄給巴黎大學醫學院的知名成員勒內．莫羅，莫羅對於蒙彼利埃醫學院畢業的醫生懷抱著一種眾所皆知的憎惡感。莫羅如今已經老邁，但在將近三十五年前，他也曾經帶領大家攻擊泰奥弗拉斯．勒諾多（Théophraste Renaudot），而勒諾多正是提倡帕拉塞爾蘇斯那種化學醫學的大膽代言人。勒諾多是蒙彼利埃醫學院的畢業生，他在未獲巴黎大學醫學院允許的情況下就開始在都城行醫了。他創辦了 *bureau d'adresse*，是一種中介的「住所」，或者機構，讓無家可歸的人可以請求財務、法律，特別是醫療上的援助。有需要的人很多，勒諾多的服務供不應求。他的醫療中心常會使用巴黎大學醫學院禁用的銻以及其他化學藥物，隨著其逐漸茁壯，該院在百姓心中的影響力也有追趕上的趨勢。巴黎醫學院不願忍受其主導地位被威脅，因此於一六四〇年對勒諾多提出控告，說他未經許可就行醫。

莫羅在一六四一年以激昂的筆調寫出《為巴黎大學醫學院辯護》（*Defense of the Faculty of Medicine of Paris*）一書。他激動地主張，勒諾多的許多學位比用來印學位證明的那一張紙還沒價值，而且不代表他有權利在巴黎執業。此外，當他在十九歲接受醫學訓練時，還只是個孩子，對醫術的掌握顯然並不充足，因此不該為活生生的病人看病。最後，莫羅幾乎把所有反對使用銻的論證全都重新檢視了一遍，顯示就連勒諾多那些來自法國南部的同事也對銻的療效有所懷疑[17]。經過多年訴訟後，勒諾多被迫放棄執業，所有特權於稍後遭剝奪。不久後，大受鼓舞的巴黎大學醫學院更發出正式的公告，取消所有蒙彼利埃醫學院畢業的醫生在巴黎行醫之權利[18]。

勒多諾一案的勝利令巴黎的內科醫生們欣喜若狂——而且，拉米希望這是一個可以套用在尚—巴蒂斯特·德尼身上的案例。他把信寄給莫羅，等於是向巴黎大學醫學院傳達了一個訊息：該是對最近這個來自蒙彼利埃的討厭傢伙採取攻勢的時候了。

這幾封信在拉馬蒂尼埃做夢後送抵，他深信，這可不只是巧合：這是要他採取行動的神意。拉馬蒂尼埃的結論是：「任由異種生物的血輸入人體，無異於用血來清洗，是最不人道的療法」，是一種「引發天怒人怨的療法」(19)。路易十四的宮廷御醫拉馬蒂尼埃覺得驚駭莫名，因為夢魘太過真實了。他非常清楚波義耳列出來的那些問題，裡面就提到了輸血導致物種變異的可能性。再加上如今他常常周旋在巴黎的眾多內科醫生之間，他也深知德尼的實驗惹火了多少人。

但是，對於拉馬蒂尼埃而言，輸血實驗的危險並不只是抽象的臆測。他覺得這是一種製造人獸混種現象的新方式，其真實性似乎非常嚇人。如同拉馬蒂尼埃在夢中與怪獸搏鬥一樣，如今他好像又必須重新面對童年的那些恐懼。如果說他在海盜船上的殘忍生活中的確有學到什麼，那就是：當你必須在搏鬥與逃走之間做出選擇的話，當然要選擇放手一搏。

1・所有關於拉馬蒂尼埃身為外科醫生、海盜與奴隸的歷險過程，全都是以其自傳《快樂的奴隸》（*Heureux esclave*）為根據。

2・譯註：北非海岸的舊稱，相當於今日的摩洛哥、阿爾及利亞、突尼斯及利比亞等國海岸。

3・Martinière, *Heureux esclave*, 13

4・Dannenfeldt, "Egyptian Mumia," 173

5・Martinière, *Heureux esclave*, 119.

6・同上註，204。

7・Martinière, *Les sentiments d'un vray médicin*, 5.

8・同上註，4。

9・同上註，5。

10・Martinière, *L'Ombre d'Apollon*, 3。此一說明所標註的日期是一六六七年九月十五日。

11・同上註，3-4。

12・"A Letter Concerning a New Way of Curing Sundry Diseases by Transfusion of Bloud, Written to Monsieur de Montmor"; "Lettre de G. Lamy à M. Moreau Docteur en Medécine de la Faculté de Paris contre les pretendues utilitez de la Transfusion"; "Lettre de G. Gadroys à M. l'Abbé Bourdelot Docteur de Médecine de la Faculté de Paris, pour servir de Réponse à la lettre écrite par M. Lamy contre la Transfusion."

13・Lamy, "Lettre écrite à Moreau."

14・同上註。

15・Lamy, *Discours anatomiques*，轉引自：Kors, "Monsters and the Problem of Naturalism," 36。

16・Lamy, *Discours anatomiques*, 22–23.

17・參見：Debus, *French Paracelsans*, 84–95。

18・Brygoo, "Les médecins de Montpellier," 7。亦參見 Jones, "Medicalisation."。

19・Martinière, *L'Ombre d'Apollon*, 16.

第十四章・遺孀

當莫華被關起來等待輸血實驗時，他的妻子也為了尋找他而在巴黎四處遊蕩。他的妻子珮琳是個村婦，不習慣大城市的擾攘，擁擠的人潮與車陣令她舉步維艱。城裡有各種震耳欲聾的噪音：小販們一邊搖鈴，一邊對著正要走路去工作的人兜售白蘭地酒，街頭公告員（town criers）大聲宣布當天有哪些新聞，鄰居們拉開嗓門，用尖叫的聲音吵架（1）。

珮琳知道丈夫發瘋的真正原因，那可真是個殘酷的事實。她老早就能了解了：他並不愛她，不曾愛過。發瘋前他一直渴望能娶個貴族仕女，但那種戀愛不是他談得起的，而珮琳每天都必須為了他的失望而付出代價。他第一次出現「誇張行徑」時只是到處遊蕩，橫衝直撞，為期十個月。等到莫華開始慢慢恢復正常，他發現家人幫他跟同村的一個女人安排了親事，那是一個距離巴黎有十英里的地方。莫華的家人相信，婚姻生活能夠讓他穩定下來；他們說服新娘，說莫華的瘋狂舉止只是一種暫時的疾病。珮琳年輕而天真，真的信了他們。但是，從婚後第一年開始，莫華的氣憤與失望再度讓他發瘋。珮琳沒那麼天真了，她知道自己被騙了，現在開始必須承受常常被毆打的生活。

不管多少醫生或者教士到家裡來治療莫華，他的症狀始終沒有減緩。莫華沒辦法養家活口，而妻子剩餘的那些嫁妝也早就花在買藥與醫師的診療費上面。珮琳哀求幾個村民幫她把丈夫留置在家裡。莫華用力掙扎，結果還是被緊緊綁在床上。珮琳這麼做不是為了保護丈夫，而是為了自己的安全起見。在他最憤怒的時候，她總是擔心自己有生命危險。但是，儘管妻子已經盡力了，莫華還是在一六六七年秋天快結束時掙脫溜走。他直接跑到巴黎去，不久後被蒙特摩的侍衛們抓住，被獨自關在一個小房間裡，等待著那個歷史性的實驗。

莫華再度發現自己又被綁了起來——這次是被綁在蒙特摩他家大會議室裡面的椅子上，身邊都是一些衣著體面的陌生人。蒙特摩看起來興高采烈，德尼與艾莫黑把六盎司的羔羊血注入莫華的體內。事實證明，幾天後的第二次實驗讓病人比較不舒服。他的手臂還是覺得熱熱的，脈搏加快，臉上立刻布滿了汗珠。實驗完成後的幾個小時內他也過得很慘。莫華開始發燒，覺得噁心、腹瀉與流鼻水，尿液跟「煙囪的煤渣」一樣黑，全身虛弱。但是，實驗才過了幾天之後，他似乎痊癒了。此時他的正常行為可說是輸血療效的證明。

消息很快在巴黎傳開了。瑪黑區的擁擠街道上，大家都興奮地轉述德尼「把人治好」的消息。因為丈夫的背景，珮琳懷疑他逃到巴黎去了，於是在街頭遊蕩，四處找他。既然莫華的妻子那麼怕他，為什麼還要去找他呢？這實在令人費解，但撇開這點不說，像她這種沒有多少錢的十七世紀末歐洲婦女，獨自過日子實在不是容易的事。因此，有丈夫總比沒有好——即便是莫華那種完全不關心她，而且精神失常的丈夫。

當珮琳聽見蒙特摩正在照顧一個精神病患的消息，她並未存疑，馬上知道那個人就是她丈夫。所以，在聖誕夜那天，也就是第二次實驗結束的四天後，身無分文的珮琳．莫華穿過蒙特摩的舒適豪宅的大門。這個裝飾華麗的家令她大開眼界，過沒多久，看見她丈夫身上的戲劇性轉變後，更是驚訝不已：他現在「精神極為平靜」。過去莫華任職塞維涅侯爵夫人她家時的舊識紛紛來訪。每個人都確信他「已經恢復為發瘋前的狀態了（2）」。

德尼準備著手宣傳他的成就。當聖誕假期結束時，德尼寫信寄到歐洲的各個角落。他頭一個寄信的對象就是亨利．歐爾登堡。儘管這位皇家學會的祕書很可能還是對德尼懷有敵意，但是因為該會順利完成了亞瑟．寇加的實驗，大幅降低了先前對他的憎惡。令德尼興高采烈的是，他這封描述莫華兩次輸血實驗過程的信件在翻譯後被全文刊出，登在一六六八年二月十日出版的《哲學彙刊》上。法文原文也於稍後出現在《學人期刊》。

沒有人比蒙特摩更高興了。他最大的收穫是看到德尼接獲某人的來信：那個就是塞繆爾．索比爾，過去蒙特摩學院的祕書。四年前，就是索比爾建議應該解散蒙特摩召開的那些私人聚會，藉此以國王的學院取而代之——一想到此事，蒙特摩還是憤怒不已。但是，如今索比爾也已經嚐到失敗的滋味。路易十四的首相尚—巴蒂斯特．柯爾貝爾體認到索比爾只是個機會主義者。因此索比爾並未獲邀參與創立法國科學院，沮喪的他如今在義大利，希望能把握最後的機會，搭上那邊科學界的大人物。輸血實驗很快地已經在羅馬與波隆那有所進展。義大利自然哲學家們的最終目標跟法國人與英國人一樣，也是要以人類做實驗。但是他們還有很長的一段路要走。索比爾看見機會來臨，他哀求德尼透露蒙特摩家裡的幾次實驗細節（3）。德尼答應了，把自己在蒙特摩莊園裡的成就講得更為天花亂墜。這讓蒙特摩感到無比歡欣。復仇的滋味是甜蜜的。索比爾曾在蒙特摩學院的所有成員面前羞辱他。然而，如今成為巴黎科學界的話題人物的，是他，而非索比爾。當初他把賭注押在德尼身上，盼其能為他的私人學院恢復往日的榮耀，結果似乎是賭對了。

頭兩次輸血過後的第一週裡面，德尼每天都去探視他的病人。等到德尼醫生自豪地宣布莫華已經完全痊癒之後，他與妻子終究回到他們那個平凡無奇的家去了。珮琳希望能把過去拋諸腦後，但是一直害怕丈夫的鎮定只是暫時的。她是對的。莫華的「健康狀態」只維持了大概兩個月。他的健康與心智狀態突然惡化，而亟欲卸責的德尼解釋道，是因為太常與妻子在一起，再加上耽溺於紅酒、菸草以及烈酒（strong waters），令他開始發高燒，情況極為凶險（4）。大腦因為發燒而充滿熱氣後，他很快又瘋了起來，甚至比以前更糟糕。

二月中旬的某天，莫華太太離開位於村莊的家，趕往巴黎，希望他能接受第三次輸血治療。珮琳的舉止有點怪怪的，看起來完全不一樣。原本膽小的她怒氣沖沖地出現在德尼家門口。對於過去只覺得她憔悴而膽小如鼠的人而言，幾乎已經因為那大膽的樣子而認不出她。她為什麼會變得如此自信？這在當時是個謎，真相一直要等到幾個月後才會被揭露。但顯然她覺得自己有權力這麼做。她對德尼的管家們頤指氣使，那聲音充滿了一種奇怪而急切的威嚴：要德尼出來跟她見面，否則有他好看的。她展現出與其社會地位不相稱的好鬥姿態：威脅要找法官，逼德尼幫她丈夫輸血——如果德尼不從的話。

德尼知道家裡來了不速之客，他跟艾莫黑商量後，兩人決定到莫華家裡去探病。德尼的馬車在泥濘的路上勉強前行，來到了一個似乎非常偏僻的地方，珮琳破破爛爛的家就在眼前。珮琳快步往他們走過去，沒多說些什麼，直接帶他們走進那間只有一個房間的房子。莫華朝著剛剛進門的德尼與艾莫黑大叫，他的雙手雙腳都被緊緊地綁在床上。房間中央擺著手術工具以及放血用的碗，旁邊是一張搖搖欲墜的餐桌。珮琳指著外面一隻綁在附近圍籬上的小牛，她命令他們倆趕快進行治療。德尼可以感覺到這一切都不太對勁。珮琳當然沒有錢買這些工具，她也不可能知道輸血前需要準備的東西。而那隻小牛呢？莫華夫婦幾乎已經養不活自己了，更別說要他們為輸血買一隻牛。德尼與艾莫黑慢慢退回門口，用堅定的語氣跟珮琳說，她丈夫的狀況根本不能進行手術。

他們都還沒有動身離開，珮琳就已經走到附近的一盞燈旁邊。她轉身面對他們，要他們看看她臉上的瘀傷，被她丈夫打到青一塊，紫一塊。然後她就哭倒在地上。她懇求他們，「除非在她丈夫身上試過了各種可能的療法，讓她感到滿意」，否則不能離開（5）。德尼於稍後解釋道，她那悲慘的模樣很有說服力，儘管與自己的判斷不符，他們還是決定幫莫華再輸一次血。艾莫黑不情願地先把一根細管插進莫華的手臂靜脈，然後把蓋子拿掉。接下來他切開莫華腳上的靜脈，因為當時的人認為，在把新的血輸入之前，必須先放掉舊的血。突然間，莫華的身體「用力搖晃了起來」。他的四肢抖動不止。稍後，德尼用強調的語氣堅稱：「這樣沒有辦法把腳上的血放出來，手臂也一樣。」根據德尼的說法，艾莫黑別無選擇，只能把他手臂上的管子抽掉，縫合傷口，他們連小牛的動脈都還沒切開。他們離開珮琳的家，對於剛剛所見的一切感到極為困惑。隔天，莫華就去世了。

德尼一聽到病人的死訊，就把艾莫黑叫過去。他們倆把最後一次輸血的每一道步驟重新檢視一遍。當他們到莫華家時，他的神智顯然並不清醒。但是，除了他那出乎意料的痙攣之外，他並未顯現出其他病徵或者虛弱的樣子。他的死一定有其理由，而且當然不是因為輸血。這一點是德尼最為肯定的：並沒有血液輸入莫華體內。當莫華的身體開始痙攣時，連那隻小牛的動脈都還沒被切開。德尼堅稱他們兩沒有幫莫華輸血就離開了，然而他卻死了，這根本沒有道理。

為了發掘真相，德尼與艾莫黑於隔天早上搭乘馬車去跟莫華的遺孀見面。他們想知道她丈夫生前最後幾個小時的狀況，病徵為何，接著他們將進行驗屍。當德尼及艾莫黑與遺孀見面時，顯然她一點也不樂於見到他們。如今她跟她丈夫生前一樣不可理喻。德尼試著套問一些資訊，任何資訊都可以，希望遺孀能說出她丈夫去世前幾小時內的樣子。但是珮琳充滿敵意，不願合作。他們夫婦倆那一張繩子編成的床上躺著莫華瘦瘦的冰冷屍體，已經變藍色了。德尼盡可能憑目測檢視屍體，艾莫黑則是把他的工具箱放在房間的中央。當珮琳發現他們倆想要驗屍，她的脾氣爆發了。她憤怒不已，把他們倆趕出家門。德尼不想打退堂鼓，當他跳上馬車時，還轉頭對著珮琳大叫。他說得很清楚，隔天早上他們會再回來，「強制驗屍」。

此刻德尼又焦慮又生氣，他很可能感覺到，就算隔天再去一趟，也不會有什麼改變。他希望那位遺孀在隔天早上之前能讓自己平靜下來，允許他們用更理性的方式揭開謎底。此外，他們似乎不用急於一時。德尼很確定她身無分文，應該連喪葬費都付不起，到明早安端・莫華還是會在那裡。

德尼低估了珮琳・莫華。當德尼的馬車離開視線時，她就忙了起來，開始急著安排丈夫的喪葬事宜，「動作神速」。但是德尼忘記了，當那位遺孀一心想做某件事時，取得所需資源的能力是很驚人的。當時，為了讓丈夫接受第三次，也就是最後一次輸血時，她就設法弄到了一隻小牛與所需的手術工具。這次，她又神奇地弄到買棺材還有付給掘墓人的錢。德尼與艾莫黑說到做到，隔天又回去，但是莫華的屍體不見了：已經入土為安。

在目睹珮琳的反常作為後，德尼回想莫華生前他自己與夫婦倆的所有對話。無疑的，那位遺孀一定在隱瞞些什麼。第一次輸血之前與之後，莫華都曾經驚慌大叫——他深信妻子想要他的命。面對莫華的恐懼，當時他跟艾莫黑不以為意，認為那只是瘋子的胡言亂語。如今他們懷疑，在看似脆弱的外表下，那個滿身是瘀傷的憔悴女人其實是這樁謀殺案背後的關鍵人物。但是，沒有了屍體，德尼擔心真相將無法大白。

莫華死後，毀謗德尼的人欣然接受此一機會，殺殺他的銳氣。德尼每天都在樹敵，更何況佩羅與拉米這兩位巴黎大學醫學院名醫已經開始大張旗鼓地反對輸血實驗。此外，還有曾當過海盜的內科醫生拉馬蒂尼埃，他對輸血實驗的嚴詞批評也越來越激烈。在拉馬蒂尼埃歷經那生動夢境後的幾週內，他自費印製一系列的專論與信函，寄給名醫、宮廷官員以及高等法院成員，內容全在抨擊輸血實驗。儘管拉馬蒂尼埃並非巴黎大學醫學院的成員，在這之前他早已設法讓所有成員都熟知他這號人物。這並不難。拉馬蒂尼埃以激動的語氣批判輸血實驗，言詞犀利，字裡行間反映出一種自幼被那些船員傳染而來的任性與粗魯習氣。而且，最近拉馬蒂尼埃發現自己與深具影響力的吉翁．拉米聲氣相投，而他正是巴黎大學醫學院中反對輸血實驗的領袖。

莫華的死訊傳開後，這些「反輸血實驗者」（*anti-transfuseurs*）興高采烈地在他們的信件裡面散布這個消息。他們紛紛說自己有先見之明，批評德尼太快把功績攬在自己身上。法國宮廷的高層也開始掀起一股指控德尼的聲浪。一六六八年二月十五日這天，路易十四的祕書亨利．朱斯特爾寫了一封很長的信給歐爾登堡，簡述了法國近期的種種傳聞。才剛寫完信，撒了吸墨粉，他就獲知莫華的死訊。他非常確定歐爾登堡一定想要立即知道此事。快遞員正在等著把信件送到海峽對岸，所以朱斯特爾又伸手拿了一小張紙，把這個訊息附在信函裡面。朱斯特爾速速下筆：「把信寫完後，我才得知那個接受輸血實驗的精神病患死了。所以說，德尼先生說他已痊癒，實在是言之過早。他應該等一等的（6）。」十天後，朱斯特爾把進一步消息告訴歐爾登堡，他說輸血實驗正遭受輿論的「猛烈抨擊」（7）。他得意洋洋地解釋道：「他們的厄運導致輸血實驗備受質疑，未來再也沒有人敢用人類來試驗（8）。」

1．Hussey, *Paris: The Secret History*, 165–166.
2．"An Extract of a Printed Letter, Addressed to the Publisher, by M. Jean Denis...Touching the Differences Risen About the Transfusion of Bloud," *Philosophical Transactions*, 1668, vol. 3: 710-715。莫華的死亡情況在這裡以及當時其他報告，包括現存的法庭報告都被過濾掉。
3．Peumréy, *Jean-Baptiste Denis*, 127–137.
4．"An Extract of a Printed Letter, Addressed to the Publisher, by M. Jean Denis... Touching the Differences Risen About the Transfusion of Bloud," *Philosophical Transactions*, 1668, vol. 3: 711.
5．同上註。
6．朱斯特爾致歐爾登堡的信，一六六八年二月十五日。
7．朱斯特爾致歐爾登堡的信，一六六八年二月二十五日。
8．朱斯特爾致歐爾登堡的信，一六六八年二月二十一日。

第十五章 · 毒殺事件

德尼總是喜歡引發爭議，但是他很聰明，所以不至於再去惹惱那些批評他的人，此刻他們正在醞釀要告他。莫華死後的幾個月裡，德尼別無選擇，只能保持緘默。他知道，如果沒有屍體，就無法釐清那個人的死因。然而，德尼還是堅持認為莫華並不是因為輸血而死亡。事實上，此時他更加堅信他的病人是一樁謀殺案的受害者。

兩個月後，珮琳・莫華為他帶來了希望。珮琳站在德尼位於左岸的家門口，用悔悟的表情抬頭看他。她宣稱她丈夫死後那幾天，有幾個人聚在她家門口，全都是內科醫生。他們拿著一大筆錢，「極力拜託她作出對德尼不利的偽證」，他們甚至還跟她的鄰居們都談過了，希望藉此慫恿她於法庭上作偽證。後悔的珮琳和德尼說她拒絕了，因為「她知道德尼曾經減輕過她丈夫的病情，自己對他有所虧欠」。德尼對珮琳說她的判斷實在太正確，他很感激。然而，他仍懷疑她並未全盤托出她本來想講的話（1）。他是對的。

珮琳娓娓道出一個身無分文的寡婦有多悲慘，令人同情。她使出渾身解數，想讓德尼相信她已經盡全力拒絕他們的錢。也許他可能幫助她？她曾去過佔地廣闊的蒙特摩莊園，知道德尼因為受到慷慨相助而賺了錢。她說，如果能讓她免於接受賄賂，他跟「有錢的蒙特摩」應當樂於幫助她。德尼不為所動，厲聲譴責珮琳。他生氣地說：「那些內科醫生跟她比她丈夫更需要接受輸血」，還說他不怕被威脅[2]。珮琳氣沖沖地離開了。

據那位遺孀所言，有外力介入此事，而且就是那些內科醫生，德尼才得以看清有人正醞釀著對他不利的陰謀。幾年前，相似的事也曾發生在尼可拉·富凱身上。在法王路易十四前往沃樂子爵堡造訪期間，財政大臣富凱居然膽敢用出令人難忘的方式展現其財力與待客之道。他並未因為逾矩而直接受罰。在那場要命的宴會過了一整個月之後，法王與其即將上任的首相柯爾貝爾才共謀了那齣出其不意的逮捕戲碼。如今富凱被人獨自囚禁在文森鎮（Vincennes）的地牢裡。

德尼知道自己的野心讓他直接擋住了太陽——意思是，阻礙了太陽王路易十四。他不只是違抗了巴黎大學醫學院那些保守名醫，更是拂逆了國王的法國科學院的意志。我們不知道德尼接下來採取的步驟到底是想要預防別人的攻擊，還是想要最後一次展現出他慣常的傲慢姿態。也許兩者都是。然而，可以肯定的是，德尼仍然確信輸血實驗所具有的潛力。他決心把事情釐清，不只要回復自己的威望，那曾讓他賭上自己名譽的輸血實驗也該繼續發展下去。

珮琳出其不意地造訪他家後，德尼去了一趟那矗立於巴黎右岸，令人望而生畏，戒備森嚴的夏特雷堡（Grand Châtelet）。夏特雷堡建於十四世紀起，到十九世紀才被拆除，位於城堡內的就是管轄著巴黎市與其鄰近村莊的民、刑事法庭。這棟龐大建物在下方的河面上投射出詭異的陰影。在夏特雷堡那一道道六英尺厚的牆面後方，數以百計的律師、法官、公證人與原告、被告遍布於一間間法庭裡面，每天如此。

柯爾貝爾首相最近才剛剛把法院與警察體系整合起來，其方式是特別為剛剛履新的巴黎警察總監拉雷尼（Nicolas de la Reynie）在已經過於擁擠的夏特雷堡裡面保留一個個房間。在過去，巴黎向來被稱為「歐洲的犯罪與謀殺之都」，拉雷尼上任不久後就有了很大的改變，得以洗刷惡名。在拉雷尼被任命前，隨時可能發生的暴力事件已經是巴黎日常生活的一部分，很少人能倖免於其影響——就連夏特雷堡最高階的法官之一，某位職稱為「刑事副官」（Criminal Lieutenant）的法官也不例外。他就是雅克．塔蒂歐（Jacques Tardieu）法官，一六六五年八月時與妻子一起在光天化日之下遭無辜殺害，兇手是闖入他們家的持械匪徒。柯爾貝爾實在看不下去了，所以指派拉雷尼，讓這位新任警察總監手握各種恢復治安，打擊暴力所需之大權。

拉雷尼進駐夏特雷堡只會讓這座像城堡一樣的建築物更令人畏懼。一直以來，大家都

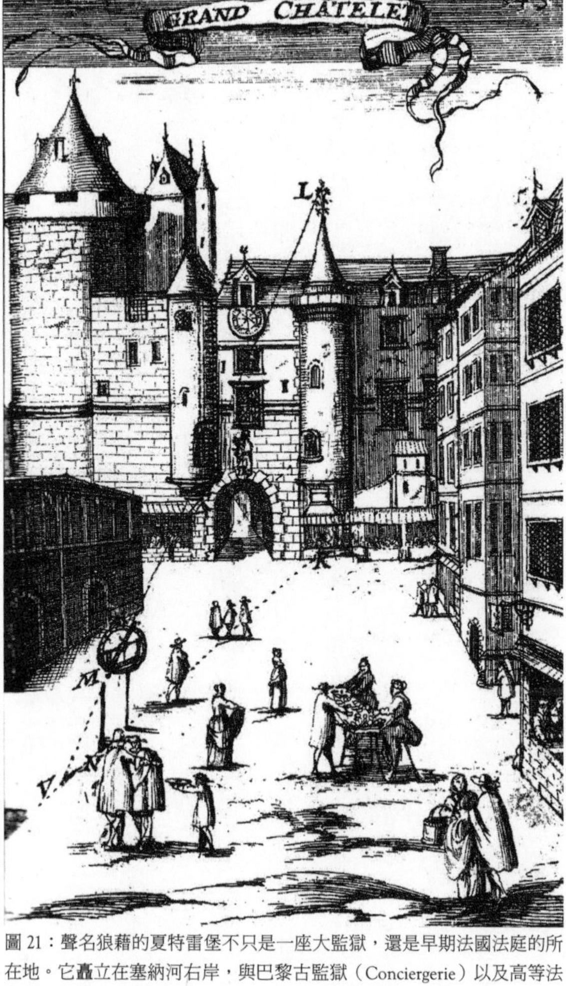

圖 21：聲名狼藉的夏特雷堡不只是一座大監獄，還是早期法國法庭的所在地。它矗立在塞納河右岸，與巴黎古監獄（Conciergerie）以及高等法院大樓只有一河之隔。它是在十九世紀初才被拆毀的。

圖片來源：Public domain

知道夏特雷堡是個可怕而陰森森的地方。龐大的複合建築裡鼠滿為患，牠們都是從附近屠宰場遷居過來的。夏特雷堡裡也有巴黎最大的停屍間，有些死者是運氣較差的囚犯，也有巴黎街頭與塞納河上常見的屍體（3）。每個巴黎人都認得出夏特雷堡的臭味，就連周圍的街道上也總是瀰漫著那一股味道。古代歐洲的司法體系常常與死亡脫不了關係。夏特雷堡中有許多無窗牢房位於其最大的一座角樓，許多犯人都擠在裡面。其他則被關在也被稱為 *cachots* 或者 *oubliettes*，幾乎有地下五層樓深的地牢裡（*cachot* 與 *oubliette* 都源自於法文裡的動詞，前者是 *cacher*，意思是「躲藏」，後者則為 *oublier*，意思是「遺忘」）。涉入刑案的被告進入夏特雷堡的法庭後，深恐自己也會被判刑，送進堡內的某間牢房——或者被丟進那「坑洞」。（罪大惡極的犯人會被人用桶子與滑輪送進一個水井般的地方。他們不能坐或躺，只能在積水中站立著，直到倒下死去，通常大約是在兩週後）。（4）

德尼前往夏特雷堡，希望能洗刷別人加在他身上的醫術不良罪名，或者更糟糕的謀殺罪。為了自辯，他針對莫華的遺孀與其那些尚不知名的共犯提出正式告訴。當德尼的馬車快走到夏特雷堡的大門時，他非常確定警察總監手下的警長們以及法官如果聽見遺孀所說的賄賂與勒索故事，一定會跟他一樣震驚。夏特雷堡外面到處都是來跟警長們報案的巴黎市市民，他們渾身汙泥，擠來擠去，而車夫則是要試著讓馬車穿過他們，困難重重。當德尼從馬車下來時，門口警衛注意到他身上的華服與其鎮定神態。片刻過後他被送到夏特雷堡的中庭，走上一道道高高的石階後，進入警察總部走廊旁邊的一個隱蔽房間裡。

在那裡不會被人窺視，是供警長與「貴人」談話的地方，他們若不是來這裡報案，就是遭人控告，來此被悄悄地問話（5）。德尼壓抑怒氣，把自己的遭遇告訴勒瑟夫警長（Commissioner Le Cerf）。他描述了那些輸血實驗的經過，自豪地說他幫莫華完成兩次成功的輸血治療，有許多人都可以擔保其醫術。德尼試著證明自己是清白的，努力讓警長相信那位遺孀涉嫌收賄以及與人共謀等罪，還有一些人加速了莫華的死亡。德尼主張，如果國王有意掃蕩罪犯，警長別無選擇，當然必須調查此案。勒瑟夫警長發現疑點都是有所根據的，於是便將案子呈報給擔任刑事副官的雅克·德菲達（Jacques Defita）法官，由他來召開正式聽證會（6）。

就空間而言，夏特雷堡裡的法庭與劇院很像。法官身穿緩緩擺動的黑袍子，頭戴整齊的假髮，坐在一個狹窄的橢圓狀舞台上，位置比下面的眾人高很多。兩造的律師與做紀錄的公證人都圍在一張台下的桌邊，看著被帶過來說明案情的男男女女。一六六八年四月十七日這天，德尼、艾莫黑、珮琳·莫華與兩位鄰居等五人緊張地坐在那張桌子前，每個人都伸長脖子，想要看看德菲達法官。與站在他們前面，身穿黑絲絨袍的律師相較，珮琳與其鄰居看來衣冠不整，與此地很不相襯。而德尼則是穿著手工精細的背心與及膝馬褲，看起來就像是個法國宮廷高官或貴族。他們的身後有一道欄杆，是用來隔開前面的證人席與審判席，還有後面那些看得目瞪口呆，又興奮又好奇的觀眾。

德菲達法官嚴肅地對著兩造的代表律師點點頭。坐在高背椅上面的他沒問問題。根據傳統，代法官發話的是坐在他身旁的助理，名叫安德烈．端木松（André Lefèvre d'Ormesson）。端木松才剛滿二十三歲，還很嫩。跟夏特雷堡裡的大多數律師一樣，他也是來自法律界的世家，在取得與其姓氏較為相稱的高位前，他被指派為助理，藉此透過各種司法職務來歷練。一位端木松家的成員被派來負責此案令德尼非常高興。安德烈的父親是法界傳奇人物，歐利維耶．端木松（Olivier Lefèvre d'Ormesson）：就是他以自己的法官前途為賭注，說什麼也要確保尼可拉．富凱能夠獲得公平審判的機會。沃樂子爵堡那一場為富凱帶來災難的宴會過後，富凱的命運如何，以及他是死是活，都是交由法庭決定的。老端木松就是富凱一案的承審法官，他拒絕當國王的橡皮圖章，嚴懲這位前任財政大臣。柯爾貝爾希望法庭能速審速決，判他死刑。但是端木松卻花了整整五天進行公開審訊，發現該案的許多疑點。端木松撤銷許多最嚴重的罪狀，免去富凱走上絞刑台的命運。儘管富凱被判終身監禁，但路易十四與柯爾貝爾還是不高興。過沒多久，曾經大權在握的端木松就從法院「退休」了。

小端木松非常清楚本案跟他父親承審的知名案件有許多相似處。富凱的案子就發生在新國王試圖集權之際，它是測試歷史悠久的法國司法體系能否延續下去的指標性案件。跟他父親一樣，端木松無疑地也深信，不管是德尼，或者輸血這種療法本身，也都應該接受公平的審判。但是，如果他完全不顧這個案件所牽涉的政治賭注，那就是有勇無謀了。以吉翁·拉米與克勞德·佩羅為首的巴黎大學醫學院早已公開表達其義憤，批評德尼不該在該院沒有允許的狀況下進行輸血實驗。該院也透過正式與非正式管道清楚地表達其意見：應該永遠禁止使用輸血技術，越快越好。如果要以一個可憐遊民的死為代價才能辦到這件事，他們也無所謂。

法院的成員們都就位後，端木松傳喚了第一個證人。當德尼接近律師的桌子時，法院裡一片鴉雀無聲。庭上要求他憑記憶把莫華死前所發生的一切說出來。德尼直視著德菲達與端木松的眼睛，他描述自己與艾莫黑幫莫華輸兩次血的經過，兩次都很順利。接下來的兩個月裡，他曾仔細地追蹤病人的身體狀況，發現莫華「既清醒又健康（7）」。德尼詳述他跟艾莫黑試圖進行第三次實驗時所遭遇的困難。他們才剛開始準備要幫病人輸血，他就開始持續痙攣，儘管德尼非常願意幫他治療，他的身體狀況卻不允許。毫不令人意外的，艾莫黑確認了德尼的所有說法。

接下來，端木松傳喚的是莫華的遺孀。從現存紀錄看來，無從得知其神態如何，但也許我們可以想像她有多害怕。珮琳只是個單純的村姑，完全不了解嚴密的巴黎上流社會，接下來她所遭遇的挑戰令人難以想像。幾個月前她才得以進入蒙特摩的莊園，儘管該位貴族在科學界的地位式微，但那裡仍是城裡最華麗的地方之一。如今，她又來到了都城中最有名的司法機構——也是停屍間。端木松催促那位發抖的遺孀清楚交代的是，從第一次輸血到她丈夫去世前，他們倆的日常生活細節為何？珮琳懇求法官相信她對丈夫的愛。她總是竭盡所能地滿足他的所有需求。她餵他吃東西，幫他穿衣服，為他準備雞蛋與湯。

珮琳證實，接受輸血後的幾週內，她丈夫變得很怪。他光顧許多酒家，喝酒抽菸，與其他女人調情。珮琳宣稱自己仍然盡責照顧宿醉的丈夫。她在湯裡面加烈酒，幫他減輕頭痛。最後，為了證明他們的感情，她輕聲告訴端木松說，在他輸血後的那幾週裡，他們曾經行房四次。端木松問她，醫生是否會同意他們行房？她解釋道，不會，他們曾明白表示他們夫婦倆不該行房，因為唯恐導致她丈夫的血液變熱，舊病復發（8）。

而鄰居們的說法則是比較能讓人看出本案有鬼。他們夫婦倆總是在吵架，隨時都會有大吼尖叫的聲音從家裡傳出來。但是，每當發生爭執時，如今會動手動腳的可不只是莫華一個人。根據那些目擊證人表示，珮琳「打了她丈夫好幾次……有一次在被他用盒子丟到耳朵後，她說要讓他感到後悔，或者是說他死定了（9）」。鄰居證實，珮琳果然說到做到。他們宣稱，為了讓疑心病越來越重的丈夫相信食物安全無虞，她「還故意自己試喝湯給他看」。然而，其中一個證人不止一次看見她「把湯匙裡的湯倒在地上」（10）。此外，鄰居們也在珮琳她家看見「某種粉末」，他們能肯定是有毒的粉末。後來在問案時，德尼也證實，當他與艾莫黑到他們家進行第三次輸血治療時，曾聽到莫華驚恐地尖叫。他慌慌張張地大叫，表示他老婆一直打算把他除掉。

表面上看來，不利於珮琳．莫華的證據不多，其根據也只是道聽塗說。令人覺得奇怪的是，像她這種那麼機靈的女人怎麼會像鄰居說的那樣，公開表達其敵意？此外，如果她自己是法官的話，可能會覺得現有的證據還不足以直接證明她犯了一個如今看來越來越像毒殺的案件。然而，十七世紀法國的司法體系可不是盲目的，夏特雷堡特別是如此，因為這裡有各種能想像得到的罪犯，法官都看多聽多了。與德尼相較，珮琳不只是表達能力較差，資源較少，而且她被控犯下的，可是警察總監尼可拉．德．拉雷尼最痛恨的毒殺罪——進而言之，法官的態度也是這樣。

如同知名的回憶錄作家聖西蒙公爵（Duc de Saint-Simon）所說的：「有時候犯罪似乎也會跟衣服一樣，變成一種時尚。現在最入時的就是下毒（11）。」當時最有名但也最神祕的下毒專家就是凱瑟琳·德莎耶絲（Catherine Deshayes）。常被稱為「拉瓦桑」（La Voisin）的她住在巴黎郊區一個叫做新村（Villeneuve）的地方，家在聲名狼藉的聖德尼街（rue Saint-Denis）街底。過去幾十年來，她總是對尋求幫助的女人敞開大門，不管她們是要誘惑喜歡的男人、除去礙事的對手，或者是殺掉情人、丈夫或者有錢的親戚。不管你想幹什麼非法勾當，她都能靠著調製「繼承毒粉」（inheritance powder）或者「聖德尼毒液」（soup from Saint Denis）來幫你（12）。

儘管警察總監拉雷尼以粗暴手段打擊巴黎的犯罪活動，但令人感到挫折的是，他卻無法控制拉瓦桑的巫術與毒藥組織。就在珮琳·莫華疑似以毒粉毒殺丈夫時，國王的頭號情婦也開始找上了拉瓦桑。從一六六六年到一六七九年拉瓦桑遭到逮捕期間，為了抓住國王那捉摸不定的心，蒙特斯彭侯爵夫人（Marquise de Montespan）常常需要女巫拉瓦桑以愛情魔咒或者特製的愛情藥水幫她服務。經過三年的祕密審訊後，拉瓦桑在一六八二年被斬首，但是已經有四百多人遭下毒的罪名起訴，其中不乏上流社會人物。蒙特斯彭侯爵夫人就是一例：她遭控在蠟製的娃娃身上釘大頭針，藉此懲罰花心的路易十四，甚至曾與拉瓦桑討論過毒殺他的可能性。據說，這件事與宮廷裡的其他邪惡勾當令他大受打擊，但是蒙特斯彭侯爵夫人未曾因為犯罪而受懲罰。晚年她在鄉下的女修道院過著自我流放的生活，藉此避開宮廷人士的懷疑與責難眼光。

透過此一後來被稱為「毒殺事件」（the Affair of the Poisons）的醜聞，我們可以明白看出，十七世紀末的法國人如果想把別人弄死，是多麼簡單的一件事。不管你是窮是富，隨時都能找到當地的女巫師，她們的社會地位有高有低，專長是以祕方調製致命的草藥藥水，其材料包括曼陀羅草、麥角、鴉片、杜松與其他物質。從與德尼這個案子相關的現存文件看來，莫華的遺孀是選擇一種比較沒那麼神祕的方式來毒殺丈夫。珮琳在給丈夫喝的湯裡面加了砒霜，好處是其致命毒性會慢慢發作，受害者不會有感覺。砒霜在任何藥局都可以買得到，因為它是一種老鼠藥，而砒霜中毒的症狀與古代歐洲許多常見疾病，像是霍亂、痢疾以及鼠疫等等，也很難區分。

在最後一次造訪莫華家時，德尼與艾莫黑並未注意到他有沒有腹瀉與嘔吐的症狀。然而，他們都說莫華看來比平常更為消瘦，當然也出現明顯的妄想行為。此外，警方的調查人員宣稱，一隻貓吃了他們在對珮琳蒐證時發現的小玻璃瓶裡的「粉末」，沒多久就死了。然而，最為不利的證據還是莫華的心智狀態。砒霜對神經系統有毒，砒霜中毒的常見症狀包括譫妄、顫抖——還有痙攣。

在聽完所有對珮琳不利的證詞後，德菲達法官撤銷了所有宣稱德尼的輸血實驗害死莫華的指控。珮琳被正式起訴，立刻遭帶走。儘管珮琳在嫁給莫華後常常被毆打虐待，但是這並沒有被法官列為其斷案的考量因素。自此，她就從歷史紀錄中消失了。我們可以假設她人生的最後一段日子，不管時間是長是短，應該就是在夏特雷堡的某間牢房裡度過的。珮琳的命運多舛，早期現代的司法制度並未對她開恩。

儘管德菲達法官已經宣稱珮琳必須為她丈夫的死擔負全責，但他也說自己深信她可能只是共犯。珮琳似乎不可能謀劃出一個如此縝密的謀殺案。此外，她顯然連過日子都幾乎有問題了，怎麼有錢去買毒藥？本案現有的許多證據都對珮琳不利，但是有些關鍵點仍需釐清。德菲達問了三個問題：珮琳是從哪裡取得鄰居看見的那些毒粉？她為什麼要對丈夫下毒？最重要的是：是誰建議她的？

在德尼一開始到夏特雷堡提起訴訟與案子審理期間，他都宣稱珮琳曾經勒索過他。那位遺孀坦承，她丈夫死後幾天曾有幾位內科醫生去找她，想拿錢請她控告德尼謀殺罪。同樣的，在審案時，某位鄰居證實也有一位巴黎的內科醫師找上門，跟他說：「如果你願意作證，表示莫華是因為輸血而死掉」，就可以拿十二塊金子（13）。儘管所有目擊證人在審案期間先後都曾提到那幾位神祕的內科醫師，但是法院的紀錄卻未正式透露出那幾個共犯的身分。

那些被德尼稱為「輸血實驗的死敵」的真實身分是什麼？任誰只要熟悉這個案子或者那些發生在一六六〇年代，有關輸血實驗的種種爭議，大多有自己懷疑的對象。當德尼初次提出告訴時，他也許曾經私底下將他們的名字透露給勒瑟夫警長。最後，德菲達法官宣稱，珮琳的共犯到底是誰這個問題「事關重大，必須追究到底」。他說，不管那一位不知名的內科醫師與其他「拿錢慫恿她犯案，而且被看到與她在一起的人」，不久後總有一天會被帶到他面前(14)。

德尼鬆了一大口氣。法官站在他這邊，看來珮琳的共犯們也會被繩之以法。但是，接下來發生的事卻讓他措手不及。宣判時，德菲達最後明確地判定，往後「任何人都不得在未獲巴黎大學醫學院核准的情況下對人輸血(15)」。德尼與所有人都覺得這狀況實在非常諷刺：這位法官居然把輸血實驗的未來交給那些絕對不會同意進行輸血的人。

德尼不甘就此作罷。他仍然深信輸血有其療效，更認為自己有權利進行輸血實驗，藉此將它發展成一門成熟技術。不久後，德尼就開始去找那些巴黎大學醫學院的成員。他不只向他們請求支持，還請他們連署。一個月後，他很自豪地表示，一百多個人裡面有七、八個幫他簽了名(16)。

等到德尼發現他的請願書顯然無法撼動夏特雷堡的法院判決，他再度找上他的贊助人，亨利·德·蒙特摩。儘管蒙特摩在科學界與社交圈的名聲因為法國科學院的成立而受損，但是他在十七世紀的法國司法界仍有可觀人脈。蒙特摩曾於高等法院裡擔任上訴法官一職，他非常了解法國的司法程序，也知道採取什麼策略才有機會翻案[17]。而且，一樣很重要的是，他有錢能幫德尼支付日漸攀升的訴訟費用。

在蒙特摩的幫助下，德尼對高等法院提出訴願，盼能撤銷那實際上等於是禁止輸血實驗的法院判決。高等法院與夏特雷堡隔著一條塞納河，矗立於西堤島上，它是全國等級最高，最具權威性的司法機關。夏特雷堡向來是任何老百姓都能向警長提起訴訟案的地方，也是那些重刑犯的死牢所在地；相較於此，高等法院則是用「閉門審查」（*huis-clos*）的方式來處理案件。它扮演的角色類似現今的最高法院，只處理那些最受關注的刑案，審理的地點在四周有塔樓矗立的最高刑事法庭（Chambre de la Tournelle）。

儘管本案的確帶有刑事成分，但是德尼與其律師們卻是找大法庭（Grand'Chambre）上訴，該庭負責與醫院、行會以及大學等法人有關的案件。德尼藉此凸顯自己的企圖：他想要挑戰的是巴黎大學醫學院。高等法院才剛於一年前做出允許醫生使用銻與其他化學物質的判決，此舉與醫學院意志相左，引發了學院的強烈反彈。德尼仍然抱持希望，認為高等法院將會挺身而出，判定不該把輸血實驗的管轄權交給走極度傳統路線的巴黎大學醫學院。

不管是在拉丁區或者巴黎的大街上都可以看見建築物牆上貼著大字報。這些印刷粗劣的大張海報，過去也曾散播德尼神奇地治癒精神病患莫華的異聞（18）。如今，牆上新貼的大字報所宣傳的則是即將召開的高等法院聽證會。海報上寫道，高等法院將審理關於輸血實驗的訴訟案。所有巴黎人都急切地期待最後判決出爐。

開庭日是一六六九年十一月二十八日，並不開放大眾旁聽，但這絕非一件小事。穿著體面的馬夫們駕著裝飾精緻的馬車穿越高等法院大門口，被送進知名大法庭裡的，都是法國上流社會的最高層人士。該院的當然成員除了巴黎的樞機主教之外，還有許多王公貴族。他們在那些早就擺好的華麗椅子上坐定。「一群為數龐大的大人物們，有男有女」，全都在交頭接耳，等待好戲上演（19）。

法庭裡那些帶有金箔飾框的鏡子、裝飾華麗的牆面與厚重簾布都是為了國王而準備的。歷代法國國王都會親臨大法庭主持重要的「御前會議」（*lits de justice*，可以直譯為「司法基礎」）。每當國王與高等法院領袖的意見相左時，就會從羅浮宮的莊嚴住家移駕至此，與高等法院召開正式會議。自從一六六一年發生尼可拉·富凱一案，還有傳奇性高等法院法官（*parlementaire*）歐利維耶·勒菲赫·端木松被粗暴地解職以來，法國最高法院的法官與律師們已經變得極為聽話。隨著年輕的路易十四順利集權，成為太陽王，國王與法院之間召開會議的次數已經越來越少，會議之間的間隔也變長：沒有人敢挑戰他，很快地他就再也不需要召開御前會議了(20)。

德尼早該知道在國王掌控的法庭上，他的案子根本就沒勝算。但是，很少有人能看得清自己到底是太過樂觀，還是像個幻想自己有勝算的唐吉訶德。在德尼的行醫生涯中，他始終無法體會十七世紀的醫學與科學文化具有一嚴格的階層結構，結構中的主導因素則是金錢、權力與名譽。不管就出身或者教育而言，德尼都是個局外人，他也無法理解這個封閉的世界有多頑固。他打破其規則，深信有一天能夠如願因為自己的成就而躋身那個核心的聖堂。他真是大錯特錯。

當然，如果想要達到如此崇高的目標，輸血技術上的成就絕非他可以選擇的最佳手段。在信奉天主教的法國，想要把輸血理論付諸實現的人就是會成為眾矢之的。威廉・哈維於一六二〇年代發現血液循環的現象，導致自古代代相傳的中世紀哲學遭到批判與重新思考——但是在法國醫界，這種傳統的身體觀還是居於主導地位。後來，笛卡兒的理論也成為血管注射與輸血實驗的根據，但是他的理論也是巴黎科學界、政界與宗教界菁英們責難的對象。笛卡兒的身心二元論強調身體與靈魂分離。對於科學界而言，把動物與人類身體視為一種精密機器，還是有幫助的：尤其是，人們在用活體動物進行研究時，就更無顧忌了。然而，這種身心二元論所挑戰的是最重要的傳統學說：《聖經》。舊約聖經的〈申命記〉（Deuteronomy）第十二章第二十三節說：「只是你要心意堅定，不可吃血，因為血就是生命。」輸血實驗不是與此一教義相悖？而對於法國來說，血液循環之說與輸血的技術畢竟是來自於英吉利海峽彼岸，出自於法國敵對的新教異端陣營，英國人只是幫著他們抵抗法國而已。

德尼企圖用輸血這種新科技建立自己的名聲，顯然從一開始就是註定會失敗的。相似的，高等法院對於輸血訴訟案的判決結果也是早就被決定了。儘管如此，德尼的上訴請求還是獲得了完整的審理機會——至少表面上看來是如此。德尼的辯護律師不是別人，正是克理楊．德．拉穆瓦農（Chrétien de Lamoignon）本人——他是高等法院中官階最高的成員吉翁．德．拉穆瓦農（Guillaume de Lamoignon）之子。年輕的拉穆瓦農以夏特雷堡聽證會的那些調查報告與證詞為根據，他所辯護的不只是德尼，更是往後所有的輸血實驗；而承審法官馬提歐．莫雷（Matthieu Molé）的父親剛好則是老拉穆瓦農的前一任高等法院主席。換言之，審理輸血訴訟案的，不只是法國層級最高的法院，承審的人更是該院中最顯赫的成員。在現存的資料裡面，只有關於這一場聽證會的少量記載，據說拉穆瓦農在莫雷面前進行的論辯是「精采絕倫之作」(21)。然而，令人驚訝的是，聽證會上並未詳細討論是否有人要設計陷害德尼，也完全沒有提及幫助珮琳害死她丈夫的那個人（或那些人）到底是誰。顯然，本案的勝敗所牽涉的唯一問題，就只有輸血實驗的前途是什麼。

法院很快做出判決。法官坐在法庭中央台上的高背椅，他要求大家肅靜，冷靜地盯著在場的一個個貴族、內科醫生與律師，他們則是報之以充滿敬意與企盼的眼神。當德尼在等待莫雷的宣判時，他在想些什麼？這我們不得而知；但是，就算他還沒有屈服於法院的這一齣無上權威戲碼，進而感受到國王的權力，距離他屈服的時刻也不久了。莫雷宣布，他完全看不出需要將夏特雷堡法院的判決予以推翻的理由。不管是現在或者未來，輸血實驗還是必須經過巴黎大學醫學院的批准才能進行。跟所有與會者一樣，德尼也知道該院是絕對不會批准的。法院的第一、二審判決都已出爐。輸血實驗正式被判了死刑。

1．Denis, "Extract of a Letter Touching a Late Cure."。上述這封德尼的信件中收錄了〈巴黎夏特雷堡刑案檔案室一六六八年四月十七日紀錄摘要〉("Extrait des registres du greffe criminal du Chastelet de Paris, du mardy 17 avril 1668")，信件並且被刊登在《哲學彙刊》上，請參閱：*Philosophical Transactions* 3 (1668), 710–715；同時，在拉馬蒂尼埃的《慈善建言》（*Remonstrances Charitables*）。儘管判決書的原文已經佚失，但不管是德尼或者拉馬蒂尼埃的摘要內容，或者出現在其他地方的摘要都是一致的，相當可靠，而且他們並未爭論文件內容所記載的夏特雷堡法院訴訟紀錄之真實性。

2．"An Extract of a Printed Letter, Addressed to the Publisher, by M. Jean Denis. . . Touching the Differences Risen About the Transfusion of Bloud," Philosophical Transactions, 1668, vol. 3: 711.

3．屍體會在夏特雷堡的某個寬闊庭院裡被公開展示出來，通常上面不會蓋東西，直到有人把屍體帶走，清洗後由附近聖奧波蒂內醫院（Saint-Opportune hospital）的修女帶往距離夏特雷堡只有幾步之遙的墓園墳穴安葬。Chardans, *Le Châtelet*, 36。亦可參閱：Andrews, *Law, Magistracy*, 14。

4．Chardans, *Le Châtelet*, 42.

5．Saint-Germain, *La Reynie*, 36.

6．刑事副官（*Lieutenant Criminel*）一週開庭兩次，審理那些情節輕微，可以用賠償金與法院訴訟費來處罰的刑事案件。可參閱：Mousnier, *Institutions of France under the Absolute Monarchy*, 319。

7．"Extrait des registres du greffe criminal du Chastelet de Paris, du mardy 17 avril 1668."。亦參見 Denis, "Extract of a Letter Touching a Late Cure."。

8．"Extrait des registres du greffe criminal du Chastelet de Paris, du mardy 17 avril 1668."

9．同上註。

10．同上註。

11．轉引自：Bluche, *Louis XIV*, 268。

12．Mollenauer, *Strange Revelations*, 72

13．"Extrait des registres du greffe criminal du Chastelet de Paris, du mardy 17 avril 1668."

14．同上註。

15．同上註。

16．德尼致歐爾登堡的信，一六六八年五月五日。

17．參閱：Hamscher, *The Parlement of Paris*, 98–107; Hamscher, *Conseil Privé*, esp. chap. 2；關於高等法院的法院結構與規定亦可參閱：Andrews, *Law, Magistracy*, chap. 2。

18．由拉米證實，"Lettre escrite a Monsieur Moreau," February 16, 1668, 1。

19．關於這場會議的出席者有哪些人，可參閱："A Letter Written by an Intelligent and Worthy Englishman from Paris," Philosophical Transactions, December 13, 1669, 1075。信件內容提及的那些人與大法庭（Grand'Chambre）成員的傳統規定是一致的。可參閱：Andrews, *Law, Magistracy*, 88。

20．最後一次御前會議（*lit de justice*）的舉行時間是一六七三年二月二十四日。對於王室敕令，高等法院在正式發布前原本有提出異議的權利，但在該次會議上被剝奪了。

21．"A Letter Written by an Intelligent and Worthy Englishman from Paris," 1075。我的同事艾伯特・韓秀爾（Albert Hamscher）是一位國際知名的十七世紀法國高等法院專家，據其證實，不只是德尼的這個案件，同時代數以千計的案件也都在接下來的一百年左右被銷毀或者遺失了。

第十六章・怪獸喀邁拉

德尼事件的結局等於讓輸血實驗就此打住，不管在法國或英國都是如此。沒有證據顯示英國曾頒發正式的輸血實驗禁令（1）。然而，無疑的，法國高等法院判決一出，英吉利海峽兩岸與全歐洲的輸血研究都就此被凍結住。皇家學會的成員轉而研究血液的其他奧祕，例如其化學性質、凝結的原理還有為什麼血是鮮紅色的。人們長久以來都相信，血液的顏色是因為心臟的熱度導致的，但理查・羅爾重新思考此一觀念，以簡單的實驗來證明動脈的血液即便已經冷了下來，還是紅色的，而靜脈的血液在碰到空氣後就會變色。為了證明這一點，他把一隻狗的氣管暴露在體外，然後塞起來。過沒多久，在動脈裡流動的血就變成「像靜脈裡的一樣，顏色是黑的」（2）。他先把狗的肺部打孔，等到牠死掉時，再把那些黑色的血往肺部擠。接著他看見血變成鮮紅色的。羅爾探究的問題是：空氣與肺部對於血液的重要性為何？在這之後好幾年的時間裡，又促使人們進行一窩蜂的研究。有人認為這個新的研究方向讓英國人不再醉心於輸血實驗，也有人說，既然輸血實驗的爭議性那麼高，英國人欣然以此一方向替代輸血研究——端視你從什麼角度來看這件事。至於在法國，直到十九世紀才有人進行輸血實驗，血液的科學研究再次被數學、物理學與天文學等取代。

儘管大多數歷史學家認為故事在此結束，但仍有一個未解的謎團。是誰幫助珮琳・莫華毒殺她丈夫？為了什麼？

答案可以在一封長期存放於檔案室，沒有人注意的信件裡找到。此一長達七頁的文件之標題為：〈高等法院律師路易・德・巴斯希爾對於輸血實驗的相關爭議之反思〉（Reflections by Louis de Basril, Lawyer in Parliament, on Disputes Concerning Transfusion.），這封文件並未註明出版者名稱、出版日期與出版品通常需要的王室出版憑證（*privilège*）。然而，我們能夠確定的是，此一文件出版的時間點在法國高等法院審理該案之前，甚至比夏特雷堡的審判更早；〈關於輸血實驗之可觀效用的一些新觀察〉（Some New Observations on the Very Considerable Effects of Blood Transfusion）。這本選集在一六六八年出版時，裡面就曾將文件內容予以摘錄刊出。現存的完整版信件非常少，收藏它的圖書館全世界只有四家。這一切都顯示，巴斯希爾的信件是以活頁小手冊的方式在流通的，而且僅供私底下傳閱。這非常合理。巴斯希爾在信裡面就講得很清楚了：關於輸血實驗的爭議已經出現了充滿敵意與危險性的轉折。看起來每個人都變得非常小心。如果還有人沒有這樣，那也該開始小心一點。

然而，這位名氣不大的巴斯希爾仍然覺得不吐不快。據其說明，他並不是為了支持或者反對輸血實驗才會主張應該把陷害德尼的人之身分公諸於世，而是因為他「全心全意相信真理」——只有透過實驗才能揭露真理。巴斯希爾解釋道：「事實上，因為輸血實驗已經成為那麼多人爭議與仇視的對象，在我看來，接下來的良性發展就是，那些宣稱反對的人最好能親自去做實驗，誠懇地檢視實驗結果。」

關於巴斯希爾的生平與其在法國高等法院中的品階為何等細節，並無現存的歷史紀錄，但是他的文字流傳了下來。在那一封足以揭露真相的信件裡，巴斯希爾以平靜但是堅定的口吻表示，令其感到「義憤填膺」的是，有些人之所以設法阻止輸血實驗，都是因為「無知或忌妒」。他說，那些人對於德尼所施展的「陰謀詭計」令他生氣，他舉了兩個名字，一個是吉翁．拉米，另一個則是亨利－馬丁．德．拉馬蒂尼埃，他們涉嫌「密謀計畫」，「其陰謀宛如懦夫行徑」。

在德尼進行那些實驗前，儘管拉馬蒂尼埃與拉米的人生很可能並無交集，但是等到德尼開始進行動物與人類之間的混種輸血實驗時，兩人之間就出現了一種極為堅固的關聯。拉馬蒂尼埃做了那個哲學家變成母牛的生動噩夢，接著馬上從僕人手裡拿到拉米寫的那一封批評輸血實驗的信函。拉馬蒂尼埃說，從那一刻起，他就「（與拉米）建立起一種令他銘記於心的友誼」（3）。

無疑的，在這之前，拉米早就開始努力不懈地引導巴黎大學醫學院的意見，盼能形成一種反對德尼與輸血實驗的共識。莫華死後才幾天，拉米於一六六八年二月二十六日寫了另一封信給深具引響力的內科醫生勒內．莫羅。拉米的語調充滿反省的味道，而且極為節制，但看到如今德尼的前途茫茫，他還是不免幸災樂禍地寫道：「我認為……德尼想像他看到自己的名氣竄升，而且所有的博學之士都讚嘆他的榮耀與他造就的奇蹟。但是，殊不知人的處境瞬息萬變，高低起伏令人驚嘆。那位精神病患的死是一場悲劇，足以打破他的美麗幻想，徹底消除他的殷切企盼（4）。」

拉米在信中承認，他與德尼曾經公開叫罵。這位巴黎大學醫學院的成員還承認：醫界仍有許多人質疑我是否「因為德尼先生對我的粗暴舉止而曾經試圖報復」（5）。在這樣的指控之下，拉米公開表示此後他再也不會在大家面前討論這件事。「我不希望再繼續與他爭辯此一議題。我將不會把想法訴諸文字，不是因為我害怕那些指控，而是想好好休息一下，同時也因為我覺得自己已經說得夠多了（6）。」看來，拉米直到死前都遵守此一決定。而且，因為沒有其他文件可以佐證巴斯希爾的指控，我們很難明確指出拉米到底為珮琳．莫華的邪惡之舉提供了哪些協助。

但是，就拉馬蒂尼埃而言，歷史證據是確鑿的。儘管拉米保持緘默，拉馬蒂尼埃卻曾寫出大量喊冤的文字。但是有白紙黑字可以指證他，暗指他與莫華的死直接相關。身為一位虔誠的天主教徒，拉馬蒂尼埃總是公然表示他深信輸血實驗會汙染身體與靈魂。他是個經歷多采多姿的人，百分之百贊成巴黎大學醫學院與法國科學院對於輸血實驗的看法：其結果是有害的。然而，令他生氣的是，在莫華的實驗之前，為什麼大家就這樣任由德尼進行那麼久的持續研究，而沒被阻止？拉馬蒂尼埃的個性囉嗦而情緒化，他寫了許許多多的信件給他認為也許會把他當一回事的人。

儘管路易十四擁有無上權力，但是這位當過海盜的內科醫生認為德尼必須面對另一個甚至比太陽王更大的權威：上帝。他語帶怨言地主張，任何把靈魂當作與物質分離的觀念，都是「荒謬」而褻瀆神明的（7）。這是他與拉米的共識。相似的，拉米也反對笛卡兒的身心二元論，他跟他在巴黎大學的大多數同事都深信，人類的靈魂植基於身體（8）。拉馬蒂尼埃進一步主張，血液是一種「能在靈魂與身體之間建立起一種和諧關聯」的珍貴液體（9）。對於拉馬蒂尼埃而言，進行輸血實驗的醫生與新教的煉金術士乃是一丘之貉。他們都想要試著製造出褻瀆神明的異變。煉金術把金屬變黃金。而輸血實驗則會改變靈魂（10）。

過去當海盜的經驗讓拉馬蒂尼埃一直很害怕混種怪物，而導致他蔑視煉金術士的，也是他的親身經歷。從海盜船被救下來之後，他曾經在葡萄牙與義大利遊歷，最後落腳在法國。一路上他曾經在米蘭待過兩個月，靠著幫一位煉金術士工作來賺取生活費。他的工作內容熱到令人窒息，而且辛苦無比。身為一個「風箱手」（*souffleur*），其責任就在主人急切地試著解開化學的奧祕時，必須讓火持續燃燒。他看著他的主人汲汲追求財富、權力與永生——然後他就發作了。他解釋道：「在操作風箱三天三夜之後，那個人一事無成，只是浪費了我們的時間與燃料，我們的鉛也被他耗盡，於是我拿起一根棒子，把所有的火爐、水壺、蒸餾器與汽鍋砸爛。我發誓我再也不會追求所謂的點金石，那真是瘋狂(11)。」

從莫華於一六六七年十二月接受頭兩次輸血，到一六六八年二月十五日前後，致命的第三次實驗進行的那一週期間，拉馬蒂尼埃寫過一連串相似的文字，大聲疾呼反對輸血實驗的言論。他描述他曾數度夢到自己英勇而自豪地與德尼所創造出來的怪獸激戰。他宣稱，其中一次他看見了喀邁拉（Chimera），那是一隻「獅頭龍尾，有山羊尾巴」，以及其他動物與人類身體部位的怪獸。那一隻怪獸「於地球上四處遊蕩，嘴噴致命毒液，所到之處都受其汙染」。他解釋道，輸血實驗是撒旦的傑作，光憑輸血就能讓這隻與其他神話裡的怪獸復活。拉馬蒂尼埃寫道：「我深信，時間已經埋葬了（牠們）……但是人類的敵人撒旦假借慈悲之名，宣稱（輸血實驗）的無謂效用，再度將其喚醒。」(12)

在夢中，拉馬蒂尼埃準備好要以武器攻擊怪獸。要出手時，「一些博學之士包圍著他」。他們恐嚇與威脅他，直到他投降逃開，唯恐丟掉性命。這位內科醫生說，片刻過後，智慧女神雅典娜（Athena）出現了。她手拿一支長長的標槍，刺穿怪獸，用一根棒子猛烈往怪獸身上招呼。拉馬蒂尼埃反省自己的夢境，他誓言再也不會逃避他的責任。他將會直接挑戰那些進行輸血實驗的醫師。然後他會將他們毀掉。

拉馬蒂尼埃宣稱，接下來的幾個晚上，造訪其夢鄉的是另一個神話人物。這次他看見的是女巫美狄亞，兇殘的古代輸血實驗始祖。拉馬蒂尼埃說：「我看到一個女人搭乘著戰車，從天而降。她怒視我的雙眼，不滿地對我說：『如果我的魔法不足以說服你，改變你阻擋輸血實驗的決心，我將會把你大卸八塊，就像我對我弟弟還有我跟傑森（Jason）生的小孩所做的。』」這位內科醫生感到義憤填膺，他轉身痛苦地大叫：「可恨的美狄亞，是妳，惡毒的女巫！就算妳威脅我，我在此發誓，我絕不會改變我為公益奉獻的決心。我將會竭盡己力，把妳邪惡的計畫公諸於世(13)。」

受到美狄亞的啟發，拉馬蒂尼埃說到做到。他是如此深信自己的理念正正當當，因此並未費心掩藏那些能顯示他與莫華謀殺案有關的線索。在一篇完成於一六六八年四月四日的專論裡面，他供稱，夏特雷堡的聽證會過後不久，他曾至少與珮琳見過一次面，討論她

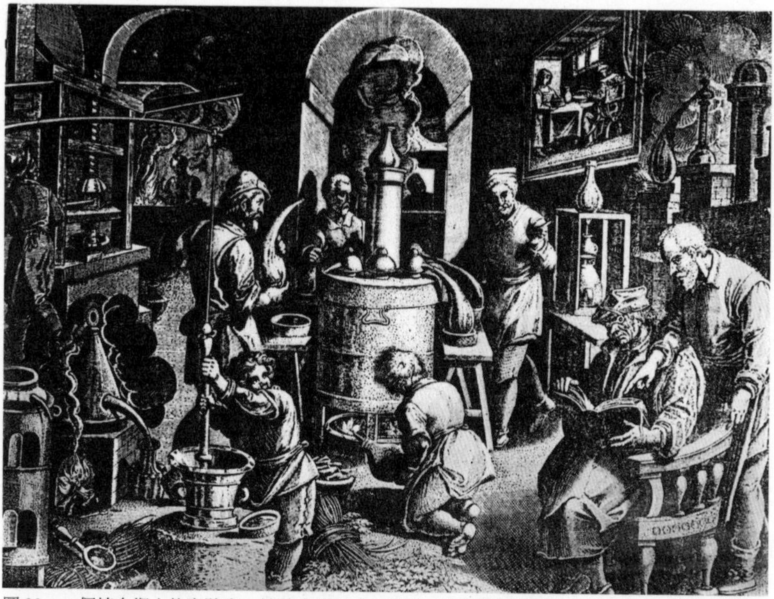

圖 22：一個煉金術士的實驗室。被聘來擔任「風箱手」的通常是年輕人，他們負責讓大火保持燃燒的狀態，使術士的實驗得以持續進行。圖為菲利浦．加勒（Phillip Galle）於十六世紀製作的版畫。圖片來源：Wellcome Library, London.

丈夫所接受的那些輸血實驗，但他並未說明見面的時間或地點。他還證實，他鼓勵珮琳考慮對德尼提起訴訟，儘管他聰明地刻意不提在這過程中是否有金錢交易（14）。而最重要的是，在一堆論及德尼的實驗的著作裡，只有拉馬蒂尼埃提及一位他稱為克拉克內勒先生（Monsieur Claquenelle）的藥師，而據說珮琳就是向這位藥師購買藥品，調製成給她丈夫服用的粉末。

因此，看來很可能就是拉馬蒂尼埃建議珮琳應該使用哪一種毒藥，還有毒藥的取得以及使用方式。事實上，拉馬蒂尼埃對於草藥的各種藥效以及其毒性並不生疏。身為海盜船上唯一一位醫生，每當抵達停靠港時，他的第一要務就是去找藥局。才幾年前，他也曾經出版過一本很厚的《解毒專論》（*Treatise on Antidote*）——而想要了解如何解毒，必先熟悉毒藥。拉馬蒂尼埃把這本專論的一大部分篇幅聚焦在「耐毒藥」（mithridate）的複雜製程，它是一種許多草藥專家與藥師宣稱能解各種毒的萬靈丹。拉馬蒂尼埃自己的藥方裡面包含了四十多種不同成分，其中包括了玫瑰葉、沒藥（myrrh）以及用海狸尾巴腺體提煉出來的粉末。

這種解毒劑的名稱來自於公元前二世紀的希臘國王米特里達梯六世（Mithradates VI），據說他踏遍王國的每一個角落，研製出一種神祕而良善的藥劑，因此變得百毒不侵。

他因為沉迷於這種解毒劑而贏得了「毒王」的封號。不過，也因為他會用犯人來測驗毒藥與解藥，導致他聲名狼藉。每逢盛宴，國王會命人將死囚帶上來，公開餵食下毒的食物，或者用沾毒的箭射他們，好讓他藉機對眾人講解中毒的症狀。當囚犯快要死去時，他們會被拖走，當作國王測試解藥的白老鼠[15]。同樣的，拉馬蒂尼埃毫不猶豫地提出其評語：毒藥、死亡與醫療本來就是密不可分的。他主張：「醫生殺人是可被容許的。」[16]

拉馬蒂尼埃的文字持續呈現出一種邪惡而具威脅性的風格。他將自己描繪成一位高貴的戰士，明白表示他的下一個目標就是德尼本人。他在書裡直接對德尼喊話：「德尼先生，容我這麼說，撒旦就是透過你的實驗現身的[17]。」他說得很清楚：他認為自己「有不屈不撓，一定要達成目標的精神，而目標就是給予你〔德尼〕致命的一擊[18]。」他解釋道，莫華一死，德尼的大限也就不遠了。他警告德尼：「我們都讀過舊約聖經中〈士師記〉（Book of Judges）裡的故事，迦南（Canaanites）的國王殺了幾位國王，將其斬斷手腳，而自己也死於同樣的刑罰。如同《新約聖經》有言，以寶劍殺人者，必死於寶劍之下。你要小心一點……以免那三位守護法律的復仇女神（Furies）找上你，在那些冥界爪牙的幫助之下，她們也會在你身上做輸血實驗，永不停止。又或者，你會變成一隻小牛，就跟《金驢記》（*the Golden Ass*）裡面的魯西安一樣，淪為苦力，慘遭棍棒痛毆[19]。」看起來，拉馬蒂尼埃的瘋言狂語並不只是一個自以為是的人以言語發洩情緒，沒有實際傷害。如同律師巴斯希爾所說的：「德尼先生如果謹慎一點，應該保持緘默。」

得知巴斯希爾的信件裡提到他涉嫌密謀之後，拉馬蒂尼埃氣急敗壞，他憤慨地寫道：「在我努力地把還在搖籃裡的輸血實驗怪物悶死之後，這就是我獲得的回報。」——巧合的是，這也是拉米在其一封信件裡面所用的比喻(20)。這位憤怒的醫生很快地就開始為自己辯護了起來，為了證明他是無辜的，他寫了更多的信件給許多人。其中一封信直接寄給了馬提歐．莫雷，也就是德尼的案子上訴到高等法院後之承審法官。拉馬蒂尼埃敦請莫雷法官應該挺身阻止輸血實驗汙染人類這個物種，他在信裡寫道：「因為知道您是輸血實驗案的承審法官，我才不揣冒昧，提筆寫信，讓您知道那種實驗有多可怕，還有它是完全違背神意的，因為它毀滅了上帝反映在人類身上的形象(21)。」

拉馬蒂尼埃將其寫信的對象提升到法國政界的最高層次，甚至包括首相尚—巴蒂斯特．柯爾貝爾，他宣稱：「深知您並不認同這種所謂的輸血實驗，因此我想，當您知道有些不智之人居然相信它能有效治療各種疾病，應該不會感到意外(22)。」拉馬蒂尼埃提醒柯爾貝爾，假使德尼獲准繼續從事其實驗，一定會有大量人命損失，他於信裡解釋道：「德尼所希望的，無非是希望巴黎大學醫學院的醫生們能准許他繼續傷害七、八百萬條人命，然後才來責難他(23)。」拉馬蒂尼埃懇求柯爾貝爾介入此事，他並且建議了對德尼的適切處罰方式：「發明那些實驗的人喜歡放血輸血……所以應該被流放到加勒比海，獻祭給那裡的神像(24)。」

在寫給首相的信件中，拉馬蒂尼埃重申了其信念：他的行動有極其充分的正當理由，他並且請求柯爾貝爾伸出援手，幫忙阻止那些為了其行動而想懲罰他的人。他將自己的命運交付給首相，以懇求的口吻寫道：「首相閣下，最後我想請求您的保護，懇請您阻止那些意圖對我不利的案子，只因我未曾想要傷害任何人，只希望能確保這種殘忍而可憎的科學不能繼續進行下去(25)。」

我們並未看見任何有關柯爾貝爾介入的紀錄；然而，可以確定的是，拉馬蒂尼埃未曾出庭受審。他未再留下隻字片語，就此消失。在他出手干預德尼這個案件之後，幾年內他悄悄地出版了兩本厚厚的回憶錄，書裡寫的都是他年輕時遊歷四海的際遇。然而，他再也沒有寫過任何有關醫療問題的作品，也不再討論輸血實驗。從法國高等法院宣判到他於一六七六年去世的這段時間裡，為其立傳者只發現他曾於阿姆斯特丹與都柏林匆匆留下一些蹤跡(26)。這讓人不禁懷疑是否可能曾經出現過某種非正式約定，一方面認可了拉馬蒂尼埃對於阻止輸血實驗的貢獻，另一方面因為他不受控制而且脾氣火爆，所以被趕出了巴黎醫界。

案子結束後，德尼的贊助人亨利．德．蒙特摩也不見了。根據曾經固定出席蒙特摩學院會議的尚．夏普蘭表示，一六六九年，也就是法國高等法院宣判那一年以後，蒙特摩染上了嚴重的憂鬱症。夏普蘭寫道：「他被迫將（高等法院的）上訴法官頭銜售予他人，有人說他的精神變得有點不正常，甚至因為絕望而有自殺念頭。連續八天，他們都逼他吃東西，才能活下來(27)。」結果還需要巴黎樞機主教出馬勸蒙特摩讓家人與醫生照顧他。宣判後至少有一年的時間，「他都只靠喝牛奶過活，不管任何家務，也不與任何人說話或者接見訪客」。蒙特摩終於徹底放棄了建立私人學院的希望，幻滅的他開始過著麻木不仁的日子，六年後才恢復(28)。這段時間裡，當家的人換成他的長子，過沒多久，這個曾經深具傳奇性的家族也破產了。蒙特摩於一六七九年辭世(29)。

至於德尼，他又回到位於左岸的家，跟他因為輸血實驗而成為名人之前一樣，為學生提供付費的課程。看來，此一經驗改變了他，或至少讓他學會節制自己的企圖心。高等法院聽證會之後，他所上的頭幾門課裡面有一門的焦點是所謂「決疑占星術」（judicial astrology），是一種從星象來預測未來的學問。德尼解釋道：「最常見的就是那些沉迷於愚蠢占星術的人，他們自誇能夠預測一生中的各種事件。總之，如果預測好事會發生，結果成真了，那只會幫倒忙。預測會讓人永遠處於一種掛慮的狀態，總是不耐地企盼著，而此一企盼只會讓人忽略了人生中的一切美好與愉快事物（30）」。其語氣聽來帶著一點失望，也許還有一點因為有所損失而獲得的智慧。

然而，我們常說歷史充滿了人生的反諷——事實證明，德尼於稍後做的事可說是最佳例證之一。高等法院宣判的四年後，德尼踏上了一條最不可能的研究道路。原本力排眾議，大膽提倡輸血實驗的他發明出止血藥，那是一種世界各地藥櫃裡面都可以看到的東西（31）。儘管他無法讓輸血實驗成為他的遺緒，但還是靠止血藥留下一點東西了。德尼於一七〇四年去世，享壽六十九歲。

一直要等到一百五十年過後，輸血實驗才又重回早期的醫學發展舞台上。一八一七年年底，詹姆斯．布倫岱爾（James Blundell）快步走過倫敦蓋氏醫院（Guy's Hospital）婦產科病房前的走廊。這位二十六歲的醫生被找來醫治一個出血不止的新生兒母親。等到布倫岱爾抵達時，血已經止住了，但是那位產婦因為大量失血而臉色慘白，極度虛弱。剛當上醫生的他因為還沒經歷過病人的死亡而焦慮不已。布倫岱爾悲嘆道：「她的命運已經註定了。」他說得沒錯，兩個小時後，那個女人就死掉了。

多年後，布倫岱爾描述了當時目睹那「令人悲傷的一幕」之後，他心裡在想什麼。一個問題始終在他心頭縈繞不去：原本他是不是有可能做些什麼，把那位新生兒母親給救活？布倫岱爾回顧歷史，決定是該重新思考輸血這種「備受忽略的療法」，讓它獲得「它似乎值得的實驗性研究（32）」。他在解釋自己的決定時表示，「大量出血後，有些女人會猝逝，但較常見的案例卻是逐漸垂死；就在被死神的箭慢慢瞄準時，受害者伸出其待援的雙手，但你卻無能為力。……我看過有個女人在兩三個小時後死去，心底深信沒有任何已知的療法能救得了她：就是因為看過這些令人動容的案例，我才開始研究輸血（33）。」

跟一個多世紀以前的德尼一樣，布倫岱爾先以混種輸血實驗來證實其理論。他以皮下注射器把人血注入三隻狗身上。牠們全都死了（34）。經過幾次實驗後，布倫岱爾猜想，「如果想以另一種動物的血液替代某種動物的血液……總是會帶來傷害（35）。」後來他轉而進行人類之間的輸血實驗，很快地，每當有產婦急需血液時，除了丈夫，他還找來醫院的男性員工捐血。結果有好有壞。十一年內他幫十個病患輸血，只有五個存活（36）。

布倫岱爾的嘗試在一八〇〇年代中期引發了一窩蜂輸血實驗，最後集其大成者是卡爾・蘭德施坦納於一九〇一年的歷史性發現：A、B與O等三種血型。發現血型後，輸血很快就變成了一種臨床療法。例如，在紐約市的西奈山醫院（Mount Sinai Hospital），從一九〇七到一九一四年間，每年進行輸血治療的次數幾乎都有五十次（37）。儘管如此，輸血仍然是費事而危險的。病人必須待在同一個房間裡，一大群醫療人員在床邊待命：一位外科醫生、一位外科護士，兩位病人也各需要一位護士。此外，如果血液再也無法流到插管的地方，捐血者的身體有可能長期損傷，甚或需要截肢。

流出體外後，只要過五分鐘，鮮血就會開始凝結。所以，是否能讓捐血者不再需要於病榻旁等待，就取決於可不可以找到一種有效而安全的方法來儲血與輸血。整個十九世紀，研究人員曾把各種各樣的物質用於抗凝血實驗。到了十九、二十世紀交替期間，也就是蘭德施坦納發現血型的四年後，三個國家的研究人員各自進行獨立研究，都發現了在血液裡面加入檸檬酸鈉就能避免凝結。而且，不像過去用於實驗的物質，看來它似乎對病人的身體沒有不良影響（38）。

輸血這種技術第一次被推上醫療實務的舞台，是在歐洲的戰場上。一九三六年夏天，西班牙內戰爆發，許多大都市遭到轟炸，數以千計百姓喪生或者身受重傷。西班牙共和政府的軍醫團隊在內科醫生斐德列克．杜蘭—約爾達（Frederic Duran-Jordá）的帶領下，建立起一個以自願捐血者為基礎的血液配給體系，捐血者每隔一個月就應召前往捐血。在這三十個月裡面，巴塞隆納的輸血服務團隊招募了三萬個捐血者，他們提供九千公升的血液，總計用於兩萬七千次的輸血治療中(39)。他們以一個個利用蒸汽消毒的五百毫升錐形瓶來儲存血液。血液一經當場加溫就能夠在戰場上使用，不會有片刻耽擱。

就在差不多同一個時刻，大西洋彼岸成立了第一批血庫。一九三七年，伯納德・范特斯（Bernard Fantus）在芝加哥的庫克郡立醫院（Cook County Hospital）成立了集中儲存血液的地方，後來被他命名為「血庫」（blood bank），捐血者前往那裡抽血，儲存起來，以供於未來由他們自己或者血型相同的家人使用。幾年後，第二次世界大戰爆發，美國紅十字會（American Red Cross）組織了一個民間的輸血服務團隊，於戰場上支援軍隊。一九四一年一月，紅十字會於紐約的第一個捐血中心成立，等到戰爭於一九四五年結束時，該中心已經募集了遠遠超過一千三百萬個單位的血液（一個單位只比一品脫少一點）(40)。戰爭結束後，美國紅十字會正式成立了一個民間的輸血服務中心，藉此滿足美國逐漸高升的血液需求量。一九四七年十一月，全美超過五十個血庫的負責人於達拉斯市召開會議，起草美國血庫協會的組織章程，藉該會的建立來確保更為穩定，並且有研究為基礎的輸血服務標準。時至今日，此一協會所屬的分會已經超過兩千個。

如今，輸血已經是全世界最常用的一種醫療程序。光是就美國而言，每年由一千多萬個捐血者所捐贈的血液量大概有一千五百萬品脫之多(41)。輸血已經成為最基本的一種療法，可用於治療各種疾病與內外傷，從慢性貧血到因為創傷與手術引起的大量失血都是，其使用如此頻繁，以至於輸血所解救的人命或者健康獲得改善的病人不可勝數。

1．歐爾登堡曾於一封如今已經佚失的信函裡向德尼證實這一點，那封信的日期是一六六八年四月二十九日。
2．Lower, *De corde*. Cited in Franke, *Oxford Physiologists*, 214.
3．Martinière, *Sur l'Ombre de Phaeton*, 4.
4．Lamy, "Lettre escrite à Monsieur Moreau," 16 February 1668, 7-8.
5．同上註，10。
6．同上註，11。
7．Martinière, *Sur l'Ombre de Phaeton*, Preface, 1.
8．參閱：Thomson, "Guillaume Lamy et l'ame materielle," 64-70。
9．Martinière, *Sur l'Ombre de Phaeton*, 2-3.
10．同上註，3。
11．Martinière, *Chymique ingénue*, 74.
12．Martinière, *Rencontres de Minerve*, 4.

13．Martinière, *Médée resuscitée*, 4.
14．Martinière, *Remonstrances charitables*, 8-12.
15．參閱：Mayor, *The Poison King*, 220, 237–238。
16．Martinière, Letter to Molé, 2
17．Martinière, *Les sentimens d'un vray médecin*, 1.
18．Martinière, *Rencontres de Minerve*, 2.
19．Martinière, *Les sentimens d'un vray médecin*, 6.
20．Lamy, "Lettre escrite à Monsieur Moreau," 10: "Il [Denis] s'est creû vivement offencé de ce que j'ai tâché quoiqu'innocemment d'étouffer des le berceau les esperences（〔德尼〕相信自己因為我的行動而深受侮辱，而不管我的動機有多純正，都會讓〔他那〕正在萌芽的希望破滅。）; Martiniere, *Remonstrances charitables*, 1: "Pour la peine que je prends à tâcher d'étouffer dans le berceau ce Monstre transfusionnaire"（我所致力的是把這還在搖籃裡的輸血怪物掐死。）
21．Martinière, Letter to Mole, 1.
22．Martinière, Letter to Colbert, 1.
23．同上註，3。
24．同上註。
25．同上註。
26．Loux, *Martinière*, 15.
27．夏普蘭致格拉夫（Régnier de Graff）的信，一六七一年八月二十八日。就是在夏普蘭這位詩人的協力幫助之下才導致蒙特摩的私人學院瓦解，夏普蘭為柯爾貝爾提供了一份名單，讓他知道應該把誰挖角過來。
28．夏普蘭致格拉夫的信，一六七一年八月二十八日
29．Foiret, "L'Hôtel de Montmor," 320.
30．Denis, *Discours sur l'astrologie judiciaire*, 1, 36.
31．Denis, Conference of April 30, 1673, reported in *Philosophical Transactions* on May 30, 1673; "Extract of a Letter, Written to the Publisher by M. Denys from Paris; Giving Notice of an Admirable Liquor, Instantly Stopping the Blood of Arteries Prickt or Cut, Without Any Suppuration, or Without Leaving Any Scar or Cicatrice," *Philosophical Transactions*, 1673, vol. 8: 6039, "Experiments Made at London Concerning the Liquor Sent out of France, Which is There Famous for Staunching of the Blood Arteries as Well as Veins," *Philosophical Transactions*, 1673, vol. 8: 6052–6059.

32．Blundell, "On the Transfusion of Blood.

33．Blundell, *The Principles and Practice of Obstetricy*, 247, 337, 580, 838。布倫岱爾承認他也受到當時同時在用動物進行輸血實驗的約翰．亨利．李考克（John Henry Leacock）之啟發。

34．Blundell, "On the Transfusion of Blood," 60.

35．同上註，75。將動物的血輸入人體的構想在一八七〇年代中期才被完全屏棄。生理學家彭菲克（E. Ponfick）證實，若將兩個物種的血混在一起將會導致「lysis」，亦即細胞裂解，結果將會在受血者身上造成危及生命的反應。蘭多伊斯（L. Landois）曾重新檢視所有在人類身上進行的輸血實驗，從德尼與羅爾的最早案例開始，共有四百七十八個。其中一百二十九人所接受的是獸血，其餘都是人血。據其估計，接受獸血的案例裡面有三分之一存活。接受人類血液的實驗結果就比較樂觀了：有超過一半都活了下來。可參閱：Diamond, "A History of Blood Transfusion," 672-673。如同這篇文章作者戴蒙指出的，最晚一直到一九二八年都還有人提倡人類輸血時應該用獸血。

36．Starr, *Blood*, 37.

37．Schneider, "Transfusion in Peace and War," 113.

38．過去所使用的物質裡面包括水蛭的唾液，因為裡面含有能夠抗凝血的水蛭素（hirudin），另一種方式則是任由血液凝結，然後在輸血給病人之前先把血塊撈出來。可參閱：Diamond, "A History of Blood Transfusion," 671-672。還有，一八六〇年代晚期的時候，以研究子宮收縮現象聞名的英國人約翰．布萊斯頓．希克斯（John Braxton Hicks）在人血裡面加入早期汽水中常見的磷酸鹽。儘管它能抗凝血，但事實證明，它對每一個受血者也都有致命的影響。

39．Schneider, "Blood Transfusion Between the Wars," 212.

40．Schmidt, "American Association of Blood Banks," 93.

41．Hillyer, "The Blood Donor," 25, and http://www.redcrossblood.org/learn-about-blood/blood-facts-and-statistics (accessed March 6, 2010).

卷尾語

將近十年前，我為了準備一門跟哈維的血液循環理論有關的大學部課程而於偶然間發現了德尼的案子。那真是一個吸引人的奇案，但我還有其他研究計畫要做。儘管如此，往後多年的歲月裡，我似乎總是無法忘懷德尼與早期輸血實驗的失敗命運。每當我為了其他研究議題而前往法國與英國時，我總是會花時間看一下任何有關早期血液科學的資料。在我辦公桌上的那個角落，我所累積的研究文件越堆越高，那些都是與早期血液研究有關的各種文章、閱讀筆記、插圖、手稿影本以及科學家之間往來的信件。附近的地板上那一堆關於古代歐洲各種動物、怪物與混種怪獸的資料也一樣多得不像話。但是要到又過了很久之後我才會發現拉米與拉馬蒂尼埃兩人，還有巴斯希爾的那一封信，而且終於搞懂了兩者之間的關係，但是我也越來越確定，透過古代那些以動物與人類進行的混種輸血實驗案例，我們可以了解十七世紀晚期那些層面更為廣泛的政治鬥爭、宗教爭議與科學家的兇狠企圖心。

然而，一直要等到二〇〇六年一月三十一日，經過多年的研究與小布希總統（George W. Bush）的數次國情咨文報告後，我才知道我不只應該把早期輸血實驗的故事說出來，而且我**非說不可**。布希在其國情咨文中呼籲應該「立法禁止那些以創造人類與動物混種生物為目標，極其惡名昭彰的醫療研究」。布希的演講呼應著那一篇咨文的兩年前，由直屬於總統的生物倫理委員會（Council on Bio-ethics）於二〇〇四年提出的報告，該會籲請國會立法禁止動物與人類的混種胚胎幹細胞研究之進行，藉此避免某些「過於冒險或者悖德的研究人員」做出一些傷害人類物種，但是卻又不為人知的事情（1）。

歷史總是一再重複。尚—巴蒂斯特．德尼也曾被視為一個最危險的悖德者。然而，時至今日，我們都知道他所竭力投入的那種醫療實驗具有難以估計的價值。當然，有太多證據都顯示德尼的主要動機其實是為了成就個人的榮耀與令譽。事實上，他自己也做過一點珍貴的原創科學研究。然而，對於波義耳這一類人而言，科學研究（特別是關於輸血的研究）所追問的自然界與人類世界問題必然是難解的，而且難免會令人感到不快。十七世紀的輸血實驗一槍命中了人類本質為何的問題，也觸及人類與其他動物的分野之問題。如果我們能想像早期輸血實驗是怎樣進行的，就能勾勒出這樣的一個世界圖像：混種動物不只是存在，而且是有可能被創造出來的。

波義耳曾於一六六六年問道：「如果常常把……某種動物的血液輸入另一種物種的動物體內，是否能夠進一步而且更容易地造成物種的改變？」據其猜想，受血者應該不會有所改變。然而，科學有責任窮盡一切努力，藉以為這個問題提供確定的解答。如同波義耳所說明的，「不管是基於義務或者好奇心，都值得透過實驗來確定這一點。」不過，因為德尼的案子宣判後，徹底的禁令幾乎是立刻就頒行了，雖然十七世紀晚期的科學家已經掌握了人獸之間變動不居的界線，但未能持續探究此一變動性到底有多強。

布希的國情咨文建議禁止透過幹細胞研究來創造人獸混種的怪獸，之後的幾週內，媒體與輿論對此議題的討論有何回應一直是我持續關注的焦點。顯然總統論及了社會大眾對於操弄基因的科技之恐懼，說得更具體一點，大家所害怕的是那些把人獸基因、胚胎與胚胎幹細胞混合在一起的科學研究。電視、網路與報紙上出現一個又一個故事，說的全是科學家們已經或者即將進行的混種實驗。據新聞報導的描述，那些混種生物一隻比一隻更為驚人：有接受了人類造血幹細胞的綿羊，如今其肝臟突變成裡面有百分之四十是人類細胞（2）；還有所謂的「人鼠」（humsters），也就是在測試人類精子生存能力時，藉著倉鼠的卵子創造出來的混種生物，以及把山羊與綿羊的胚胎混合在一起後製造出來的「山綿羊」（geeps）（3）。據此觀之，史上第一隻「人猩猩」（humanzee）在實驗室裡誕生，也只是時間早晚的問題了。

撇除這些異常的案例不說，其實全世界各地的實驗室裡每天都有混種研究在進行——而且其進行的方式可沒那麼轟動。過去長期以來，為了檢測疫苗的有效性，研究人員常在老鼠身上注入人類細胞，而且目前還有一家市值數十億美元的企業正全力投入研究一種基因工程老鼠：這種名為「基因剔除小鼠」（knockout mice）的生物之特色是容易罹患各種人類疾病，例如囊胞性纖維症（cystic fibrosis）或者像是肥胖等慢性病。事實證明，這種混種研究對於研製新藥、發展救人一命的新療法以及提升人類生活品質都有無價的效用。最恰當的例證就是，小布希總統卸任的幾個月以後，其母芭芭拉．布希（Barbara Bush）就順利完成了一項心臟手術，以一隻豬身上的大主動脈瓣膜換掉其原有瓣膜。

上述的各種轉基因科技並未引發太多輿論反彈。然而，若是在混種實驗中把人類的神經幹細胞植入動物胚胎或者大腦組織裡，那就爭議叢生了。要到什麼程度，老鼠的大腦才會出現非老鼠的思維？要到什麼程度，這一類混種生物才能享有人類所有的道德地位與權利，承擔應有責任？這已經不是科學層面的問題了。事實上，在我們允許科學製造出「科學怪人」以及莫洛博士的小島（Dr. Moreau's island）（4）等原為虛構的事物之前，還有一段漫漫長路要走（5）。但是，既然創造混種怪獸不管在現代或過去都是可能的，我們的社會也就必然會被迫去面對物種完整性（species integrity）、道德禁忌、人獸尊嚴以及「何謂自然？」等問題（6）。但最重要的還是，我們必須設法回答「人類本質為何？」這個最棘手的問題。

繼二〇〇六年發表了那一篇國情咨文後，布希於隔年首度於其任內動用了否決權。原本國會打算解除人類胚胎幹細胞研究的經費限制，但卻因此一否決案而受阻。歐巴馬總統就任後，出現了一個極其戲劇性，而且許多科學家欣然接受的轉折：他在二〇〇九年三月簽署了一個行政命令，解除前任總統對於人類胚胎幹細胞研究的限制，因此也允許了美國國家衛生研究院（NIH）與其他各機構對研究人員大幅增加經費援助。但此事彷如曇花一現。某個聯邦法院於二〇一〇年八月發出一道禁制令，要求立刻停止任何人類胚胎幹細胞的研究活動。當我在寫這段文字時，人類胚胎幹細胞研究來到了能否存續的關鍵十字路口，其前途如何只能交由政策制定者與輿論來決定。

我唯一能做的，就只有思忖兩個問題：如果十七世紀的人知道其後代子孫對於輸血實驗將會多所依賴，當年他們還是會喊停嗎？如果血液研究獲准繼續，而不是像這樣幾個世紀以來始終隱沒於歷史的背景中，有多少人命將會獲得解救，或者被犧牲？不管身處於哪個時代，人類都必須面對的一個問題是：身體、心智與靈魂之間的疆界是否真如他們所認為的那樣穩固？在我們這樣轟轟烈烈的科學革命時代中，更是如此。我殷切企盼，當幾十年或幾百年後的人述說著我們這個時代的故事時，他們會說我們曾經好好地把這些問題給想過一遍，並且以無畏的好奇心面對問題。

1．轉引自：Bonnicksen, *Chimeras, Hybrids, and Interspecies Research*, 5。

2．Greely, "Thinking about the Human Mouse."

3．自從一九八〇年代以來，讓人類精子穿透倉鼠卵母細胞裡面，就一直是某種評估人類精子生育力的方式。精子與培養皿裡面的倉鼠卵子放在一起之後，如果能穿透，就會形成單細胞的「人鼠」受精卵，在其持續分裂之前就會被銷毀掉。第一隻，也是唯一一隻「山綿羊」是在一九八四年製造出來的。可參閱：Bonnicksen, Chimeras, *Hybrids, and Interspecies Research*, 10, 50, 5。

4．譯註：英國小說家H．G．威爾斯（H. G. Wells）的小說《攔截人魔島》（*The Island of Dr. Moreau*）裡面的虛構小島，上面住著各種混種生物。

5．Bonnicksen, *Chimeras, Hybrids, and Interspecies Research*, esp. chap. 1。關於科學與文學的怪獸之關係，可參閱以下這篇文章的精采分析：Clayton, "Victorian Chimeras."。

6．Karpowitz et al., "Developing Human-Nonhuman Chimeras"; Greene et al., "Moral Issues of Human-Non-Human Primate Neural Grafting"; Greely, "Thinking about the Human Neuron Mouse"; Bonnicksen, *Chimeras, Hybrids, and Interspecies Research*.

輸血技術演進史

一六六五年二月（英國）：理查．羅爾進行史上第一次狗對狗的輸血實驗。
一六六五年四月～一六六六年二月：倫敦爆發鼠疫大流行。
一六六六年九月二日～五日：倫敦大火。
一六六六年十一月十四日：英國皇家學會繼續進行動物輸血實驗。
一六六七年一月二十二日～三月二十一日（法國）：克勞德．佩羅、阿德里安．奧祖與路易．蓋伊特因特爾開始代表法國科學院進行輸血實驗。
一六六七年三月三日：尚—巴蒂斯特．德尼開始進行獨立的輸血實驗，除了做了二十幾次的狗對狗實驗，也進行混種輸血實驗（母牛對狗；馬對山羊）。
一六六七年六月十五日：德尼進行史上第一次動物對人類的輸血實驗，將羔羊血注入一個十五歲男孩體內。
一六六七年十一月二十三日（英國）：理查．羅爾與艾德蒙．金恩等兩位英國皇家學會把羔羊血注入亞瑟．寇加體內。到了一六六七年十二月十四日，又幫寇加輸了第二次血。
一六六七年十二月十九日（法國）：德尼把小牛的血輸入精神病患莫華身上。兩週內，他又輸了兩次血。莫華於稍後辭世。
一六六八年四月十六日：夏特雷堡法院開庭審查安端．莫華死亡的案件。
一六六九年十二月：法國高等法院正式禁止輸血實驗。
一八一八年（英國）：詹姆斯．布倫岱爾順利完成了第一次人類對人類的輸血治療。
一八六七年（英國）：約瑟夫．李斯特利用抗菌劑來防止輸血過程中的感染。
一九〇一年（奧地利）：卡爾．蘭德施坦納發現了人類的頭三種血型（A、B、O型）。AB型是隔年才被發現的。

一九〇八年（法國）：亞歷克西・卡雷爾（Alexis Carrel）開發出一種可以抗凝血的技術，其方式是把受血者與捐血者的血管縫起來；為此，他於一九一二年獲頒諾貝爾生理學或醫學獎。

一九一四年：抗凝血劑檸檬酸鈉問世，讓儲血變成可能，也加強了輸血的便利性。

一九三二年（俄羅斯）：列寧格勒市建立了全世界第一家血庫。

一九三七年（美國）：庫克郡立醫院（芝加哥）創立了第一家美國血庫。隨後兩年內，辛辛那提、邁阿密、紐約與舊金山等城市也都創立了血庫。

一九四七年（美國）：美國血庫協會成立。

謝辭

當我在為這本書做研究與真正開始寫的時候，我的運氣很好，因為身邊到處都是願意支持我而且充滿熱忱的同事與朋友。首先，最該感謝的就是把本書草稿逐字讀了好幾遍的克莉絲汀・瓊斯（Christine Jones）與米蘭達・內斯勒（Miranda Nesler）（她們真的讀了很多遍）——她們在鼓勵我之餘，也能給予我真誠而直率的批評。米蘭達是個馬術家以及學者，她也幫我確保本書每個細節都正確無誤——儘管我顯然還是搞不清楚的馬匹鼻子與舌頭的肌理，這讓她感到挫折無比。

費絲・漢林（Faith Hamlin）也是從一開始就相信這本書。《血之祕史》這本書獲得了它最好的歸宿，多虧了費絲，它才能出版，她也為我提點了出版界的許多細微之處，值得信賴。當我說她是我這本書的精神導師時，我是說真的。我也感謝寇特妮・米勒—卡里漢（Courtney Miller-Callihan）的幫助與鼓勵。

我能夠有安潔拉・馮・德・李普（Angela von der Lippe）來擔任我諾頓出版社的編輯，實在是像中了樂透一樣。安潔拉曾與我最敬佩的許多科學與醫療史作家合作過，因此她曾能提出那些聰慧而尖銳的問題，促使我好好修改——而且改得越好。蘿拉・羅曼（Laura Romain）在連我都還不知道本書走向時就已經一清二楚了，是她用靈巧的手法逐步引導草稿，最後呈現出出版的成品。也感謝每一位幫我校稿，把書送交到讀者手上的諾頓出版社人員：唐・李夫金（Don Rifkin）、蘇・魯威林（Sue Llewellyn）、艾瑞卡・史坦恩（Erica Stern）、蕾貝嘉・卡萊兒（Rebecca Carlisle）、潔絲・普賽爾（Jess Purcell），以及梅莉莎・惠特利（Melissa Whitley）。

我曾為羅伯特・潘恩・華倫人文研究中心（Robert Penn Warren Center for the Humanities）擔任「公元一七〇〇年以前人種與性的跨學科研究會」的研究員與副會長，本書的種子可說是在當時就播下了。李・馬可仕（Leah Marcus）、大衛・瓦瑟斯坦（David Wasserstein）、狄恩・艾略特（Dyan Elliott）、琳恩・瑞米（Lynn Ramey）、凱蒂・克勞佛（Katie Crawford）、琳恩・安特萊恩（Lynn Enterline）、卡洛斯・豪雷吉（Carlos Jáuregui）與珍・費瑞克（Jean Feerick）總是能在我們圍在桌邊討論時提供專業意見與笑聲；而當我在華倫中心當一年研究員的時候，莫娜・弗雷德雷克（Mona Frederick）、萊西・蓋布瑞斯（Lacey Galbraith）與蓋林・馬丁（Galyn Martin）則是為我準備了舒適的空間，提供行政支援，與我談天說笑。我也要感激我那些范德比爾特大學的同事，他們給予我的遠遠不是只有各種忠告與建議：杰・克萊頓（Jay Clayton）、愛倫・萊特・克萊頓（Ellen Wright Clayton）、賴瑞・邱吉爾（Larry Churchill）、亞林・圖希曼（Arleen Tuchman）、艾德・佛里曼（Ed Friedman）、耶柔米・布里勞（Jérôme Brillaud）、麥特・藍西（Matt Ramsey）、卡爾・強森（Carl Johnson）、坎德爾·布洛迪（Kendal Broadie）、馬克·沃爾福（Mark Woefle）、大衛·波伊德（David Boyd）、麥克·貝斯（Michael Bess）、傑佛瑞·特魯馬克（Jeffrey Tlumak）、卡琳娜·德·拉科瓦（Carlina de la Cova）、瑪莉·奈朵（Marri Knadle）、克雷格·科索洛夫斯基（Craig Koslofsky）、安東尼·透納（Anthony Turner）、彼得·曼考爾（Peter Mancall）、大衛·克澤（David Kertzer）、強納森·索戴伊（Jonathan Sawday）以及馬修·科布（Matthew Cobb）。

范德比爾特大學（Vanderbilt University）的理查·麥卡提（Richard McCarty）院長以及我們的系主任琳恩·瑞米為我提供了對於寫書而言極其關鍵的時間與各種資源。最早我為了寫本書而進行的那些研究也得益於威爾康醫療史圖書館（Wellcome Library for the History of Medicine）、紐伯瑞圖書館（the Newberry Library）以及法蘭西斯·伍德圖書館（Francis C. Wood）的慷慨協助。

每一本研究根柢紮實的好書背後都有一個更棒的圖書館員。就本書而言，我要感謝的圖書館員與職員們很多，多虧了他們大力鼎助，幫我取得寫書所需之圖文。包括：范德比爾特大學圖書館的瑪莉·特羅（Mary Teloh）、吉姆·施威特（Jim Thweatt）、伊芳·波耶（Yvonne Boyer）以及吉姆·托普隆（Jim Toplon）；國家醫學圖書館（National Library of

Medicine）的克里斯托・史密斯（Crystal Smith）；威爾康醫療史圖書館（倫敦）的芮秋・強森（Rachael Johnson）；校際醫學圖書館（Bibliothèque Inter-Universitaire de Médecine）（巴黎）的艾絲黛爾・朗伯（Estelle Lambert）與伯納戴特・摩利托（Bernadette Molitor）；法國科學院檔案館（Archives de l'Académie des Sciences）的克西絲提安・帕魏爾（Christiane Pavel）；以及羅馬大學（Università de Sapienzia）（羅馬）的瑪麗亞・康佛提（Maria Conforti）。同樣的，若沒有此一領域那些傑出的重量級學者，這本書也寫不出來。我在註釋與參考書目裡面列出了許多人的名字，但是於此處我要在他們不知道的情況下大聲說出一些學者的名字，他們都是我這趟旅程的可靠伴侶：哈克特・布朗（Harcout Brown）、瑪莉・波亞士・霍爾（Marie Boas Hall）、麗莎・賈丁（Lisa Jardine）、勞勃・法蘭克（Robert G. Frank）、瓊安・迪珍（Joan DeJean）、羅伊・波特（Roy Porter）以及歐瑞斯特・拉努爾（Orest Ranum）。

我的研究助理們，包括賈瑞・卡茲（Jared Katz）、洛伯・華森（Rob Watson）、梅根・羅素（Megan Russell）、琪雅娜・揚森（Kiana Jansen）以及梅根・莫蘭（Megan Moran）等人對於本書的付出都遠遠超過他們分內的職責。當完成期限接近時，路易斯・貝提（Louis Betty）、艾西・阿西布（Essie Assibu）、凱特・史都華（Cate Stewart）以及皮耶・賀蓋依（Pierre

Hegay）伸出援手，幫我解決草稿的技術問題。而一路走來，每當電腦當機時，都是陶德．道森（Todd Dodson）與克里斯．諾爾（Chris Noel）幫我搞定的。

約翰．布瑞尼醫生（Dr. John B. Breinig）從內科醫生的角度幫我看完整本草稿；約翰也是位傑出的攝影師，因此每當我看到本書封底的作者照片時，我都會想起他。當時我們還不知道自己能夠繼續跟他共度多少時光，這也讓我跟他一起拍照的那個下午變得異常珍貴。我還得感謝針對本書各個部分給予回饋的勞倫．施密策（Lauren Schmitzer）、瑪莉．布瑞尼（Mary Lawrence Breinig）以及簡妮絲．海斯寇特（Janice Haithcoat）。莉茲．沙德波特（Liz Shadbolt）與家母卡洛琳．塔克（Carolyn Tucker）也曾看過這本書早先的一個版本，結果她們在最恰當的時機給了我最適合的建議。她們的評論讓我有種把整本書重寫一遍的感覺，但是無疑的，我認為她們的建言讓本書變得更好。我因為早期法國高等法院的審判程序與文件而焦頭爛額了好幾個月，是艾爾．韓秀爾（Al Hamscher）解救了我。我非常期待能繼續跟他一起喝馬丁尼調酒，一邊聊我們倆最愛的十七世紀生活。

寫作是一件孤單的事，但幸運的我因為身邊有許多朋友，才不會那麼難受。非常感謝陶德．彼得森（Todd Peterson）、蘿貝塔．貝爾（Roberta Bell）、布魯克．艾克利（Brooke Ackerly）、勞倫．施密策、安妮塔．馬哈德溫—揚森（Anita Mahadevan-Jansen）、達可．

揚森（Duco Jansen）、傑夫與芮秋·海斯寇特（Jeff and Rachel Haithcoat）賢伉儷、崔西與克里斯·卓薩—克拉克（Trish and Chris Juoza-Clark）賢伉儷、蘇西與馬文·昆特摩斯（Susie and Marvin Quertermous）賢伉儷，以及已經辭世的伊莉諾·李金斯（Elinor Lykins）。我也很感激其他幾位一路走來幫助或啟發我的人，包括崔西·巴瑞特（Tracy Barrett）、盧宏·塔克（Louhon Tucker）、德里亞·凱伯（Delia Cabe）、瑪琳·麥坎納（Maryn McKenna）、瑪格莉特·李特曼（Margaret Littman）、丹·費伯（Dan Ferber）、珊卓·古蘭（Sandra Gulland）、蜜雪兒·莫蘭（Michelle Moran）、所有的FLX人員、馬克·魏維茲（Mark Evitts）、珊迪·貝克維斯（Sandy Beckwith）、黛安·沙李南（Diane Saarinen）、麗莎·摩洛斯基（Lisa Morosky）、瓊安·馬納斯特（Joanne Manaster）、凱蒂·戴維斯（Katie Davis）以及跟我一樣在納許維爾紅十字會（Nashville Red Cross）當義工的朋友們。

當我在為這本書進行研究時，我通常必須到國外的圖書館去找特殊館藏資料，藉此追尋那些曾在巴黎與倫敦進行輸血實驗的醫生們。就許多案例而言，當年的空間已經不復存在，或者經過改建後已經無法體悟其歷史意義。但是蒙特摩莊園並非如此。我還記得自己好像曾在某個美好的五月天站在那高聳的木門外面，為了等待有人從那仍然是私有的莊園裡面走出來，好像一待就待了好幾個小時。等到我終於獲准進去後，我站在那一座「榮耀庭院」庭園裡，目瞪口呆，眼眶泛淚。就在我研究過那麼多當年的文件、地圖與建築平面圖之後，它的模樣就跟我想像的一模一樣。莊園的門房尚—馬利．卡潘提耶（Jean-Marie Carpentier）小心翼翼地朝我走過來，很可能在想我是不是瘋子。當我跟他解釋時，我幾乎是用邊講邊喘的方式跟他講話的。就在那上面，那是蒙特摩學院開會的地方。這裡就是德尼進行那一次歷史性實驗當晚走過的階梯。這些天窗下面就是莫華接受實驗後待的地方。令我感到欣慰的是，卡潘提耶先生證實那些階梯、欄杆與地磚都還是維持當年的狀態，之後我們花了一整個下午在建築裡四處逛，參觀殘存的花園——互相交換我們對於這棟建築的豐富歷史知識。當我們在那些幽魂之間漫步時，我又想起了自己能夠以一個學者與教師的身分來做這種研究，實在是令人感激不已。

最後，我生命中有兩個人對我而言簡直像聖人一樣，因為在我深埋於書堆裡時，他們是如此堅毅而有耐性，慷慨又愛我。我丈夫強．漢米爾頓（Jon Hamilton）在我為了做研究而常出遠門時幫我顧家，就連我在家時所忽略的那許許多多工作，他也一手包辦了。然而，他居然還有時間能幫我製作一個布倫岱爾的輸血設備「引流輸血器」（Gravitator）之模型——用的材料是樂高積木。我那還在讀小學的女兒奧黛莉要我幫她簽每週一次的家庭聯絡簿，藉此掌握她的狀況。我女兒是我最不想食言的對象，我希望永遠不會讓她失望，而她總是自豪地宣稱她媽媽是個作家。奧黛莉，這本書是獻給妳的。妳是我的心神與靈魂，我的精神食糧。

參考書目

PRIMARY SOURCES

Académie des Sciences. "Observations anatomiques faites en Assemblée qui se tient dans le logis ou à la bibliothéque du Roy par ordre de sa majesté." Ms. 22, January–March 1667.

Aristotle. *Meteorologica.* Translated by H. D. P. Lee. Vol. 1. Cambridge, M A: Loeb Classical Library/Harvard University Press, 1978.

Aubrey, John. *Brief Lives.* Edited by Oliver Lawson Dick. Ann Arbor: University of Michigan Press, 1957.

Bacon, Francis. *The Works of Francis Bacon.* 17 vols. Edited by Basil Montagu. London, 1830.

Basril, Louis. "Réflexions de Louis de Basril, advocate en Parlement, sur les disputes qui se font á l'occasion de la transfusion." n.p. n.d. Bibliothèque interuniversitaire de Médecine, 160725; Bibliothèque de l'Arsenal, 4-S2229 (12).

Bedloe, William. A *Narrative and Impartial Discovery of the Horrid Popish Plot, Carried On for the Burning and Destroying of the Cities of London and Westminster, with their Suburbs.* London, 1679.

Bie, Jacques de. *La France métallique contenant les actions célèbres tant publiques que privées des rois et des reines.* Paris, 1636.

Birch, Thomas. *History of the Royal Society of London for Improving of Natural Knowledge.* 4 vols. London, 1756 –1757.

Blegny, Nicolas *de. Le Bon usage du thé, du caffé et du chocolat pour la préservation & pour la guérison des maladies.* Paris, 1687.

——. *Livre commode des addresses de* Paris. Paris, 1671.

Blundell, James. "Experiments on the Transfusion of Blood by the Syringe." *Medico-Chirurgical Transactions* 9 (1818): 56 –92.

——. "Observations on the Transfusion of Blood by Dr. Blundell. With a Description of His Gravitator." *Lancet* 2 (1828 –1829): 321–324.

——. "Some Account of a Case of Obstinate Vomiting in which an Attempt was Made to Prolong Life by the Injection of Blood into the Veins." *Proceedings of the Royal Society of Medicine* 10 (1819): 296 –311.

——. "Successful Case of Transfusion." *Lancet* 1 (1828): 431– 432.

—— *The Principles and Practice of Obstetricy, as at Present Taught by James Blundell.* London, 1834.

Boileau-Despréaux, Nicolas. *Oeuvres.* Paris, 1888.

Bovell, J. "On the Transfusion of Milk, as Practiced in Cholera, at the Cholera Sheds." *Canadian Journal* 3(1855): 188 –192.

Boyle, Robert. A *Disquisition about the Final Causes of Natural Things: Wherein it is Inquired, Whetherand (If At All) with What Cautions a Naturalist Should Admit Them?* London, 1688.

——. *Correspondence*. Edited by Michael Hunter, Antonio Clericuzio, and Lawrence M. Principe. 6 vols. London: Pickering & Chatto, 2001.

——. *Memoirs for the Natural History of Human Blood, Especially the Spirit of that Liquor*. London, 1683.

——. *Some Considerations Touching the Usefulness of Experimental Natural Philosophy*. Oxford, 1663.

——. *The Skeptical Chemist*. [1661]. London, 1911.

——. *Works*. 7 vols. Edited by Michael Hunter and Edward B. Davis. London: Pickering & Chatto, 1999.

Bull, William T. "On the Intra-Venous Injection of Saline Solutions as a Substitute for Transfusion of Blood." *Medical Record* 25 (1884): 6 –8.

Calendar of State Papers, Domestic Series, of the Reign of Charles II. Vol. 6. 1666 –1667. Reprint. London: Longman, Green, Longman & Roberts, 1860 –1938.

Catalogue de tous les livres du feu M. Chapelain, Bibliothèque Nationale, Fonds français, Nouv. Acq. No. 318. Edited by Colbert Searles. Palo Alto: Stanford University Press, 1912.

Chéreul, Adolphe. *De l'administration de Louis XIV, d'après les mémoires inédits d'Olivier d'Ormesson*. 1850. Reprint, Geneva: Slatkine, 1974.

Denis, Jean-Baptiste. See also *Journal des sçavans and Philosophical Transactions*.

——. *Discours sur l'astrologie judiciaire et sur les horoscopes*. Paris, 1668.

——. *Relation curieuse d'une fontaine découverte en Pologne*. Paris, 1687.

Descartes, René. *The Philosophical Works of Descartes*. 2 vols. Translated by Elizabeth S. Haldane and G. R. T. Ross. London: Cambridge University Press, 1967.

Eloy, Nicolas F. J. *Dictionnaire historique de la médecine*. Mons, 1778.

Evelyn, John. *The Diary of John Evelyn*. 3 vols. 1906. Reprint, London: Rout-ledge, 1996.

——. *Fumifugium: or the Inconvenience of the Aer and Smoak of London Dissipated*. London, 1661.

Ficino, Marsilio. *De vita libri tres* (*Three Books on Life*). Translated by Carol V. Kaske and John R. Clark. 1489. Reprint, Binghamton, NY: Medieval & Renaissance Text and Studies, 1989.

Folli, Francesco. *Stadera medica, nella quale oltra la medecine infusoria ed altre novita, si bilanciano le ragioni favorevoli e le contrarie alla transfusione del sangue*. Florence, 1680.

Galen. *Claudii Galeni opera omnia*. Edited by C. G. Kuhn. 1453 –. Reprint, Hildesheim: G. Olms, 1964.

Graverol, François. *Sorberiana, ou les pensées de M. de Sorbière*. 2nd. ed. Paris, 1695.

Guyre, Gaspard de. "Lettre écrite à Monsieur l'Abbé Bourdelot, Docteur en Médecine de la Faculté de Paris, Premier Médcin de la Reine Christine de Suède...sur la transfusion du sang, contenant des raisons & des experiences pour & contre." Paris, 1667.

Harvey, William. *De motu cordis and De circulatione sanguinis*. Translated by Geoffrey Keynes. New York: Dover Publications, 1995.

——. *Works*. Translated by Robert Willis. London: Sydenham Society, 1847.

Henry, David. *An Historical Account of the Curiosities of London and Westminster, in Three Parts. Part I. The Tower of London*. London, 1767.

Héroard, Jean. *Journal de Jean Héroard*. Edited by Madeleine Foisil. Paris: Fayard, 1989.
Histoire de l'Académie royale des sciences, depuis son établissement au 1666 jusqu'à. 1686. Paris, 1733.
Hobbes, Thomas. *The Correspondence*. Edited by Noel Malcolm. 2 vols. New York: Oxford University Press, 1994.
——. *Leviathan*. 1651. Reprint, New York: Penguin Classics, 1968.
Huygens. Christian. *Oeuvres complètes*. The Hague: M. Nijhoff, 1888 –1950.
"Injection of Milk into the Veins." *Lancet* 2 (1882): 436.
Journal des sçavans :
"Extrait du *Journal d'Angleterre* contenant la manière de faire passer le sang d'unanimal dans un autre." January 31, 1667, 31–36.
"Extrait d'une lettre de M. Denis, Professeur de Philosophie & de Mathematique à M*** touchant la transfusion du sang. De Paris ce 9 mars 1667." March 14, 1667: 69–72.
"Extrait d'une lettre de M. Denis, Professeur de Philosophie & de Mathématique, à M*** touchant la transfusion du sang. Du 2 avril 1667." April 2, 1667: 96.
"Lettre de G. Lamy à M. Moreau Docteur en Médecine la Faculté de Paris, contre les pretenduës utilités de la Transfusion." February 1668 : 21–23.
"Lettre de M. Denis, Professeur de Philosophie et de Mathématique, à M. de Montmor, Maistre des Requestes touchant deux experiences de la transfusion faites sur des hommes." June 25, 1667.
"Machine surprenante de l'homme artificiel du sieur Reyselius." December 20, 1677: 252.
"Statua humana circulatoria." November 21, 1683 : 317.
Kilduffe, Robert A., and Michael DeBakey. *The Blood Bank and the Technique and Therapeutics of Tranfusions*. St. Louis: C. V. Mosby Company, 1942.
La Fayette, Marie-Madeleine de. *The Princesse of Clèves*. 1678. Translated by Nancy Mitford. New York: New Directions, 1988.
La Fontaine, Jean de. *Oeuvres diverses de La Fontaine*. Paris: Ménard et Desenne fils, 1821.
——. "À M. de Maucroix. Relation d'une fête donnée à Vaux. 22 août, 1661." *Oeuvres diverses de la Fontaine*. Paris: Ménard et Desenne fi ls, 1821, 172 –179.
——. "À M. de Maucroix. Ce samedi matin, septembre 1661." *Oeuvres diverses de la Fontaine*. Paris: Ménard et Desenne fils, 1821, 180.
La Mettrie, Julien Offray de. *Ouvrage de Penelope, ou Machiavel en médecine*. Berlin, 1748 –1750.
Le Gallois. *Conversations de l'Académie de Monsieur l'Abbé Bourdelot, contenant diverses recherches, observations, expériences et raisonnements de physique, médecine, chymie et mathématiques*. Paris, 1672.
Libavius, Andreas. *Appendix necessaria syntagmatis arcanorum chymicorum*. Frankfurt, 1615.
Lister, Martin. *A Journey to Paris in the Year 1698*. London, 1699.
Louis, Pierre. *Recherches sur les effets de la saignée dans quelques maladies inflammatoires et sur l'action de l'émétique et des vésicatoires dans la pneumonie*. Paris, 1835.
Lower, Richard. *Tractatus de corde*. London, 1669.

Manfredi, Paolo. *De nova et inaudita medico-chyrurgica operatione sanguinem transfundente de individuo ad individuum ; prius in brutis et deinde in homine Romae experta*. Rome, 1668.

——. *Ragguaglio degli'esperimenti fatti sotto la diretitione di Paolo Manfredi, circa la nuova operatione della transfusione del sangue da individuo ad individuo et in bruti et in huomini*. Rome, 1668.

Manilius, Marcus. *Astronomica*. Translated by G. P. Goold, Vol. 1. Cambridge, MA: Loeb Classical Library/ Harvard University Press, 1977, 893 -895.

Marolles, Michel de. *Les Mémoires de l'Abbé de Marolles*. 1657.

Martinière, Pierre-Martin de la. Le *Chymique ingénu ou l'imposture de la pierre philosophale découverte par le sieur de la Martinière*. n.p., 1665.

——. *Euthryphronis philosophie et medicide nove curandorum morborum ratione per transfusionem sanguinis ratione per transfusionem sanguinis dissertatio ad amicum*. Paris, 1667.

——. *Explication mechanique et physique des fonctions de l'âme sensitive*. Paris, 1677.

——. *L'Heureux esclave ou relation des aventures du Sieur de la Martinière comme il fut pris par les Corsaires de Barbarie & délivré; La manière de combattre sur Mer, de l'Afrique & autres particularitez*. Paris, 1674.

——. *Lettre envoyée à Madame Louyse de Vieupont, veuve du feu Seigneur Louys Doinville, Conseiller duRoy en ses Conseils, Chevalier, Baron de Hoüteville & autres lieux*. Paris, 1667.

——. *Médée ressuscitée, affirmant l'utilit. de la transfusion du sang*. Paris, 1668.

—— "À Monseigneur Colbert ... sur la transfusion du sang." n.d.

——. *L'Ombre d'Apollon découvrant les abus de cette pretenduë manière de guérir les maladies par la transfusion du sang. Ensemble une lettre servant de responce à la première & seconde lettre de Monsieur Denis & Gadroys*. Paris, 1667.

——. *Les Opuscules du Sieur de la Martinière...contre les circulateurs & transfuseurs du sang*. Paris, 1668.

——. *Le Prognosticateur charitable traitant des mouvements, natures, regards, conjonctions, dominations et différentes influences tant des planètes que des autres signes célestes*. Paris, 1666.

——. *Rencontres de Minerve, la vertu, honneur et amour, faisans vour l'abus des circulateurs du sang sur le sujet de leur chymere*. Paris, 1668.

——. *Remontrances charitables du Sieur de la Martinière à Monsieur Denis*. Paris, 1668.

——. *Les sentimens d'un vray médecin, faisant voir les inutilitez & cruautez de la transfusion du sang*. Paris, n.d.

——. *Sur l'Ombre de Phaethon, Contre la lettre du Sieur de Montpoly, qu'il a escrite sur le sujet de la transfusion du sang, & contre celle du Sieur Lamy*. Paris, 1667.

——. "À Tres-Haut et Serenissime Cosme Marie. Prince de Toscane." Paris, n.d.

Meurdrac, Marie de. *La Chimie charitable et facile en faveur des dames*. 1666. Reprint, Paris: CNRS, 1999.

Motteville, Françoise Bertaut de. *Mémoires*. Paris: Charpentier, 1869.

Odoric of Pordenone. *The Travels of Friar Odoric*. Translated by Sir Henry Yule. Grand Rapids, MI: Eerdmans, 2002.

Oldenburg, Henry. *The Correspondence of Henry Oldenburg*. Edited by A. Rupert Hall and Marie Boas Hall. 10 vols. Madison: Univeristy of Wisconsin Press, 1965 -1975.

Ovid. *The Metamorphoses*. Translated by Horace Gregory. New York: New American Library, 1960.

Paracelsus. *Selected Writings*. Edited by Jolanda Jacobi. Translated by Norbert Guterman. New York: Pantheon, 1931.

Paré, Ambrose. *The Workes of that Famous Chirurgion Ambrose Paré*. Translated by T. Johnson. London, 1634.

Pepys, Samuel. *The Diary of Samuel Pepys*. 11 vols. Berkeley: University of California Press, 1970 –1983.

Perrault, Charles. *Memoirs of My Life*. Edited and translated by Jeanne Morgan Zarucchi. Columbia: University of Missouri Press, 1989.

Perrault, Claude. *Dossier Claude Perrault. Notes et dessins scientifiques relatifs à son travail à l'Académie des Sciences*. Ms., Académie des Sciences.

——. "Essais de Physique Tom. III de la Mechanique des Animaux par M. Perrault de l'Académie R. des Science D. en M. de la Faculté de Paris." Paris, 1680 –1688.

——. "Extrait d'une lettre écrite à Monsieur de la Chambre, qui contient les observations qui ont été faites sur un grand poisson disséqué dans la Bibliothèque du Roy, le vingt-quatrième juin 1667." Paris, 1667.

——. "Observations qui ont été faites sur un Lion disséqué dans la Bibliothèque du Roy, le vingt-huictième Juin 1667, tirées d'une lettre écrite à Monsieur de la Chambre." Paris, 1667.

——. *Ordonnance for the Five Kinds of Columns After the Method of the Ancients*. Translated by Indra Kagis McEwen. Santa Monica, CA: Getty Center for the History of Art and the Humanities, 1993.

——. "Project des observations anatomiques," ms. 15 Jan. 1667. Pochette des séances, 1667. Archives de l'Académie des Sciences.

——. "Project pour la botanique," ms. 15 Jan 1667. Pochette des séances 1667. Archives de l'Académie des Sciences.

——. "De la transfusion du sang." *Essais de physique, ou recueil de plusieurs traités touchant les choses naturelles*. Paris, 1680, 404 - 438.

Philosophical Transactions :

"An Account of an Easier and Safer Way of Transfusing Blood Out of One Animal into Another, viz. by the Veins, Without Opening Any Artery of Either." May 6, 1667: 449- 451. "An Account of Another Experiment of Transfusion, viz. of Bleeding a Mangy into a Sound Dog." May 6, 1667: 451- 452.

"An Account of More Tryals of Transfusion, Accompanied with Some Considerations Thereon, Chiefly in Reference to its Circumspect Practise on Man; Together with a Farther Vindication of This Invention from Usurpers." October 21, 1667: 517–525.

"An Account of the Experiment of Transfusion, Practised Upon a Man in London." December 9, 1667: 557–559.

"An Advertisement Concerning the Invention of the Transfusion of Bloud." July, August, September 1667: 489- 490.

"Of the Antiquity of the Transfusion of Bloud from One Animal to Another." July 31, 1668, 731–732.

"Concerning a New Way of Curing Sundry Diseases by Transfusion of Blood, Written to Monsieur de Montmor, Counsellor to the French K ing, and Master of Requests." June 25, 1667: 489–504.

"Experiments Made at London Concerning the Liquor Sent out of France, Which Is There Famous for Staunching of the Blood of Arteries as Well as Veins.: 1673, vol. 8 : 6052– 6059.

"An Extract of a Letter of M. Denis.... to M*** Touching the Transfusion of Blood, of April 2, 1667." 1666: 453.

"An Extract of a Letter, Written by J. Denis, Doctor of Physick, and Professor of Philosophy and the Mathematicks at Paris, Touching a Late Cure of an Inveterate Phrensy by the Transfusion of Blood." February 10, 1668 : 617– 623.

"Extract of a Letter, Written to the Publisher by M. Denys from Paris; Giving Notice of an Admirable Liquor, Instantly Stopping the Blood of Arteries Prickt or Cut, Without Any Suppuration, or Without Leaving Any Scar or Cicatrice." 1673, vol. 8: 6039.

"An Extract of a Printed Letter, Addressed to the Publisher, by M. Jean Denis....Touching on the Differences Risen About the Transfusion of Bloud." 1668, vol. 3: 710 –715.

"An Extract out of the Italian Giornale de Letterati, About Two Considerable Experiments of the Transfusion of the Blood." May 8, 1667: 840–842.

"A Letter, Written to the Publisher by the Learned and Experienced Dr. Timothy Clarck, One of His Majesties Physicians in Ordinary, Concerning Some Anatomical Inventions and Observations, Particularly the Origin of the Injection into Veins, the Transfusion of Bloud, and the Parts of Generation." May 18, 1668: 672– 682.

"The Method Observed in Transfusing the Bloud out of One Animal into Another." December 17, 1666 : 353 –358.

"A Relation of Some Trials of the Same Operation, Lately Made in France." December 9, 1667: 559–564.

"The Success of the Experiment of Transfusion the Bloud of One Animal into Another." November 19, 1666 : 352.

"Trials Proposed by Mr. Boyle to Dr. Lower, to Be Made by Him, for the Improvement of Transfusing Bloud out of One Live Animal into Another." February 11, 1667: 385 –388.

Pliny. *Natural History*. 10 vols. Edited and translated by Harris Rackman. Cambridge, MA: Harvard University Press, 1938 –1963.

Poterie, Antoine de la. Letter on transfusion. 28 December 1667.

Prévost, J. L., and J. B. Dumas. "Examen du sang et de son action dans les divers phénomènes de la vie."*Annales chimiques* 18 (1821): 280.

Recueil de quelques nouvelles observations des effets très considérables de la transfusion du sang et de l'infusion des médicaments dans les veines. The Hague, 1668.

"Red Cross to Use Blood of Negroes." *New York Times*, January 29, 1942 : 13.

Rush, Benjamin. "A Defence of Blood-Letting as a Remedy for Certain Diseases." *Medical Inquiries and*

Observations. 5 vols. Philadelphia, 1794 -1798. Vol. 4, 183 -258.

Santinello, Bartholomaeo. *Confusio transfuionis sive confutatio operationis transfundentis sanguinem de individuo ad individuum*. Rome, 1668.

Sauval, Henri. *Histoire et recherches des antiquités de la ville de Paris*. 3 vols. 1724. Reprint, Geneva: Minkoff, 1973.

Scudder, John, Shivaji B. Bhonslay, Aaron Himmelstein, and John G. Gorman. "Sensitising Antigens as Factors in Blood Transfusions: The Complicating Factor of an Anti-K idd (JK^a) Antibody in a Patient with Myxoma of the Left Auricle Undergoing Open-Heart Surgery." Paper presented by Dr. Gorman at the Twelfth Annual Meeting of the American Association of Blood Banks, Chicago, November 6, 1959.

Sévigné, Marie de. *Lettres de Mme de Sévigné*. Paris: Firmin Didot Frères, 1843.

Sorbière, Samuel de. *Relation d'un voyage en Angleterre*. Paris, 1664.

——. *Relations, lettres et discours de M. de Sorbière*. Paris, 1666.

Sprat, Thomas. *The History of the Royal Society of London for the Improving of Natural Knowledge*. 3rd ed., London, 1722.

Stubbe, Henry. *The Plus Ultra reduced to a Non Plus: Or, A Specimen of Some Animadversions Upon the Plus Ultra of Mr. Glanvill, wherein Sundry Errors of Some Virtuosi are Discovered*. N.P., 1680.

Tallement des Réaux. *Historiettes*. Edited by Georges Mongredien. Paris: Librairie Garnier, 1932.

Taswell, William. *Autobiography and Anecdotes*. London, Camden Society, 1852.

Thornton, William. *Papers of William Thornton*. Edited by C. M. Harris. Vol 1. Charlottesville: University Press of Virginia, 1995.

"Use of Negro Blood for Blood Banks." JAMA 3 (1942): 307–308.

Vattier, Pierre. *Le Coeur détroné, discours de l'usage du foye où il est monstré que le coeur ne fait pas le sang, & qu'il n'est pas mesme une des principales parties de l'animal, prononcé dans une assemblée de physiciens chez Monsieur de Montmor*. Paris, 1650

Vincent, Thomas. *God's Terrible Voice in the City*. London, 1667.

Voltaire. *Le Siècle de Louis XIV*. 1751. Reprint, Paris: Garnier Frères, 1947.

W. M. *The Queen's Closet Opened*. London, 1655.

Willis, Thomas. *Cerebri anatome*. London, 1664.

——. *Two Discourses Concerning the Soul of Brutes, which is that of the Vital and Sensitive of Man*. Translated by S. Pordage. London, 1683.

Wood, Anthony. *The Life and Times of Anthony Wood, antiquary, of Oxford, 1632– 1695, described by himself*. Edited by Andrew Clark and Llewelyn Powys. 5 vols. Oxford: Oxford Historical Society, 1891–1900.

Woolley, Hannah. *The Queen-Like Closet*. London, 1675.

Wren, Christopher, Jr. *Parentalia: Or Memoirs of the Family of the Wrens*. London, 1750.

SECONDARY SOURCES

Ackerknecht, Erwin H. *A Short History of Medicine*. Baltimore: Johns Hopkins University Press, 1982.

——. *Therapeutics: From the Primitives to the 20th Century*. New York: Hafner Press, 1973.

Adkins, G. Matthew. "The Montmor Discourse: Science and the Ideology of Stability in Old Régime France." *Journal of the Historical Society* 5 (2005): 1–28.

Allderidge, Patricia. "Bedlam: Fact or Fantasy? " In *The Anatomy of Madness: Essays in the History of Psychiatry*, edited by W. F. Bynum, R. Porter, and M. Sheperd. Vol. 2. 17–33. London: Tavistock, 1985.

Anderson, R. G. W., J. A. Bennett, and W. F. Ryan, eds. *Making Instruments Count: Essays on Historical Scientific Instruments Presented to Gerard L'Estrange Turner*. Aldershot, UK: Variorum, 1993.

Andrade, E. N. da C. "*The Birth and Early Days of the Philosophical Transactions*." *Notes and Records of the Royal Society of London*. 20 (1965): 9–27.

Andrews, Richard Mowery. *Law, Magistracy, and Crime in Old Regime Paris, 1735–1789*. Vol. 1. Cambridge, UK: Cambridge University Press, 1994.

Andriesse, Cornelius Dirk. *Huygens: The Man Behind the Principle*. Cambridge, UK: Cambridge University Press, 2005.

Arikha, Noga. "Form and Function in the Early Enlightenment." *Perspectives on Science* 14 (2006): 153 –188.

——. *Passions and Tempers: A History of the Humours*. New York: Ecco Press, 2007.

Astier, Régine. "Louis XIV, 'Premier Danseur.' " In *Sun King : The Ascendancy of French Culture During the Reign of Louis XIV*, edited by David Lee Rubin, 73 –102. Washington, DC: Folger Books, 1992.

Augarde, Jean-Dominique. "La Fabrication des instruments scientifiques au XVIIIe siècle et la corporation des fondeurs." *In Studies in the History of Scientific Instruments: Papers Presented at the 7th Symposium of the Scientific Instruments Commission*, edited by Christine Blondel et al., 52–72. London: Rogers Turner Books, 1989.

Babington, Anthony. "Newgate in the Eighteenth Century." *History Today* 9 (1971): 650 – 657.

Balz, Albert G. A. *Cartesian Studies*. New York: Columbia University Press, 1951.

Baskett, Thomas F. "James Blundell: The First Transfusion of Human Blood." *Resuscitation* 52 (2002): 229–233.

Bates, Don G. "Harvey's Account of His 'Discovery.' " *Medical History* 36 (1992): 361–378.

Bell, Arthur E. *Christian Huygens and the Development of Science in the Seventeenth Century*. London: Edward Arnold, 1947.

Bell, David A. *Lawyers and Citizens: The Making of a Political Elite in the Old Regime*. Oxford: Oxford University Press, 1994.

Bell, Walter George. *The Great Fire of London in 1666*. London: John Lane, 1920.

Bennett, James A. *The Divided Circle: A History of Instruments for Astronomy, Navigation and Surveying*. Oxford: Phaidon/Christies, 1987.

Bigourdan, M.G. *Les Premières sociétés savantes de Paris au XVIIe siècle et les Origines de l'Académie des sciences*. Paris: Gauthier-Villars, 1918.

Birn, Raymond. *Le Journal des Savants sous l'Ancien Régime*. Paris: Editions K lincksieck, 1965.

Bluche, François, ed. *Dictionnaire du grand siècle*. Paris: Fayard, 1990.

——. *Louis XIV*. Translated by Mark Greengrass. New York: Blackwell, 1990.

Bonnicksen, Andrea L. *Chimeras, Hybrids, and Interspecies Research: Policy and Policy Making*. Georgetown: Georgetown University Press, 2009.

Brockliss, Laurence. "Medical Teaching at the University of Paris, 1660 - 1720." *Annals of Science* 35 (1978): 221-251.

——, and Colin Jones. *The Medical World of Early Modern France*. Oxford: Clarendon Press, 1997.

Brown, Harcourt. "Jean Denis and the Transfusion of Blood, Paris, 1667- 1668." *Isis* 39 (1947): 15 -29.

——. *Scientific Organizations in Seventeenth-Century France (1620–1680)*. New York: Russell & Russell, 1934.

Browne, Christopher. *Getting the Message : The Story of the British Post Office*. Dover: Alan Sutton, 1993.

Brygoo, Edouard. "Les médecins de Montpellier et le Jardin du Roi à Paris." *Histoire et nature* 14 (1979): 3–29.

Burke, Peter. *The Fabrication of Louis XIV*. New Haven: Yale University Press, 1992.

Bylebyl, Jerome. "Boyle and Harvey on the Valves in the Veins." *Bulletin of the History of Medicine* 56 (1982): 351–367.

Bynum, William F. "The Anatomical Method, Natural Theology, and the Functions of the Brain." *Isis* 64 (1973): 445 - 468.

Chardans, Jean-Louis. *Le Châtelet: de la prison au théâtre*. Paris: Pygmalion, 1980.

Chassagne, Annie. *La Bibliothèque de l'Académie Royale des Sciences au XVIIIe siècle*. Paris: Éditions du comité des travaux historiques et scientifiques, 2007.

Chauvois, L. "Le Docteur Pierre Vattier (1623 –1670)." *La Presse médicale* 37 (1955): 1887–1888.

Clarke, Edwin, and Kenneth Dewhurst. *An Illustrated History of Brain Function*. Berkeley: University of California Press, 1972.

Clayton, Jay. "Victorian Chimeras, or, What Literature Can Contribute to Genetics Policy Today." *New Literary History* 3 (2007): 569–591.

Cockayne, Emily. *Hubbub: Filth, Noise, and Stench in England*. New Haven: Yale University Press, 2007.

Collas, George. *Jean Chapelain, 1595–1674*. Paris: Perrin et Cie, 1911.

Collins, James. *The State in Early Modern France*. Cambridge, UK: Cambridge University Press, 1995.

Daumas, Maurice. *Scientific Instruments of the 17th and 18th Centuries and Their Makers*. Translated by Mary Holbrook. London: Portman Books, 1972.

Debus, Allen G. *The French Paracelsians: The Chemical Challenge to Medical and Scientific Tradition in Early Modern France*. Cambridge, UK: Cambridge University Press, 1991.

DeJean, Joan. *The Essence of Style : How the French Invented High Fashion, Fine Food, Chic Cafés, Style, Sophistication, and Glamour*. New York: Free Press, 2005.

Delorme, Suzanne. "Un Cartésien ami: Henri-Louis de la Martinière." *Revue d'histoire des sciences* 27 (1974): 68–72.

Dessert, Daniel. *Fouquet*. Paris: Fayard, 1987.

Diamond, Louis K. "A History of Blood Transfusion." In *Blood, Pure and Eloquent : A Story of Discovery, of People, and of Ideas*, edited by Maxwell M. Wintrob, 659– 688. New York: McGraw-Hill, 1980.

Dolan, Frances E. "Ashes and the 'Archive': The London Fire of 1666, Partisanship and Proof." *Journal of Medieval and Early Modern Studies* 31 (2001): 379 – 408.

Dulieu, Louis. *La Médcine à Montpellier*. Avignon: Presses universelles, 1975.

Dunlop, Ian. *Louis XIV*. London: Chatto & Windus, 1999.

Eamon, William. *Science and the Secrets of Nature*. Princeton: Princeton University Press, 1994.

Ellis, R. W. B. "Blood Transfusion at the Front." *Proceedings of the Royal Society of Medicine* 31 (1938): 684 – 686.

Elmer, Peter, ed. *The Healing Arts: Health, Disease and Society in Europe, 1500– 1800*. Manchester, UK: Open University, 2004.

Fagan, Brian M. *The Little Ice Age: How Climate Made History, 1300–1850*. New York: Basic Books, 2001.

Farr, A. D. "The First Human Blood Transfusion." *Medical History* 24 (1980): 143 –162.

Fauré-Fermiet, E. "Les Origines de l'Académie des Sciences de Paris." *Notes and Records of the Royal Society of London* 21 (1966): 20 –31.

Faustin, Foiret. "L'Hôtel de Montmor." *La Cité, bulletin trimestriel de la Société historique et archéologique du IVe arrondissement de Paris* 13 (1914): 309–339.

Frank, Robert G. "Viewing the Body: Reframing Man and Disease in Commonwealth and Restoration England." In *The Restoration Mind*, edited by W. Gerald Marshall, 65–110. Newark: University of Delaware Press, 1997.

——. *Harvey and the Oxford Physiologists: A Study of Scientific Ideas*. Berkeley: University of California Press, 1980.

Garber, Daniel. "Descartes, Mechanics, and the Mechanical Philosophy." *Midwest Studies in Philosophy* 26 (2002): 185 –204.

——. "Soul and Mind: Life and Thought in the Seventeenth Century." In Daniel Garber, Roger Ariew, and Michael Ayers, eds., *The Cambridge History of Seventeenth-Century Philosophy*. New York and Cambridge, UK: Cambridge University Press, 1998: 759–795.

Garnot, B. *La Population française aux XVIe, XVIIe, XVIIIe siècles*. Paris: Editions Orphys, 1988.

George, Albert Joseph. "A Seventeenth-Century Amateur of Science: Jean Chapelain." *Annals of Science* 3 (1938): 217–236.

Gibson, William Carleton. "The Bio-Medical Pursuits of Christopher Wren" *Medical History* 14 (1990): 331–341.

Gottlieb, A. M. "History of the First Blood Transfusion but a Fable Agreed Upon: The Transfusion of Blood to a Pope." *Transfusion Medicine Reviews* 5 (1991): 228 –235.

Greely, Henry T., Mildred K. Cho, Linda F. Hogle, and Debra M. Satz. "Thinking about the Human Neuron Mouse." *American Journal of Bioethics* 7, no. 5 (2007): 27- 40.

Greenberger, Gerald A. "Lawyers Confront Centralized Government: Political Thought of Lawyers During the Reign of Louis XIV." *American Journal of Legal History* 23 (1979): 144 -181.

Greene, Mark, Kathryn Schill, Shoji Takahashi, Alison Bateman-House, Tom Beauchamp, Hilary Bok,Dorothy Cheney, Joseph Coyle, Terrence Deacon, Daniel Dennett, Peter Donovan, Owen Flanagan, Steven Goldman, Henry Greely, Lee Martin, Early Miller, Dawn Mueller, Andrew Mueller, Andrew Siegel, Davor Solter, John Gearhart, Guy McKhann, and Ruth Faden. "Moral Issues of Human-Non-Human Primate Neural Grafting." *Science* 309 (2005): 385 -386.

Gribbin, John. *The Fellowship: Gilbert, Bacon, Harvey, Wren, Newton, and the Story of a Scientific Revolution*. New York: Overlook Press, 2007.

Grifols, Joan R. "The Contribution of Dr. Duran-Jord. to the Advancement and Development of European Blood Transfusion." *ISBT Science Series* 2 (2007): 134 -138.

Guerrini, Anita. "The Ethics of Animal Experimentation in Seventeenth-Century England." *Journal of the History of Ideas* 50 (1989): 391- 407.

Gunson, Harold H., and Helen Dodsworth. "Fifty Years of Blood Transfusion." *Transfusion Medicine* 6 (1996): 1-88.

Gunther, R. T. *Early Science in Oxford*. Vols. 77-78. Oxford: Oxford Historical Society, 1923.

Hahn, Roger. *The Anatomy of a Scientific Institution: The Paris Academy of Sciences, 1666-1803*. Berkeley: University of California Press, 1971.

——. "Changing Patterns for the Support of Scientists from Louis XIV to Napoleon." *History and Technology* 4 (1987): 401- 411.

——. "Louis XIV and Science Policy." In *Sun King: The Ascendancy of French Culture During the Reign of Louis XIV*, edited by David Lee Rubin, 195- 206. Washington, DC: Folger Books, 1992.

Hall, Marie Boas. *Henry Oldenburg : Shaping the Royal Society*. Oxford: Oxford University Press, 2002.

——. "Oldenburg and the Art of Scientific Communication." *British Journal for the History of Science* 2 (1965): 277-290.

——. "The Royal Society's Role in the Diffusion of Information in the Seventeenth Century." *Notes and Records of the Royal Society of London* 29 (1975): 173 -192.

Hall, Rupert A. "English Medicine in the Royal Society's Correspondence: 1660 -1677." *Medical History* 15 (1971): 111-125.

——, and Marie Boas Hall. "The First Human Blood Transfusion: Priority Disputes." *Medical History* 24 (1980): 461- 465.

Hallay, André. *Les Perraults*. Paris: Perrin et cie, 1926.

Hamscher, Albert N. *The Parlement of Paris after the Fronde, 1653-1673*. Pittsburgh: University of Pittsburgh Press,

1976.

Harris, Henry. *The Birth of the Cell*. New Haven: Yale University Press, 2000.

Hay, Douglas, Peter Linebaugh, John C. Rule, F. P. Thompson, and Cal Winston, eds. *Albion's Fatal Tree : Crime and Society in Eighteenth Century England*. New York: Pantheon, 1975.

Hazard, Jean. "Claude Perrault, architecte célèbre, médecin méconnu, chercheur infatigable." *Histoire des sciences médicales* 41 (2007): 399– 406.

Herrmann, Wolfgang. *The Theory of Claude Perrault*. London: A. Zwemmer, 1973.

Hillairet, Jacques. *Dictionnaire historique des rues de Paris*. 2 vols. Paris: Éditions de Minuit, 1985.

Hillyer, Christopher D., Beth H. Shaz, James C. Zimring, and Thomas C. Abshire, eds. *Transfusion Medicine and Hemostasis: Clinical and Laboratory Aspects*. Amsterdam: Elsevier, 2009.

Hollis, Leo. *London Rising: The Men Who Made Modern London*. New York: Walker, 2008.

Howard, Nicole. "Rings and Anagrams: Huygens' System of Saturn." *Papers of the Bibliographical Society of America* 98 (2004): 477–510.

Hunt, Margaret. "Hawkers, Bawlers, and Mercuries: Women and the London Press in the Early Enlightenment." *Women & History* 9 (1984): 41– 68.

Hunter, Michael. "Alchemy, Magic and Moralism in the Thought of Robert Boyle." *British Journal for the History of Science* 23 (1990): 387– 410.

——. "Promoting the New Science: Henry Oldenburg and the Early Royal Society." *History of Science* 25 (1988): 165 –180.

Hussey, Andrew. *Paris: The Secret History*. New York: Bloomsbury, 2006.

Hutchinson, Harold F. *Sir Christopher Wren* New York: Stein & Day, 1976.

Jardine, Lisa. *The Curious Life of Robert Hooke: The Man Who Measured London*. New York: HarperCollins, 2004.

——. "Dr. Wilkins' Boy Wonders." *Notes and Records of the Royal Society of London* 58, no. 1 (2004): 107–129.

——. *Ingenious Pursuits: Building the Scientific Revolution*. New York: Double-day, 1999.

——. *On a Grander Scale: The Outstanding Life of Sir Christopher Wren* New York: HarperCollins, 2002.

Jenner, Mark. "The Politics of London Air: John Evelyn's *Fumifugium* and the Restoration." *Historical Journal 38 (1995): 535 –551.*

Johns, Adrian. "Miscellaneous Methods: Authors, Societies, and Journals in Early Modern England." *British Journal for the History of Science* 2 (2000): 159 –186.

Jones, Colin. "Montpellier Medical Students and the Medicalisation of 18th Century France." In *Problems and Methods in the History of Medicine*, edited by Roy Porter and Andrew Wear, 57–80. London: Croom Helm, 1987.

Kalof, Linda. *Looking at Animals in Human History*. London: Reaktion, 2007.

Karpowitz, Phillip, Cynthia B. Cohen, and Derek van der Kooy. "Developing Human-Nonhuman Chimeras in Human Stem Cell Research: Ethical Issues and Boundaries." *Kennedy Institute of Ethics Journal* (2005) 15 : 107–134.

Keele, Kenneth D. *William Harvey: The Man, the Physician, and the Scientist*. London: Thomas Nelson, 1965.
Kerviler, René. "Henri-Louis Habert de Montmor." *Bibliophile français* (1872): 198 –208.
Kettering, Sharon. *French Society, 1589–1715*. Harlow, UK: Longman, 2001.
——. *Patrons, Brokers, and Clients in Seventeenth-Century France*. New York: Oxford University Press, 1986.
Keynes, Geoffrey. *Blood Transfusion*. Baltimore: Williams & Wilkins, 1949.
——. The Life of William Harvey. Oxford: Clarendon Press, 1966.
Kleinman, Ruth. *Anne of Austria : Queen of France*. Columbus: Ohio State University Press, 1985.
Knight, Harriet. "Robert Boyle's *Memoirs for the Natural History of Human Blood* (1684): Print, Manuscript, and the Impact of Baconianism in Seventeenth-Century Medical Science." *Medical History* 51 (2007): 145 –164.
Knoeff, Rina. "The Reins of the Soul: The Centrality of the Intercostal Nerves to the Neurology of Thomas Willis and to Samuel Parker's Theology." *Journal of the History of Medicine and Allied Sciences* 59 (2004): 413–440.
Koslofsky, Craig. "Court Culture and Street Lighting in Seventeenth-Century Europe." *Journal of Urban History* 28 (2002): 743 –768.
Kuriyama, Shigehisa. "Interpreting the History of Bloodletting." *Journal of the History of Medicine and Allied Sciences* 50 (1995): 11–46.
Lawrence, Christopher, and Steven Shapin. *Science Incarnate: Historical Embodiments of Nature Knowledge*. Chicago: University of Chicago Press, 1998.
Lederer, Susan E. *Flesh and Blood : Organ Transplantation and Blood Transfusion in Twentieth-Century America*. Oxford: Oxford University Press, 2008.
——. *Subjected to Science: Human Experimentation in America Before the Second World War*. Baltimore: Johns Hopkins University Press, 1995.
Lennon, Thomas M. *The Battle of the Gods and Giants: The Legacies of Descartes and Gassendi, 1655-1715*. Princeton: Princeton University Press, 1993.
Leshner, Alan I. "Where Science Meets Society." *Science* 307 (2005): 815.
Lévy-Valensi, J. *La Médcine et les médecins au XVIIe siècle*. Paris: J.-B. Bailliére et fils, 1933.
Lindeboom, G. A. "The Story of a Blood Transfusion to a Pope." *Journal of the History of Medicine* (1954), October: 455 –459.
Linebaugh, Peter. "The Tyburn Riot Against the Surgeons." In *Albion's Fatal Tree : Crime and Society in Eighteen Century England*, edited by Douglas Hay, Peter Linebaugh, John C. Rule, F. P. Thompson, and Cal Winston. 65 –117. London: Allen Lane, 1975.
Loux, Françoise. *Pierre-Martin de la Martinière, un médecin au xviie siècle*. Paris: Editions Imago, 1988.
Lux, David. "Colbert's Plan for the Grande Académie." *Seventeenth-Century French Studies* 12 (1990): 177–188.
Maehle, Andreas Holger, and Ulrich Tröhler. "Animal Experimentation from Antiquity to the End of the Eighteenth Century: Attitudes and Arguments." In *Vivisection in Historical Perspective*, edited by Nicolaas A. Rupke, 14 – 47. London: Taylor & Francis, 1987.

Maindron, Ernest. *L'Académie des Sciences*. Paris: Félix Alcan, 1888.

Maluf, N. S. R. "History of Blood Transfusion." *Journal of the History of Medicine* (1954): 59–107.

Marshall, Alan. *Intelligence and Espionage in the Reign of Charles II, 1660–1685*. Cambridge, UK: Cambridge University Press, 1994.

Martensen, Robert Lawrence. *The Brain Takes Shape: An Early History*. Oxford: Oxford University Press, 2004.

Martin, D. C. "Former Homes of the Royal Society." *Notes and Records of the Royal Society* 22 (1967): 12–19.

Mattern, Susan P. *Galen and the Rhetoric of Healing*. Baltimore: Johns Hopkins University Press, 2008.

Mayor, Adrienne. *The Poison King: The Life and Legend of Mithradates*. Princeton: Princeton University Press, 2010.

McDonald, Michael. *Mystical Bedlam: Madness, Anxiety, and Healing in Seventeenth-Century England*. Cambridge, UK: Cambridge University Press, 1981.

McKie, Douglas. "The Arrest and Imprisonment of Henry Oldenburg." *Notes and Records of the Royal Society of London* 6 (1948): 28 –47.

McMullen, Emerson Thomas. "Anatomy of a Physiological Discovery: William Harvey and the Circulation of the Blood." *Journal of the Royal Society of Medicine* 88 (1995): 491– 498.

Meynell, Guy. "The Académie des Sciences at the Rue Vivienne, 1666 –1699." *Archives Internationales d'Histoire des Sciences* 44 (1994): 22–37.

Montclos, Jean Marie Perouse de. *Vaux Le Vicomte*. London: Editions Scala, 1997.

Moore, Pete. *Blood and Justice :The Seventeenth-Century Doctor Who Made Blood Transfusion History*. New York: John Wiley, 2003.

Moote, A. Lloyd, and Dorothy C. Moote. *The Great Plague : The Story of London's Most Deadly Year*. Baltimore : Johns Hopkins University Press, 2004.

Morabia, Alfredo. "P. C. A. Louis and the Birth of Clinical Epidemiology." *Journal of Clinical Epidemiology* 49 (1996): 1327–1333.

Moran, Bruce T. *Distilling Knowledge : Alchemy, Chemistry, and the Scientific Revolution*. Cambridge, MA: Harvard University Press, 2005.

Morens, David. "Death of a President." *New England Journal of Medicine* 341 (1999): 1845-1850.

Morize, André. "Samuel Sorbière (1610 –1670)." *Zeitschrift für französiche Sprache und Literatur* 3 (1908): 239–257.

Mousnier, Roland. *The Institutions of France Under the Absolute Monarchy, 1598– 1789*. Chicago: University of Chicago Press, 1984.

Newman, William R. "From Alchemy to 'Chymistry.' " *Early Modern Science*, edited by Katharine Park and Lorraine Daston, 497–517. Cambridge, UK: Cambridge University Press, 2006.

——, and Lawrence M. Principe. "Alchemy vs. Chemistry: The Etymological Origins of a Historiographic Mistake." *Early Science and Medicine* 3 (1998): 32– 65.

Nicolson, Marjorie Hope. *Nicolson. Pepys' Diary and the New Science*. Charlottesville: University of Virginia Press, 1965.

Nomblot, Jean. *Pierre Martin de la Martinière (1634–1676): Médecin empirique du XVIIe siècle*. Paris: Librairie du

Vieux-Colombier, 1932.
Numbers, Ronald L. *Galileo Goes to Jail and Other Myths About Science and Religion*. Cambridge, MA: Harvard University Press, 2009.
Ollard, Richard. *Pepys: A Biography*. New York: Holt, Rinehart & Winston, 1975.
Park, Katharine. "Myth 5: That the Medieval Church Prohibited Human Dissection." In *Galileo Goes to Jail and Other Myths About Science and Religion*, edited by Ronald L. Numbers, 43– 49. Cambridge, MA: Harvard University Press, 2009.
——. "Psychology: The Organic Soul." In *The Cambridge History of Renaissance Philosophy*, edited by Charles Schmitt, Quentin Skinner, Eckhard Kessler, and Jill Kraye, 476 – 484. Cambridge, UK: Cambridge University Press, 1988.
Pelis, Kim. "Blood Clots: The Nineteenth-Century Debate Over the Substance and Means of Transfusion." *Annals of Science* 54 (1997): 331–360.
——. "Taking Credit: The Canadian Army Medical Corps and the British Conversation to Blood Transfusion in WWI." *Journal of the History of Medicine* 56 (2001): 238 –277.
Perkins, Wendy. "The Uses of Science: The Montmor Academy, Samuel Sorbière, and Francis Bacon." *Seventeenth Century* 7 (1985): 155 –162.
Peters, Edward M. "Prison Before the Prison: The Ancient and Medieval Worlds." In *The Oxford History of the Prison: The Practice of Punishment in Western Society*, edited by Norval Morris and David J. Rothman, 3 – 47. Oxford: Oxford University Press, 1995.
Peuméry, J. J. "Conversations médico-scientifiques de l'Académie de l'Abbé Bourdelot." *Histoire des Sciences Médicales* 12 (1978): 127–135.
——. Jean-Baptiste *Denis et la recherche scientifique au XVIIe siècle*. Paris: L'Expansion scientifique franaise, 1970.
——. *Les Origines de la transfusion sanguine*. Amsterdam: B. M. Israël, 1975.
Pickstone, John V. "Globules and Coagula: Concepts of Tissue Formation in the Early Nineteenth Century." *Journal of the History of Medicine and Allied Sciences* 4 (1973): 336 –356.
Picon, Antoine. *Claude Perrault, ou la curiosité d'un classique*. Paris: Picard, 1988.
Porter, Roy. *Blood and Guts: A Short History of Medicine*. New York: W. W. Norton, 2004.
——. *Flesh in the Age of Reason: The Modern Foundations of Body and Soul*. New York: W. W. Norton, 2005.
——. *The Greatest Benefit to Mankind : A Medical History of Humanity*. New York: W. W. Norton, 1997.
——. *Mind-forg'd Manacles : A History of Madness in England from the Restoration to the Regency*. Cambridge, MA: Harvard University Press, 1987.
Porter, Stephen. *The Great Fire of London*. London: Alan Sutton, 1997.
Principe, Lawrence M. *The Aspiring Adept: Robert Boyle and His Alchemical Quest*. Princeton: Princeton University Press, 1998.
——. "Boyle's Alchemical Pursuits." In *Robert Boyle Reconsidered*, edited by Michael Hunter, 91–105.

Cambridge, UK: Cambridge University Press, 1994.
——. "Newly Discovered Boyle Documents in the Royal Society Archive: Alchemical Tracts and His Student Notebook." *Notes and Records of the Royal Society of London* 49 (1995): 57–70.
Ramey, Lynn. "Monstrous Alterity in Early Modern Travel Accounts: Lessons from the Ambiguous Medieval Discourses on Humanness." *Esprit Créateur* 48 (2008): 81–95.
Ranum, Orest. *Paris in the Age of Absolutism*. 2nd ed. University Park: Pennsylvania State University Press, 2002.
Reddaway, T. F. *Rebuilding London After the Great Fire*. London: Jonathan Cape, 1940.
Riesman, D. "Bourdelot, a Physician of Queen Christina of Sweden." *Annals of Transfusion* 9 (1937): 191.
Riley, Philip F. *A Lust for Virtue : Louis XIV's Attack on Sin in Seventeenth-Century France*. Westport, CT: Greenwood Press, 2001.
Risse, Geunther B. "The Renaissance of Bloodletting: A Chapter in Modern Therapeutics." *Journal of the History of Medicine and Allied Sciences* 34 (1979): 3–22
Rivington, Charles A. "Early Printers to the Royal Society, 1663 –1708." *Notes and Records of the Royal Society of London* 39 (1984): 1–27.
Robb-Smith, A. H. T. "Unravelling the Functions of the Blood." *Medical History 6 (1962): 1–21.*
Roger, Jacques. *The Life Sciences in Eighteenth-Century French Thought*. Edited by Keith R. Benson. Translated by Robert Ellrich. 1963. Reprint, Stanford: Stanford University Press, 1997.
Rullière, R. "Le 'Tractatus de corde item de motu et colore sanguinis' de Richard Lower (1669)." *Histoire des Sciences Médicales* 8 (1974): 85 –98.
Saint-Germain, Jacques. *La Reynie et la police au Grand Siècle*. Paris: Hachette, 1962.
Sarasohn, Lisa T. "Who Was Then the Gentleman?: Samuel Sorbière, Thomas Hobbes, and the Royal Society." *History of Science* 42 (2004): 211–232.
Schechner, Sara Genuth. "The Material Culture of Astronomy in Daily Life:
Sundials, Science, and Social Change." *Journal of the History of Astronomy* 32 (2001): 189–222.
Schiller, Joseph. "La Transfusion sanguine et les débuts de l'Académie des Sciences." *Clio Medica* 1 (1965) : 33–40.
Schiller, Netty. *Comets, Popular Culture, and the Birth of Modern Cosmology*. Princeton: Princeton University Press, 1997.
——. "L'Iconographie de Claude Perrault (1613 –1688)." *91e Congres des Sociétés Savantes* 1 (1966): 215–234.
Schmidt, Paul J. "Transfuse George Washington! " *Transfusion* 42 (2002): 275 - 277.
Schneider, Gary T. *The Culture of Epistolarity: Vernacular Letters and Letter-Writing in Early Modern England, 1500–1700*. Newark: University of Delaware Press, 2005.
Schneider, William H. "Blood Transfusion Between the Wars." *Journal of the History of Medicine* 58 (2003): 187–224.
——. "Blood Transfusion in Peace and War, 1900 –1918." *Social History of Medicine* 10 (1997): 105–126.
——. "The History of Research on Blood Group Genetics: Initial Discovery and Diffusion." *History and*

Philosophy of the Life Sciences 18 (1996): 277–303.

Senior, Matthew. "The Ménagerie and the Labyrinthe: Animals at Versailles, 1662–1672." In *Renaissance Beasts: Of Animals, Humans, and Other Wonderful Creatures*, edited by Erica Fudge, 208 –232. Urbana: University of Illinois Press, 2004.

Shapin, Steven. *The Scientific Revolution*. Chicago: University of Chicago Press, 1996.

——, and Simon Schaffer. *Leviathan and the Air-Pump*. Princeton: Princeton University Press, 1985.

Snow, Stephanie J. *Blessed Days of Anaesthesia: How Anaesthetics Changed the World*. Oxford: Oxford University Press, 2008.

Soll, Jacob. *The Information Master: Jean-Baptiste Colbert's Secret State Intelligence System*. Ann Arbor:University of Michigan Press, 2009.

Starr, Douglas. *Blood : An Epic History of Medicine and Commerce*. New York: Alfred A. Knopf, 1998.

Stroup, Alice. *A Company of Scientists: Botany, Patronage, and Community at the Seventeenth-Century Parisian Royal Academy of Sciences*. Berkeley: University of California Press, 1990.

——. "Louis XIV as Patron of the Parisian Academy of Sciences." In *Sun King: The Ascendancy of French Culture During the Reign of Louis XIV*, edited by David Lee Rubin, 221–240. Washington, DC: Folger Books, 1992.

Sturdy, David. *Science and Social Status: The Members of the Académie des Sciences, 1666–1750*. Rochester, NY: Boydell Press, 1985.

Taton, René. "Huygens et l'Académie royale des sciences." In *Huygens et la France*, edited by René Taton, 57– 68. Paris: Vrin, 1981.

——. *Les Origines de l'Académie Royale des Sciences*. Conférence donnée au Palais de la Découverte, Paris, 15 mai 1965.

Thomson, Anne. *Bodies of Thought: Science, Religion and the Soul in the Early Enlightenment*. Oxford: Oxford University Press, 2008.

——. "Guillaume Lamy et l'âme matérielle." *Le Materialisme des Lumières*. Paris: Presses Universitaires de France, 1992, 63 –71.

Thrower, Norman J. W. "Samuel Pepys FRS (1633 –1703) and the Royal Society." *Notes and Records of the Royal Society of London* 57 (2003): 3 –13.

Tinniswood, Adrian. *By Permission of Heaven: The True Story of the Great Fire of London*. New York: Riverhead Books, 2003.

Trout, Andrew. *Jean-Baptiste Colbert*. Boston: Twayne, 1978.

Turner, Anthony. "An Interrupted Story: French Translations from *Philosophical Transactions* in the Seventeenth and Eighteenth Centuries." *Notes and Records of the Royal Society of London* 62 (2008): 341–354.

——. *Early Scientific Instruments: Europe 1400–1800*. London: Sotheby's, 1987.

Van Helden, Albert. "Saturn and His Anses." *Journal for the History of Astronomy* 5 (1974): 105 –121.

——. "The Telescope in the Seventeenth Century." Isis 65 (1974): 38 –58.

Vila, Anne C. *Enlightenment and Pathology: Sensibility in the Literature and Medicine of Eighteenth-Century France*. Baltimore: Johns Hopkins University Press, 1998.

Wailoo, Keith. *Drawing Blood : Technology and Disease Identity in Twentieth-Century America*. Baltimore: Johns Hopkins University Press, 1997.

Walters, Barrie. "*The Journal des Savants* and the Dissemination of News of English Scientific Activity." *Studies on Voltaire and the Eighteenth-Century* 314 (1993): 133 –166.

Walton, Michael. "The First Blood Transfusion: French or English? " *Medical History* 18 (1974): 360 –364.

Walton, Michael T., and Phyllis J. Walton. "Witches, Jews, and Spagyrists: Blood Remedies and Blood Transfusion in the Sixteenth Century." *Cauda Pavonis* 15 (1996): 12–15.

Watkins, W. M. "The ABO Blood Group System: Historical Background." *Transfusion Medicine* 11 (2001): 243 –265.

Webster, Charles. "The Origins of Blood Transfusion: A Reassessment." *Medical History* 15 (1971): 387–392.

Weld, Charles Richard. *History of the Royal Society*. London: John W. Parker, 1848.

Westfall, Richard S. "Henri-Louis Habert de Montmor." *The Galileo Project*. http://galileo.rice.edu/Catalog/NewFiles/montmor.html (accessed June 1, 2010).

Whitteridge, Gweneth. *William Harvey and the Circulation of the Blood*. London: Macdonald, 1971.

Wiesner, Merry E. *The Marvelous Hairy Girls: The Gonzales Sisters and Their Worlds*. New Haven: Yale University Press, 2009.

Wright, John P. "The Embodied Soul in Seventeenth-Century Medicine." *Canadian Bulletin on Medicine* 8 (1991): 21– 42.

Yeomans, Donald K. *Comets: A Chronological History of Observation, Science, Myth, and Folklore*. New York: John Wiley, 1991.

Zeller, G. "French Diplomacy and Foreign Policy in Their European Setting." In *The Ascendancy of France, 1648–1688*, vol. 5, *New Cambridge Modern History*, edited by F. L. Carsen, 198 –221. Cambridge, UK: Cambridge University Press, 1961.

Zimmer, Carl. *The Soul Made Flesh: The Discovery of the Brain and How It Changed the World*. New York: Free Press, 2004.

國家圖書館出版品預行編目(CIP)資料

血之祕史：科學革命時代的醫學與謀殺故事 / 荷莉.塔克 (Holly Tucker)著；陳榮彬譯.
-- 初版. -- 臺北市：網路與書出版：大塊文化發行, 2014.04
336面； 14.8X20公分. -- (Spot；7)
譯自：Blood work : a tale of medicine and murder in the scientific revolution

ISBN 978-986-6841-53-8(平裝)

1.輸血醫學 2.醫學史

415.652 103004280